临床外科常见疾病处置与策略

刘海恩　等◎主编

长江出版传媒　湖北科学技术出版社

图书在版编目(CIP)数据

临床外科常见疾病处置与策略/刘海恩等主编. --
武汉：湖北科学技术出版社，2022.7
ISBN 978-7-5706-2078-4

Ⅰ. ①临… Ⅱ. ①刘… Ⅲ. ①外科-常见病-诊疗
Ⅳ.①R6

中国版本图书馆CIP数据核字(2022)第103502号

责任编辑：许可　　　　　　　　　　　　　　　　　封面设计：胡博

出版发行:湖北科学技术出版社　　　　　　　　　电话:027-87679426
地　　　址:武汉市雄楚大街268号　　　　　　　　邮编:430070
　　　　　（湖北出版文化城B座13-14层）
网　　　址:http://www.hbstp.com.cn

印　　刷:山东道克图文快印有限公司　　　　　　邮编:250000

787mm×1092mm　　1/16　　　　　　12.25印张　　283千字
2022年7月第1版　　　　　　　　　　2022年7月第1次印刷
　　　　　　　　　　　　　　　　　　定价：88.00 元

《临床外科常见疾病处置与策略》
编委会

前　言

随着医学科学技术的飞速发展和社会对医疗工作要求的不断提高,临床医师特别是外科医师在实践工作中,要根据患者病情及各种检查结果,及时做出诊断,并决定最适合患者的手术方案,这些对临床医师的工作提出了更高的要求。本书结合临床实践经验,遵循实用的原则,全面、系统地总结了外科常见疾病的诊断与治疗方案。

本书分别介绍普通外科、心胸外科、神经外科、泌尿外科和骨科的常见疾病,涵盖了各种疾病的概念、临床表现、处理原则等不同内容与层面。全书根据临床需要,结合临床经验,对常见疾病进行较全面的论述,对临床上经常遇到的疑难问题和重要治疗手段与方法等均进行了系统阐述,并侧重介绍了当今外科医学领域的新知识、新理论和新技术。内容丰富、重点突出,有较强的指导性和实用性,可做为基层医务人员特别是外科医师的临床指导用书,亦可供医学院校学生学习参考。

本书在构思和编写过程中,参阅了众多医学著作和文献,力求在继承的基础上创新和发展。由于篇幅有限,时间紧迫,难免在编写过程中出现疏漏,诚恳期望广大同仁和读者批评指正,以便修订时改进。

编　者

目　　录

第一章 普通外科疾病

第一节 肝癌

一、肝癌的分类

(一)原发性肝癌

原发性肝癌是我国常见恶性肿瘤之一,近年来我国每年约33万人死于肝癌,病死率高,我国肝癌患者占全世界肝癌患者的55%。在我国肝癌发病率仅次于肺癌,居第2位。

1.原发性肝癌主要组织系类型

有肝细胞癌、胆管细胞癌、混合型(肝细胞、胆管细胞)肝癌。

(1)肝细胞癌:在肝叶的肝细胞发生的癌变,我国绝大多数肝癌是肝细胞癌。

(2)胆管细胞癌:在胆管的上皮细胞发生的癌变。

2.原发性肝癌病理形态分类

结节型、巨块型、弥散型。较少见的有带蒂型、纤维板型。

3.原发性肝癌大小分类

微小肝癌($<2cm$),小肝癌($2\sim5cm$),大肝癌($5\sim10cm$),巨大肝癌($\geqslant10cm$)。

(二)转移性肝癌

也称继发性肝癌。常见于胃癌、直肠结肠癌、乳腺癌、肺癌的肝转移。

二、肝癌病因

我国肝癌的主要病因是病毒性肝炎感染,食物中的黄曲霉毒素污染及农村中的饮水污染。

(一)已知的肝炎病毒

至少有A、B、C、D、E、G等类型,病毒性肝炎与肝癌关系主要为乙型与丙型肝炎即HBV与HCV。肝癌患者中约有1/3的患者有慢性肝炎史,澳抗(HBsAg)阳性率明显高于低发区,目前发现内型肝炎病毒感染和乙型的感染一样,与肝癌发病有密切的关系,乙型肝炎病毒和丙型肝炎病是肯定的促癌因素。

(二)合并肝硬化

肝癌患者中合并有肝硬化者占50%~90%,乙型、丙型病毒性肝炎都有类似比率发展为肝硬化。肝硬化是一种癌前病变。

(三)黄曲霉素的代谢产物

黄曲霉毒素B_1有强烈的致癌作用,存在于霉变的玉米、花生等食品中,食品被黄曲霉毒素B_1污染严重的地区,肝癌的发病率也较高。亚硝胺类、偶氮芥类、酒精、有机氯农药等均是可疑的致癌物质。

(四)一些饮用水污染

常被多氯联苯、氯仿等污染,近年来发现池塘中生长的蓝绿藻是强烈的致癌植物,可污染水源。寄生虫病如华支睾吸虫感染可刺激胆管上皮增生,可导致原发性胆管癌。

(五)化学致癌物

一些清洁剂、化妆品、有机氯杀虫剂、多氯联苯等肝毒性致癌物。

(六)辐射和二氧化钍

放射 α、β 射线有致癌性,使用胶质二氧化钍做血管造影剂后观察,10 年左右可致肝癌。

有下列因素者患肝癌的概率大:①慢性肝炎病史 5 年以上;②家族中已有确诊肝癌患者;③长期酗酒者;④长期食用腌腊、烟熏、霉变等食品者;⑤长期工作压力过大、工作负荷过重或长期精神压抑者。

20 世纪 70 年代我国结合国情提出"改水、防霉、防肝炎"的肝癌一级预防方针,至今仍然有益,而在世界范围内,预防肝癌的主要措施为乙型肝炎疫苗接种,此外避免上述导致肝癌的因素。

三、肝癌症状体征

起病常隐匿,在肝病体检和普通查体中应用 AFP 及 B 超检查偶然发现肝癌。小肝癌患者既无症状,体格检查亦缺乏肿瘤本身的体征,此期称之为亚临床期。肝癌一旦出现症状就诊者其病程大多已进入中晚期。肝癌的症状有肝痛、乏力、食欲缺乏、消瘦等。

(一)早期症状

肝癌从第一个癌细胞形成发展到有自觉症状,大约需要 2 年时间,在此期间,患者可无任何症状或体征,少数患者会出现食欲缺乏、上腹闷胀、乏力等,有些患者可能出现轻度肝大。

(二)中、晚期症状

肝癌的典型症状和体征一般出现在中、晚期,主要有肝痛、乏力、消瘦、黄疸、腹腔积液等。

1.肝区疼痛

最常见的是间歇持续性钝痛或胀痛,由癌迅速生长使肝包膜绷紧和肿瘤侵犯膈肌所致疼痛,可放射至右肩或右背;向右后生长的肿瘤可致右腰疼痛;突然发生剧烈腹痛和腹膜刺激征提示癌结节包膜下出血或向腹腔破溃。

2.消化道症状

食欲缺乏,消化不良,恶心呕吐和腹泻等因缺乏特异性而易被忽视。

3.乏力,消瘦,全身衰弱

晚期少数患者可呈恶病质状。

4.发热

一般为低热,偶达 39℃ 或以上,呈持续发热或午后低热或弛张型高热。发热与癌肿坏死产物吸收有关。癌肿压迫或侵犯胆管可并发胆道感染。

5.肝增大

中、晚期肝癌的典型体征。肝增大,多有结节或凹凸不平,肝质较硬。

6.转移灶症状

肿瘤转移之处有相应症状,有时为发现肝癌的首发症状。如转移至肺可引起咳嗽、咯血;

胸膜转移可引起胸痛和血性胸腔积液;癌栓栓塞肺动脉可引起肺梗死,可突然发生严重呼吸困难和胸痛;癌栓阻塞下腔静脉可出现下肢严重水肿,甚至血压下降;阻塞肝静脉可出现 Budd-Chiari 综合征,亦可出现下肢水肿;转移至骨可引起局部疼痛或病理性骨折;转移到脊柱或压迫脊髓神经可引起局部疼痛和截瘫等;颅内转移可出现相应的定位症状和体征,如颅内高压可导致脑疝而突然死亡。

7.其他　全身症状

癌肿本身代谢异常或癌组织对机体产生的各种影响引起的内分泌或代谢方面的症候群称之为伴癌综合征,有时可先有肝癌本身的症状。常见的有以下几种。

(1)发性低血糖症:10％～30％的患者可出现因肝细胞能异位分泌胰岛素或胰岛素样物质,或肿瘤抑制胰岛素酶,或分泌一种胰岛 B 细胞刺激因子,或糖原储存过多;亦可因肝癌组织过多消耗葡萄糖所致此症。严重者可致昏迷休克导致死亡,正确判断和及时处理可挽救患者生命。

(2)红细胞增多症:10％的患者可发生可能系循环中红细胞生成素增加引起的相关症状。

(3)其他:罕见的尚有高脂血症、高钙血症类癌综合征、性早期和促性腺激素分泌综合征、皮肤卟啉症和异常纤维蛋白原血症等,肝癌组织的异常蛋白合成异位内分泌及卟啉代谢紊乱有关。

(4)伴癌综合征:由于肿瘤本身代谢异常,进而影响机体而致内分泌或代谢异常方面的症候群,称之为伴癌综合征。以低血糖症、红细胞增多症较常见,其他还有少见的高血脂、高血钙、促性腺激素分泌综合征、类癌综合征等。

(5)黄疸:黄疸是部分中晚期肝癌的体征,占 5％～44％,弥散性肝癌、胆管细胞癌、巨大肝癌致肝胆管受压或侵犯胆管致胆管阻塞,引起阻塞性黄疸。

肝细胞癌侵犯胆管可能有以下途径:肿瘤直接浸润进入肝内胆管;癌细胞侵入静脉或淋巴管,逆行侵入肝管;肿瘤细胞沿神经末梢的间隙侵入肝管。肿瘤细胞进入肝内胆管后,继续生长阻塞胆总管或是脱落的肿块进入肝外胆管造成填塞。当肿瘤阻塞一侧肝出现黄疸时,可伴有皮肤瘙痒、大便间歇呈陶土色、食欲缺乏,少数患者可表现为右上腹绞痛、畏寒、发热、黄疸,极个别人出现重症胆管炎的症状。肝癌患者伴发阻塞性黄疸临床并不少见,但其临床表现并无特殊之处,因此临床上误诊率较高,可高达 75％。慢性肝病患者出现阻塞性黄疸时,要想到肝癌的可能性。部分患者的黄疸也可因肝功损害所致,此种黄疸经保肝治后,黄疸可得到部分缓解,而癌肿所致的黄疸,保肝治疗消退黄疸无效。

四、肝癌的诊断

(一)病理诊断

1.肝组织学检查

证实为原发性肝癌者。

2.肝外组织的组织学检查

证实为肝细胞癌者。

根据病理分化恶性程度及侵犯能力由低到高分为Ⅰ、Ⅱ、Ⅲ、Ⅳ级。

(二)临床诊断

(1)如无其他肝癌证据,AFP对流法阳性或放免法AFP>400mg/mL持续4周以上,并能排除妊娠、活动性肝病、生殖腺胚胎源性肿瘤及转移性肝癌者。同时,影像学检查证实肝有占位性病变。

(2)影像学检查有明确肝内实质性占位病变能排除肝血管瘤和转移性肝癌并具有下列条件之一者:①AFP>20mg/mL;②典型的原发性肝癌影像学表现;③无黄疸而AKP或γGT明显增高;④远处有明确的转移性病灶或有血性腹腔积液或在腹腔积液中找到癌细胞;⑤明确的乙型肝炎标志物阳性的肝硬化。

(3)临床TNM分期。

T:原发肿瘤

T_1:单个结节,<2cm,无血管侵犯。

T_2:单个结节,<2cm,侵犯血管;或多个,局限一叶,≤2cm,未血管侵犯;或单个,>2cm,未侵犯血管。

T_3:单个结节,>2cm,侵犯血管;或多个,局限一叶,<2cm,血管侵犯;或多个,一叶内,>2cm,伴或不伴血管侵犯。

T_4:多个,超出一叶;或侵犯肝门静脉主要分支或肝静脉;或穿破内脏腹膜。

N:区域淋巴结

N_0:区域淋巴结无转移。

N_1:区域淋巴结有转移。

M:远处转移

M_0:无远处转移。

M_1:有远处转移。

(4)临床分期。

Ⅰ期:$T_1 N_0 M_0$。

Ⅱ期:$T_2 N_0 M_0$。

Ⅲ期:$Ⅲ_a T_3 N_0 M_0$。

Ⅲb:$T_{1\sim3} N_1 M_0$。

Ⅳ期:$Ⅳ_A T_4$任何NM_0。

$Ⅳ_B$:任何T任何NM_1。

1999年我们在大连和成都召开的中国抗癌协会肝癌专业委员会会议上,许多专家考虑临床影响因素和预后,提出肝癌临床分期的建议。

这一分期方案中除了如UICC方案中的T、N、M外加入了肝门静脉、肝静脉、下腔静脉、胆管的癌栓与肝功能的因素,是因为肝门静脉、肝静脉、下腔静脉及胆管的癌栓与肝癌的预后关系密切。

我国临床医生另外的一套简易肝癌临床分期标准如下。

Ⅰ期:无明显症状和体征,又称亚临床期。

Ⅱ期:出现临床症状或体征但无Ⅲ表现者。

Ⅲ期:有明显恶病质、黄疸、腹腔积液或远处转移之一者。

五、小肝癌的治疗选择

小肝癌的治疗仍以手术为首选,如肝功能代偿,应力争切除,不能切除者可做局部治疗(如术中无水酒精瘤内注射、冷冻治疗、微波治疗、激光气化等);但肝功能失代偿者,或肿瘤数目略多者则超声导引瘤内无水酒精注射(PEI)为首选,少数可试经导管肝动脉化疗栓塞(TACE)、TACE对小肝癌的疗效较差,但伴肝门静脉患支癌栓者,TACE仍可一试。

小肝癌以局部切除为主,局部切除不仅提高了切除率,降低了手术病死率,且提高了生存率,局部切除的10年生存率为51.5%($n=313$),而肝叶切除者则仅为39.6%($n=94$)。肝门区小肝癌手术切除较难,近年由于经验的积累,切除率已明显提高,通常阻断第一肝门多可完成;位于肝第Ⅵ段者,尤其紧靠下腔静脉者,有时需在肝上和肝下的下腔静脉处放置纱带以备控制出血。小肝癌的切除率已由20世纪70年代的75.0%提高到80年代的93.3%。赖仁纯等在肝癌微波消融术中异丙酚-芬太尼全凭静脉麻醉应用。冷冻治疗、射频消融、微波消融等都是小肝癌可选择的治疗方法。

对手术中不能切除的小肝癌也可用冷冻治疗,一组30例小肝癌冷冻治疗的5年生存率达50.8%,但关键是冰球要覆盖肿瘤全部,通常可冻融2次。近年插入冻头,可做深部小肝癌的冷冻治疗。

(一)射频消融(RFA)

对小肝癌的疗效较好。是电极针穿刺肿瘤以高频率射频波,激发组织细胞进行等离子震荡,局部产生热量致肿瘤坏死。射频消融与其他介入治疗结合,增加了临床治疗效果。

射频消融在单孔免气腹腹腔镜手术辅助下应用治疗肝癌是另一种微创手术方式。

(二)经肝动脉栓塞(TAE)

对小肝癌的疗效较差,Kumda发现直径≤2cm小肝癌经TAE治疗后做手术切除,14个手术切除标本中9个有残癌。对可切除小肝癌而言,切除后的5年生存率为54.6%($n=67$),而TAE组($n=20$)仅17.5%。Yamasaki等亦报道,对直径<3cm肝癌而言,切除与PEI的3年生存率相仿,而优于TAE组。肝动脉栓塞应顺便注入化疗药物。

六、大肝癌的治疗选择

大肝癌肝功能代偿者,单侧可力争做根治性切除;不能做根治性切除者则做缩小后切除,术中做肝动脉结扎(HAL)、插管(HAI)、冷冻等局部治疗;如术前估计无切除可能则亦可做TACE;或合并局部外放疗、放射免疫治疗、生物治疗、中药治疗等,待肿瘤缩小后再切除。肿瘤累及两侧,亦可做HAL、TACE等。有报道86例特大肝癌切除(直径)15cm,术后1年、3年、5年生存率为58.82%、35.29%和17.64%,适合无远处转移大肝癌并有较高的手术切除技术者。

肝癌治疗中,大肝癌也可能由大变小。大肝癌研究的一个延伸通过综合疗法使不能切除大肝癌缩小变为小肝癌。不能切除的大肝癌经综合治疗后缩小变为能切除。一组不能切除肝癌经综合治疗肿瘤缩小后切除,其5年生存率达62.1%(72例)。说明肝癌综合疗法由大变小后切除,是提高生存率的一种可行方法。缩小的方法可选择:肝动脉化疗栓塞、肝动脉结扎的基础上抗体导向治疗、131I-碘油,或超分割局部外放射等。杨甲梅观察大肝癌的手术切除术后接受干扰素、胸腺素、多糖类免疫刺激药等免疫治疗组($n=776$),无瘤生存期平均为 23 个月,而未接受免疫增强治疗的对照组($n=949$)仅 9.3 个月($P<0.01$)。

但 Llovet 等报道非双盲的随机对照研究证实免疫疗法无生存获益。此外,术后抗肝炎病毒治疗日益受到重视。术后核苷类药物抗病毒治疗对预防肝癌术后复发已有文献报道显示出较高价值。

一般大肝癌肝功能失代偿者,少数可试 TACE,多数只宜中药治疗或合并生物治疗;已有黄疸、腹腔积液或广泛远处转移者,只宜中药、生物治疗和对症治疗等。

三维适形放射治疗与介入化疗栓塞治疗原发性肝癌的疗效比较,两组的毒性反应均为疲乏、肝肾功能损害、血白细胞下降。何晓洪等报道用三维适形放疗治疗大肝癌 19 例、小肝癌 6 例,每次 5~8Gy,连续照射至总剂量 30~40Gy。有效率 88%,1 年、2 年、3 年生存率分别为 92%、80%、68%。郑青平等观察 3DCRT 组与 TACE 组近期有效率分别为 68.8% 与 76.9%,差异无统计学意义($P>0.05$),提示 3DCRT 可作为非手术治疗肝癌。

七、肝癌特殊情况的治疗选择

有肝门静脉主干癌栓者,如肿瘤小,单个,亦可试切除并摘除癌栓;如肝功能好亦可试 TACE;多数只宜非手术治疗。推荐参考 2009 年程树群主编的《门静脉癌栓治疗》。

通常有黄疸、腹腔积液者只宜中药、生物治疗和对症治疗。但个别肝门区肝癌压迫导致梗阻性黄疸,如无腹腔积液,肝功能许可,情况允许者也可试 HAL、HAI、TACE 等,极少数可因肿瘤缩小黄疸消退而切除者。

通常有远处转移者多非手术治疗,但只有单个不大的转移灶,而肝原发灶尚有治疗可能者,仍应采取积极治疗措施。对肝原发灶用 TACE 治疗,兼顾远处转移癌的抑制治疗,待稳定后身体状况许可要考虑切除癌灶。

第二节　细菌性肝脓肿

细菌性肝脓肿系指由化脓性细菌引起的肝内化脓性感染,又称化脓性肝脓肿。

一、病因

细菌性肝脓肿是肝的继发性化脓性感染,由于肝同时接受肝动脉和门静脉的血液供应,并通过胆道和肠道相通,细菌可经以下途径入肝。

(一)胆道系统

胆石症、胆管炎、胆囊炎、胰腺炎或胆道恶性肿瘤、胆道蛔虫等导致急性梗阻性化脓性胆管炎时,细菌沿着胆管上行至肝,是引起细菌性肝脓肿的最主要原因。胆道感染引起的肝脓肿常为多发性。

(二)门静脉系统

腹腔内的感染性疾病,如坏疽性阑尾炎、痔核感染、化脓性盆腔炎、溃疡性结肠炎、菌痢等,可引起门静脉属支的化脓性门静脉炎,细菌随脱落的脓毒栓经门静脉进入肝内。现在这种途径的感染已经大为减少。

(三)肝动脉

体内任何部位的化脓性疾病并发生菌血症时,细菌可经肝动脉侵入肝。这种途径的感染几乎均为多发。

(四)淋巴系统及邻近脏器的直接蔓延肝毗邻感染

病灶的细菌可循淋巴系统进入肝,如化脓性胆囊炎、胃及十二指肠穿孔、膈下脓肿、肾周脓肿等;由异物(主要是鱼骨)所致的胃或十二指肠穿孔受累肝,能导致肝脓肿。

(五)肝外伤或肝手术后继发感染

开放性肝外伤时,细菌从体外直接侵入肝,引起感染而形成脓肿;闭合性肝外伤时,肝实质坏死、肝内胆汁瘤或肝内血肿容易继发细菌感染。肝手术时由于止血不彻底或引流不通畅,肝内积血积液时易继发感染形成肝脓肿。

(六)医源性感染

由于各种侵入性诊疗技术可能将病原菌带入肝形成脓肿,肝肿瘤的局部毁损治疗(如射频消融、微波、氩氦刀)或经肝动脉栓塞化疗,肿瘤坏死液化也可能并发细菌性肝脓肿。

(七)隐源性

有一部分肝脓肿患者呈隐匿发病,临床上无法找到病因。这一类患者常伴有糖尿病、尿毒症等全身性疾病。

细菌性肝脓肿60%以上的为肠源革兰阴性杆菌,肺炎克雷白杆菌已经取代大肠埃希菌成为细菌性肝脓肿最常见的致病菌,常见的革兰阳性菌主要为肠球菌属、链球菌属、葡萄球菌属,以肠球菌属为主。20%的肝脓肿是混合性感染,25%～45%的可检出厌氧菌。

二、临床表现与鉴别诊断

(一)临床表现

本病无典型的临床表现,急性期常被原发疾病的症状所掩盖,一般起病急、全身脓毒:性反应明显。

1.寒战和高热

起病较急,骤起寒战,继而高热,热型常为弛张型,体温常可高达38～40℃,最高可达41℃,伴有大量出汗。

2.肝区疼痛

右上腹持续性胀痛,后期可呈剧烈锐痛,常有右肩背部牵涉痛或放射痛。如果继发胸腔积液还可以伴有胸痛和呼吸困难。

3.乏力、食欲缺乏、恶心及呕吐

多数患者有不同程度感染中毒性症状和全身消耗,如乏力、食欲缺乏、恶心、呕吐、多汗,体重减轻等。

4.体征

右上腹部压痛、肝大并有压痛,右下胸及肝区叩击痛。如脓肿位于上方则出现肝上界抬高,或有右侧胸腔积液征,如脓肿在肝前下缘比较表浅部位时,可伴有右上腹肌紧张和局部明显触痛。巨大的肝脓肿可使右季肋呈现饱满状态,有时甚至可见局限性隆起,局部皮肤可出现

凹陷性水肿。并发胆道梗阻者可出现黄疸。其他 原因的肝脓肿如出现黄疸,表示病情严重,预后不良,晚期患者可出现腹腔积液。

目前上述典型表现已不多见,常以腹痛、乏力和夜间盗汗为主要症状。

(二)辅助检查

1.实验室检查

(1)血常规:白细胞计数明显升高,总数可达$(15\sim20)\times10^9/L$ 或更高,中性粒细胞多在0.90以上,并可出现核左移或中毒颗粒;白细胞也可不明显增高或不增高。

肺炎克雷白杆菌感染的肝脓肿患者常常发生白细胞减少和血小板降低。部分患者出现贫血。

(2)肝功能检查:碱性磷酸酶、谷氨酰转肽酶增高,转氨酶和胆红素以及清蛋白随着肝破坏程度的不同也有一定程度的改变。

(3)C-反应蛋白(CRP)检测:CRP 是由肝内皮细胞合成并分泌的急性期反应蛋白,反映炎症的程度,还可作为监测治疗效果。CRP 升高。

(4)血清降钙素原(PCT)检测:PCT 升高,健康人血浆中 PCT 的含量极少(<0.1mg/mL),在细菌内毒素或各类炎性细胞因子的刺激下,患者血浆中 PCT 可异常升高,2 小时即可检测到、6 小时急剧上升、8~24 小时持续高水平,其水平随着感染的控制及病情的缓解逐渐降低。PCT 对细菌感染的诊断具有较高的特异性和敏感性,对细菌性肝脓肿的早期诊断及治疗有一定的指导价值。

(5)细菌培养、抗生素敏感试验:取化脓病灶的脓液或血液作培养,如获得阳性结果,可根据药敏指导抗生素的使用。

2.影像学检查

(1)超声检查:其敏感性可以达到96%,是诊断肝脓肿的常规和首选方法。典型肝脓肿病程初期,超声可以发现病变呈不均匀的低至中等回声,随病情的进一步发展,脓肿区开始出现坏死、液化,呈蜂窝状结构,回声较低,液化处出现无回声区,慢性肝脓肿的脓肿壁回声较强,有时伴有钙化病灶。

(2)X 线检查:缺乏特异性,可见肝阴影增大,右膈肌升高和活动受限;有时出现反应性胸膜炎、胸腔积液、右下肺不张,膈下有液气面。左肝脓肿,X 线钡餐检查有时可见胃小弯受压、推移现象。

(3)CT:敏感性可达到98%。CT 平扫表现为肝内低密度灶,CT 值介于水与肝组织之间,脓肿壁密度低于肝组织、高于脓腔,脓肿壁周围可有环状水肿带,边界不清。增强 90%肝脓肿壁明显强化,脓腔及周围水肿带无强化,呈不同密度的环形强化带,即"环靶征";部分肝脓肿可以见到脓腔内气泡影或气液平面。动脉期脓肿周围肝可出现一过性强化。脓肿液化坏死不彻底时,CT 平扫表现为肝内低密度影,密度不均,可见分隔;增强扫描表现为花瓣征(脓肿边缘和分隔强化,类似花瓣样改变)和簇形征(病灶内部的多个小环状强化,相互靠近堆积成簇或类似蜂窝)。CT 检查可以发现并存的胆道疾病。

(4)MRI:敏感性则不如 CT 和超声,但是可以作为辅助分析的一种方法。脓腔在 T_1WI 上呈类圆形或分叶状低信号区,T_2WI 呈不均匀高信号,扩散加权成像 DWI 呈明显高信号;脓肿壁呈等或者稍高信号,即"环靶征"。增强扫描在动脉期脓肿壁出现轻度强化,脓肿周围肝实质可见明显片样强化,肝腔不强化,呈"晕环样",门静脉期及延迟期,脓肿周围肝实质异常强化消失,脓肿壁仍有持续强化。

(三)诊断与鉴别诊断

1.诊断

根据病史、临床表现以及超声和 X 线检查,即可诊断本病。必要时可在肝区压痛最剧烈处或超声引导下行诊断性穿刺,抽出脓液即可证实本病。

2.鉴别诊断

(1)阿米巴性肝脓肿:细菌性肝脓肿与阿米巴性肝脓肿在临床症状和体征上有许多相似。

(2)肝囊肿合并感染:多数患者在未合并感染前已经诊断肝囊肿。对于不知原先有肝囊肿的,需结合病史、体检、影像学检查鉴别。

(3)胆囊炎、胆石症:患者有典型的右上腹痛反复发作病史,疼痛向右肩部或肩胛部放射,右上腹肌紧张、可触及增大的胆囊或胆囊区压痛明显,X 线检查无膈肌抬高、运动正常。超声检查有助于鉴别。

(4)膈下脓肿:常有腹膜炎或腹部手术史,全身感染症状和局部体征轻于细菌性肝脓肿,相当一部分患者以胸痛为主要表现,在深吸气时加重。超声检查发现膈下有液性暗区。肝脓肿穿破合并膈下感染者,鉴别诊断比较困难,CT 检查对鉴别诊断有重要价值。

(5)原发性肝癌:巨块型肝癌中心区坏死液化继发感染时、伴癌性高热的肝癌容易误诊为肝脓肿,但肝癌患者多有肝炎及肝硬化背景、甲胎蛋白升高,影像检查有助于鉴别。增强 CT 或 MRI 扫描,原发性肝癌有"快进快出"的强化特点,而肝脓肿呈缓慢渐进性强化,延迟扫描病灶缩小。MRI 扫描的 DWI 可作为辅助诊断的手段,原发性肝癌边缘扩散受限,表观扩散系数(ADC)值常低于周围肝实质,而脓肿由于炎性反应,扩散通常不受限,ADC 值较高。必要时可行肝穿刺活检。

(6)肝转移癌:肝转移癌患者有明确的原发肿瘤病史,临床无发热等感染症状,MRI 上 T_2WI 图像信号不及脓肿高,呈稍高信号,转移癌病灶内坏死伴囊性变时,坏死区部分不及脓液黏稠,在 DWI 上信号低于脓肿,其 ADC 值较高。必要时可行肝穿刺活检。

(7)肝内胆管细胞癌:需要与蜂窝状的早期肝脓肿进行鉴别。胆管细胞癌多见于老年女性患者,病变远端多伴发肝内胆管扩张,动态增强扫描常表现为片絮状的延迟强化。必要时可行肝穿刺活检。

(8)其他病变:肝脓肿发病初期影像学特异性不明显,容易与肝局灶性结节性增生、炎性假瘤、肝结核等疾病相混淆,需要动态观察,必要时可行肝穿刺活检。

三、治疗

细菌性肝脓肿是一种继发性疾病,如能及早治疗原发病可预防本病的发生,细菌性肝脓肿一经诊断,应积极治疗。

(一)经皮肝穿刺抽脓或置管引流术

在超声或 CT 引导下行穿刺操作简便、创伤小、疗效满意,并能够留取样本行细菌培养以指导进一步治疗,适用于年老体弱或者全身状态差而无法耐受手术的患者。以粗针穿刺脓腔,尽量抽尽脓液后反复注入生理盐水或无水酒精进行冲洗,直至抽出液体清亮,拔出穿刺针。穿刺抽脓后每隔1周左右进行复查,必要时可多次行穿刺抽脓。直径较大的肝脓肿可考虑置管引流,置管引流术后的第2或数天起,可用生理盐水或无水酒精冲洗脓腔,待治疗到冲洗出液体变清澈、脓腔直径<1.5cm,即可拔管。

(二)切开引流

切开引流适用于以下几种:

(1)较大脓肿,估计有穿破可能。

(2)脓肿已穿破胸腔、腹腔或者胆道者。

(3)需要处理原发疾病,如胆源性肝脓肿。

(4)位于肝左外叶脓肿,穿刺易污染腹腔。

(5)穿刺引流无效的慢性厚壁肝脓肿。

(6)不能排除恶性肿瘤者。

对于脓腔较大的脓肿,可以在引流脓液、清除坏死组织后将带蒂大网膜填塞脓腔并固定于脓肿壁,可起到控制感染和消灭无效腔的作用。

常用的手术途径有以下几种。

(1)经腹腔引流术:最为常用,病灶定位明确,引流充分,可同时探查并处理原发病。进入腹腔后,明确脓肿部位,穿刺抽得脓液后,切开脓肿排出脓液,用手指分离脓腔分隔组织,以生理盐水冲洗脓腔,脓腔内安置双套管引流,引流管经腹壁截孔引出。

(2)经前侧腹膜外引流术:位于肝右前叶和左外叶的肝脓肿,与前腹膜已发生紧密粘连,可采用前侧腹膜外入路引流脓液。方法是做右肋缘下切口或经腹直肌切口,在腹膜外间隙,手指推开肌层直达脓肿部位,穿刺抽得脓液后处理方式同上。采用腹膜外途径引流术,具有创伤小、引流直接而不污染腹腔等优点。

(3)经后侧腹膜外引流术:适用于肝右叶膈顶部或后侧的肝脓肿,经肩胛中线第11肋床的后腹膜进路引流,具有创伤小、引流直接而不扩散感染的优点。

(4)腹腔镜下肝脓肿引流术:腹腔镜下肝脓肿引流安全、可行,在手术时间、失血量、住院时间等方面优于开腹引流并且机体创伤小、切口感染发生率低、术后恢复快,也可同时处理伴发的胆道疾病。

(三)肝切除术适用于

(1)病期长的慢性局限性的厚壁脓肿,切开引流后脓肿壁不塌陷,长期留有无效腔,伤口经久不愈者。

(2)肝脓肿切开引流后,窦道长期不愈者。

(3)合并肝内胆管结石反复感染伴有肝组织破坏、萎缩者。

(4)较大肝脓肿致使肝组织严重破坏、位置靠近边缘,脓肿有随时破溃可能者。

肝脓肿在急性炎症反应期的治疗原则主要是脓肿引流,急诊肝切除有导致炎症扩散的危险,应严格掌握手术指征。

四、围术期并发症的处理要点

(一)肝脓肿穿破

细菌性肝脓肿如得不到及时、有效的治疗,脓肿容易向邻近脏器穿破。穿破的部位可为胸腔、肺、心包、胸腹壁、膈下、腹腔,少数可穿至小肠、结肠、胃、胆、肾、下腔静脉和纵隔等。

1.临床特点

临床特点与脓肿穿破的部位、穿破发生的缓急相关。

(1)腹腔穿破:①穿破入腹膜腔者可引起局限性腹腔脓肿或弥散性腹膜炎,表现为急性腹痛、局限或全腹压痛、反跳痛、腹肌紧张,并有肝区压痛和叩击痛;如果腹腔脓肿局限于肝胃之间,可在上腹部触及压痛之包块,不随呼吸移动;若脓肿局限于肠间或腹腔深处,缺乏典型表现,常需穿刺或手术探查证实,术前 CT 检查有助于诊断。②穿破至胃者可有呕血和呕脓,穿破至结肠者表现为突然大便次数增多、大量脓血便,但腹痛不显著,亦无里急后重。胃肠穿破后,肝缩小,肝区疼痛减轻,由于肠道气体进入肝的脓腔内,X 线可见膈下或肝脓肿腔内有液气面,超声可见脓腔的气体强回声。③穿至胆囊或胆道者,可引起胆道出血,表现为右上腹痛、呕血、黑便、伴寒战、高热、黄疸,出血量大可引起贫血、休克。④穿至肾者可形成肾脓肿或肾周脓肿,出现腰部肿痛、尿路症状、脓尿、血尿等。

(2)膈下穿破:肝脓肿破入膈下间隙形成膈下脓肿,临床症状常被肝脓肿症状掩盖,X 线出现膈下液平面有助于诊断,超声检查可发现膈下有液性暗区,CT 检查可明确诊断。

(3)胸腔、肺、支管穿破:肝脓肿破入胸腔引起的脓胸常与肺脓肿并存。肺炎或肺脓肿患者可出现咳嗽、咳痰并有相应的体征和 X 线表现;支气管胸膜瘘表现为痰量明显增多,X 线有脓气胸表现,胸腔注入美兰后痰液感染。肝脓肿支气管瘘表现为患者突然咳出大量痰液,而肺野多无异常。

(4)心包穿破:表现与心包炎相似,有心前区痛或上腹痛,疼痛向左肩胛区放射,伴胸闷气短。急性穿破者可发生致死性急性心脏压塞。

(5)其他部位穿破:胸腹壁穿破可形成胸腹壁脓肿,或进一步穿破引起单发或广泛性的皮肤溃疡,可引流大量脓液。纵隔穿破可能有前胸后背胀痛或产生压迫症状,超声或 CT 检查有助诊断。

2.肝脓肿穿破的处理要点

对巨大脓肿、脓肿侵袭邻近肝被膜或已出现穿破先兆者,应避免局部受压、外伤、胸腹部压力增高等诱因,积极引流排脓,防止穿破发生。肝脓肿经皮肝穿刺抽脓或置管引流术应经过正常肝组织,避免脓肿破裂、出血,脓液污染腹腔;一旦确定穿破发生,必须采取紧急措施,予以恰当处理。

(1)脓肿溃破、感染扩散合并感染性休克:一旦发生感染性休克,应积极抗休克治疗。

(2)充分引流:既要有效地引流已溃破的肝脓肿,阻断脓液来源,又要清除被穿破脏器内的脓液。①对已有腹腔或心包穿破,引起弥散性腹膜炎或急性心脏压塞者,应紧急穿刺排脓或手术引流。②对胸腔穿破或慢性心脏压塞者,可先行超声引导下的穿刺抽脓或置管引流,穿刺抽脓可反复进行,脓液黏稠者,可用生理盐水冲洗稀释,但应注意注入量不可过多,以免压力过大导致脓液外溢。如引流效果不佳应及时手术引流。③向支气管或胃肠等空腔脏器穿破者,相当于脓肿自动引流,可根据临床表现酌情处理。支气管胸膜瘘者应取半侧卧位,侧卧于患侧,以防止大量脓液涌入健侧支气管引起窒息。肝脓肿胆内瘘者,应解除胆道梗阻,如胆道和脓肿均引流通畅,瘘口可能会自行愈合,不必常规探查瘘口。

(3)抗生素使用:应"重拳出击",联合应用大剂量广谱、高效抗生素治疗,并根据细菌培养和药物过敏试验调整用药。

(4)积极的支持疗法:提高患者抵抗力,促进康复。饮食以高蛋白、高糖、高维生素为主,不能进食者需静脉营养支持。间断少量输注新鲜血液、血浆或清蛋白等。

(二)糖尿病酮症酸中毒

糖尿病已成为引发细菌性肝脓肿的重要危险因素之一,患者血糖控制不佳易发生肝脓肿,同时肝脓肿使患者血糖升高,容易出现糖尿病酮症酸中毒、高渗性昏迷等临床急危重症。

1.糖尿病酮症酸中毒临床表现

(1)严重脱水。

(2)酸中毒。

(3)电解质紊乱。

(4)厌食、食欲缺乏、恶心、呕吐,少数患者可有急性腹痛、腹肌紧张、有压痛、酷似急性胰腺炎或外科急腹症表现。

(5)意识障碍,轻者可有精神萎靡、头痛、乏力,重者出现烦躁或嗜睡,甚至昏迷。

2.处理要点

(1)小剂量胰岛素持续静脉滴注控制并监测血糖:若血糖＞18mmol/L,则在生理盐水(如血钠高用平衡盐液)内加胰岛素,以0.1U/(kg·h)速度静脉滴注,每1小时检测1次血糖,每4~6小时检测1次血钾及血酮。如2~4小时后血糖值下降大于静脉滴注前30%,则按原剂量持续滴注;如4小时后已给足够液体,血糖下降＜30%,则增加胰岛素用量30%~100%。待血糖下降至13.9mmol/L时,应将胰岛素用量减至1.0~2.0U/h,维持12小时以上,并及时给予葡萄糖。一般胰岛素和葡萄糖按1:(4~6)给药,直至酮体消失、尿糖(＋)。当糖尿病酮症酸中毒基本纠正,患者可进食时,可改用胰岛素皮下注射。

(2)大量补液:补液除利于失水的纠正外,还有助于血糖下降和酮体消除。补液过程要遵循"先快后慢,先盐后糖"的原则。输液量及速度要根据患者年龄、失水程度及心肾功能情况决定。开始一般补给生理盐水或复方氯化钠溶液,当血糖降至13.9mmol/L时,应使用5%葡萄糖液或5%葡萄糖氯化钠溶液。一般患者前2小时应快速补液1000~2000mL,4小时补脱水量的1/3~1/2;接下来的5~8小时补液1000~2000mL,以后可每4~6小时补液1000mL,24小时补液4000~6000mL。对限制输液量的患者可以口服温水,对年老体弱、伴有心功能衰竭的昏迷患者放置胃管补液。对于已经发生休克者,可给予血浆。

(3)预防性补钾:治疗初期的血钾不能反映真实的血钾情况,要预防性补钾,并且密切监测血钾。补钾时应根据患者血钾、尿量和肾功能等情况决定是否进行补钾和补钾量,开始应用胰岛素后,如果患者血钾低或正常,并且有尿者可开始补钾,补钾量为6~8g/24h;若患者无尿,暂不补钾,待有尿排出后再补钾;若患者伴有蛋白尿、肾功能不全或血钾超过5mmol/L时也暂不补钾。

（4）慎重补碱：对于轻中度的酮症酸中毒患者，在经过补液和应用胰岛素治疗后，其血液的酸碱度可逐渐恢复正常，故不必进行补碱治疗。然而，重度酮症酸中毒（血 pH 值＜7.10，CO_2 CP＜10mmol/L）应考虑应用碳酸氢盐。补碱时不要过量，速度也不宜过快，补碱后及时复查血气分析，pH 值＞7.11 即停止补碱。

（5）消除诱因：积极控制感染，超声引导下穿刺抽脓或置管引流，联合应用大剂量广谱、高效抗生素治疗，并根据细菌培养和药物过敏试验调整用药。

（6）对症、支持治疗：对于低蛋白伴有低血压或休克者，给予清蛋白静脉滴注，有利于血压回升，防治脑水肿。

（三）经腹或腹膜外引流术后并发症

1.引流不畅

脓液稠厚，置管位置不佳是肝脓肿引流不畅的主要原因。术中应在脓肿低位穿刺，抽出脓液后，沿着穿刺针道切开脓肿，吸尽脓液并以生理盐水冲洗脓腔。脓液稠厚的肝脓肿，脓腔内可放置大口径的双套管，术后间断冲洗、负压吸引，对超声或 CT 明确遗留脓肿的治疗，原则上应再次引流。

2.胆瘘

脓肿溃烂使肝内胆管破裂及手术中探查脓腔时手指强力撕裂胆管可造成胆瘘，术中操作应轻柔，避免撕裂肝内脉管组织，以免术后胆瘘和出血。胆瘘的处理要点：

（1）应保证引流通畅，少量的胆瘘逐天减少，可自行愈合。

（2）如胆瘘量较大，经引流后胆汁量仍无明显减少，则应行内镜下逆行胰胆管造影术（ERCP）检查，如发现造影剂外渗则可以确诊胆瘘，并明确胆瘘部位及胆总管下端有无梗阻。如果引流效果不理想可考虑置入内支撑管或鼻胆管进行引流，可有效地减少胆汁外漏量，有利于胆瘘的愈合。

（3）也可以在 14 天后瘘管形成后行经瘘管造影，如果发现有主要胆管显影，说明瘘管与主要胆管相通，否则，说明胆瘘来自肝外周细小胆管。对于瘘管造影没有胆管显影，或造影仅显示外周胆管而与主要胆道不直接相通者，可经窦道用无水酒精或酒精多次冲洗，直至瘘管愈合。

（4）若瘘管与主要胆管相通且胆瘘量不能减少，或胆瘘伴活动性出血及明显腹膜炎者，需及时再次手术探查。

3.炎症扩散

经腹腔引流术进入腹腔后，明确脓肿部位后，在切开引流前，应该用纱布妥善隔离保护腹腔和周围脏器，避免脓液污染术野或腹腔，并保持引流通畅。

第三节　胆囊结石

一、概述

胆囊结石病是指原发于胆囊内的结石所引起的各种胆囊病理改变。胆囊结石主要是胆固醇结石,其次为混合结石和黑结石。多年来对胆囊结石的研究多集中在胆石的成分方面,对胆石的形成机制仍缺乏清楚的了解。近年对胆石的病因和形成机制研究取得了一些进展,但距离防止结石形成和结石溶解的目标仍很远。胆囊结石在我国胆石症中发病率最高,成年女性患者多见,男女之比约为1:3。

二、病因及发病机制

(一)相关因素

病因研究和流行病学调查表明胆囊结石的发生与以下因素有关。

1.年龄

青少年少见,成年人胆石症发病率随年龄增长而增长,高发年龄为50～59岁。

2.性别

胆囊结石发病以女性为多,男女发病之比约为1:2.57。

3.饮食

动物脂肪、蛋白质和精细糖类摄入的增加,纤维素食物摄入的减少,均可使胆囊结石的发病率升高。1992年33所医院普查统计,由于我国居民膳食结构的改变,胆囊结石的发病率由1981年的52.8%上升到79.9%,胆固醇结石则从50.64%上升到69%。

4.肥胖

研究表明,肥胖者胆汁酸池较小,胆囊胆汁胆固醇常呈过饱和状态,容易析出形成结石。有研究发现,体重、性别和身高相同者的平均体重×100,高出20%以上的人群,其患胆囊结石病的危险性比高出10%以下者增加近2倍。

5.经产次数

经产次数多者胆石症的发病率明显高于未经产妇女。

6.药物

关于药物与胆石形成的关系仍有争论。有文献报道,某些药物可促进胆石形成,如噻嗪类利尿剂、雌激素、氯贝丁酯及口服避孕药等。但也有研究认为,口服避孕药对胆囊功能无影响,与胆石的形成无明显关系。

7.疾病

胆结石病与许多内科疾病有关,如镰状细胞贫血、地中海贫血、糖尿病及肝硬化等。

解放军总医院顾倬云等对肝硬化与胆石症的关系进行了研究,发现肝硬化并发胆结石病比无肝硬化者高1～4倍,肝硬化者胆色素结石占64.52%。

8.胆囊收缩功能异常

多数学者研究结果表明胆囊结石的形成与胆囊动力学障碍有关。胆囊收缩功能减退是结石形成的重要因素。Festi 发现胆囊结石患者在空腹状态下的体积和进食脂肪餐后的残余体积均较正常者为大,胆囊排空减慢,胆囊收缩功能下降。

此外,迷走神经切断术后患者,全胃肠外营养患者及老年人也存在胆囊收缩功能减退,易患胆囊结石。

(二)胆石形成机制

关键是生理情况下呈溶解状态的胆固醇和葡萄糖醛酸双酯胆红素不能在胆汁中保持溶解状态而析出沉淀形成结石。胆固醇结石形成机制如下。

1.胆汁中胆固醇过饱和

胆固醇分子具有疏水性,只有与胆汁酸、卵磷脂共同形成微胶粒时,才能在胆汁中保持溶解状态。若胆固醇分子呈过饱和状态,超出了胆汁酸和卵磷脂的溶存能力,则易析出形成结石。

2.胆汁中促成核因子和抗成核因子在胆石形成中的作用

人们在研究中发现,人类肝胆汁的胆固醇饱和度要比胆囊胆汁高得多,而胆固醇结石极少在肝胆管内形成;40%~80%的正常人的胆囊胆汁是胆固醇过饱和胆汁,却也未形成结石。近年研究发现胆汁中存在着促成核因子和抗成核因子,二者组成了调节胆固醇成核的动力体系。正常人胆汁这两种因子处于平衡状态,而胆固醇结石患者的胆汁,成核因子则处于优势。

(1)促成核因子:现已证实黏蛋白、糖蛋白、免疫球蛋白、胆红素、Ca^{2+} 小分子多肽等具有促进胆固醇结石形成的能力。

(2)抗成核因子:1984 年,Holgbach 发现由胆汁中蛋白介导的抑制成核效应,即正常人胆囊胆汁中存在小分子量蛋白质,可抑制模拟过饱和胆汁胆固醇单水结晶(CMC)形成。后来证实这类小分子量蛋白质是载脂蛋白 A_1、A_2,它们能延长模拟过饱和胆汁的成核时间。近年又先后发现 58KD,63KD,16KD,74KD 和 28KD 糖蛋白也有抗成核活性。但有关抗成核因子研究的文献报道较少。

三、临床表现

(一)症状

胆囊结石的症状取决于结石的大小和部位以及有无梗阻、炎症和胆囊的功能。部分胆囊结石患者终身无任何症状,即"隐性结石",常在体检时经 B 超发现。有症状的胆囊结石常表现为中,上腹或右上腹不适、厌油腻食物等消化不良症状,常误诊为"胃病"。胆囊结石也可于进食油腻饮食后或睡眠时体位改变,移位梗阻于胆囊管或胆囊壶腹部而引发胆绞痛。较大结石可持续压迫胆囊壶腹部或胆囊颈部,引发"Mirizi 综合征"。由于胆囊的收缩,较小的结石有可能通过胆囊管进入胆总管而诱发梗阻性黄疸,甚至胆源性胰腺炎。

部分患者结石压迫和炎症可引起胆囊胆道瘘,甚至排入肠道引发肠梗阻。部分结石或可停留在胆管内成为继发性肝外胆管结石。结石亦可长期梗阻胆囊管不发生感染,而仅形成胆囊积液,积液呈无色透明,称为"白胆汁"。

(二)体征

多数无阳性体征。胆囊结石在无感染时,一般无特殊体征或仅有右上腹轻度压痛。但当有急性感染时,可出现中上腹及右上腹压痛、肌紧张有时还可扪及肿大、压痛明显的胆囊,莫菲征常阳性。如同时伴有其他 并发症时,可出现相应体征,如高热、寒战和黄疸等。

四、检查

(一)B超

最可靠的检查方法。当发现胆囊液性暗区内有强回声信号伴声影,且随体位的改变,而在胆囊内移动时,诊断的准确率可高达96%以上。但超声诊断的正确率很大程度上取决于检查者的经验。诊断错误的常见原因如下。

(1)含有气体的十二指肠对胆囊的压迹可产生酷似结石的回声并伴有声影。

(2)胆囊或附近淋巴结的钙化、胆囊内积气或稠厚胆汁、胆囊内的沉淀物等,可误认为结石。

(3)胆囊颈部螺旋瓣和胆囊壁生理性折叠,其断面有时呈一强回声突起,甚至可伴有声影。胆囊萎缩,结缔组织增厚,也可产生结石假象。

(4)若胆石很小或胆囊内充满结石或胆囊管内结石,可发生漏诊。

(二)X线检查

在X线平片上,约20%的胆囊结石因含钙量高,可呈阳性影像。由于结石阳性率低,肝胆区的X线平片已不作为临床诊断要求。但X线平片可显示肿大的胆囊及炎性肿块的软组织影以及在急性胆囊炎时可见胆囊内及胆囊周围的气体影。此外,一些间接的X线征象,往往有助于急性胆囊炎的诊断。

(1)胆囊下方小肠的扩张、充气等反射性肠淤积症。

(2)胆囊区软组织阴影增大。

(3)腹膜的刺激征象,如右侧的腹膜脂肪线模糊或消失、右侧膈肌抬高。

(4)右侧胸膜反应性积液或右下肺叶盘状肺不张等。

(三)其他 检查

在十二指肠引流术中所取得的胆汁中发现胆砂或胆固醇结石,也有助于诊断。CT、MRI和MRCP等对诊断胆囊结石均有一定帮助,但价格昂贵,准确率不及B超,不宜作为首选检查手段。

五、诊断

胆囊结石病临床症状常不典型。有急性发作病史的胆囊结石,一般根据临床症状体征不难做出诊断,但若无急性发作史,诊断则主要依靠辅助检查。B超检查能正确诊断胆囊结石,诊断正确率可达95%。口服胆囊造影有时可显示胆囊内结石,也可观察胆囊收缩功能。

诊断要点如下。

(1)反复发作急性胆囊炎、慢性胆囊炎、胆囊积液或胆绞痛,而皮肤黏膜无黄染或黄疸轻。

(2)反复多年发作胆囊炎而无黄疸,此次发作伴有黄疸,应考虑胆囊结石伴继发性胆总管结石。

(3)B超发现胆囊内有结石,胆囊肿大、积液,壁增厚或萎缩;口服胆囊造影证实胆囊内结石。B超诊断正确率可达95%以上。

六、鉴别诊断

胆囊结石病并发急性胆囊炎时应注意与以下疾病相鉴别。

(一)胃、十二指肠溃疡穿孔

患者多有溃疡病史。腹痛发作突然并很快波及全腹。腹壁呈板状强直;腹腔内有游离气体。较小的十二指肠溃疡穿孔,或穿孔后很快为网膜所包围,形成一个局限的炎性病灶时,易与急性胆囊炎混淆。

(二)肝脓肿

位于肝右前叶下方的脓肿,临床上表现有发热、腹痛、右上腹部肿块,可误诊为急性胆囊炎。

(三)急性阑尾炎

高位急性阑尾炎的临床表现与急性胆囊炎相似,二者的鉴别在于详细地分析病史及症状。急性胆囊炎多有胆道疾患病史。

(四)急性胰腺炎

急性胰腺炎常并发于急性胆囊炎及胆管炎,需及时加以识别,合理处理。急性胰腺炎呈持续性疼痛,范围较广泛并偏向腹部左侧,压痛范围也较广泛,血、尿淀粉酶一般均升高。

七、治疗

(一)手术治疗

当患者高龄和严重心、肺功能不全以及体弱不能耐受胆囊切除术的情况下,可施行胆囊造瘘术治疗急性结石性胆囊炎,其余患者行胆囊切除术是主要的治疗方式。对于有症状的胆囊结石,需及时行胆囊切除术,并适当地处理胆囊外并发症。在 90% 左右的患者中可收到良好的远期效果。在一般情况下,胆囊切除术的难度并不大,但此手术有一定潜在的危险性,"容易的胆囊切除"和"无经验的外科医生"构成了一个危险组合。第一肝门处血管和肝外胆道常有各种不可预测的解剖学变异,过小的手术切口,常需强力牵引,改变了肝外胆管、血管的正常解剖关系,可能导致严重的后果。在有急性或慢性炎症改变时,局部的炎症、水肿、纤维性粘连、肿大的胆囊淋巴结、嵌顿于胆囊颈部的巨大结石、长期梗阻所致的胆囊管改变等解剖及病理上的因素均增加手术困难。因此术中要有良好的腹肌松弛和充分的手术野显露,以便能够从容不迫地处理意外情况。在合并肝硬化门静脉高压或门静脉栓塞的患者,胆囊切除术有时是非常危险的,胆囊及胆管周围常满布异常扩张的侧支循环血管,使手术无法进行或会发生大量难以控制的出血。

对于无症状的胆囊结石,一般不需立即行胆囊切除。下列情况宜采用手术治疗:胆囊结石逐渐增大至 2cm 以上。胆囊结石多发且直径小于 0.5cm,部分小颗粒结石易滑入胆总管,引起胆管炎或胰腺炎。胆囊壁钙化或胆囊壁明显增厚。伴发胆管炎或胰腺炎。结石充满胆囊,胆囊已无功能。合并糖尿病及心、肺功能障碍患者。

部分学者认为,远离治疗中心和长期旅行的无症状的胆囊结石患者亦宜行胆囊切除术。行胆囊切除术时,如发现如下情况,应同时行胆总管探查术:术前高度怀疑或已证实存在胆总管结石,有梗阻性黄疸的临床表现或病史,反复发作胆绞痛、胆管炎;有胰腺炎病史;术中胆道造影证实有结石、胆道梗阻、胆管扩张。术中扪及胆总管内有结石、蛔虫或肿块;发现有胰腺炎表现。胆管穿刺抽出脓性、血性胆汁或泥沙样胆色素颗粒。

下列情况应行胆道造影,明确胆道状况,决定是否进一步手术方式。

（1）发现胆总管扩张（直径 1.2cm 以上），管壁明显增厚。

（2）胆囊结石小，可进入胆总管。

（3）胆囊内见脓性、血性胆汁或泥沙样胆色素颗粒。

近年来，腹腔镜胆囊切除术已广泛开展，它的适应证在逐渐扩大，绝对禁忌证和相对禁忌证逐渐缩小，使一些原来不能进行的手术成为可能。尽管如此，也应该清楚地认识到，腹腔镜手术适应证的不断扩大并不代表腹腔镜手术无所不能，如在术中发现大出血、解剖不清、腹腔内严重粘连和高度怀疑恶性肿瘤者，应及时中转开腹。中转开腹并不表示腹腔镜手术医师的无能，而应视为明智的选择。

（二）溶石治疗

1972 年，首先应用鹅脱氧胆酸成功地使 4 例胆囊胆固醇结石溶解消失，但此药有肝毒性，反应大，服药时间长，价格昂贵，而且停药后易复发，对于老年患者合并严重心血管疾病无法耐受手术者方可考虑应用。目前，溶石治疗的药物主要是鹅脱氧胆酸和熊去氧胆酸。

治疗适应证如下。

（1）胆囊结石直径在 2cm 以下。

（2）胆囊结石为含钙少的 X 线能透过的结石。

（3）口服胆囊造影片上能证明胆囊有功能。

（4）患者的肝脏功能正常。

（5）无明显的慢性腹泻史。

治疗剂量为每天 15mg/kg，疗程为 6～24 个月，溶解结石的有效率一般为 30％～10％。治疗期间，每半年复查 1 次以了解结石溶解情况。

第四节　胆道出血

一、概述

胆道出血是指由于损伤或其他 原因，导致肝内或肝外的血管与胆管异常相通，使血液进入胆道系统而引起一系列临床表现。多由于严重胆管感染、手术后或肝胆外伤、胆石压迫以及肝胆系统的肿瘤和出血性疾病所致，又称血胆症。胆道出血占上消化道出血的 1.3％～1.5％，居上消化道出血的第 3 或第 4 位，出血源主要在肝内，其次是胆囊、肝外胆管。

二、病因及病理

胆道出血依据出血的部位分为肝内型、肝外型两类。由于肝内胆道解剖结构的特点，使肝内型胆道出血较肝外形常见。胆道出血的病因主要是肝实质和胆道系统的感染、损伤、肿瘤、血管病变及凝血障碍。国外以胆道损伤为多见，而我国则以胆道感染最为突出。

（一）胆道感染

胆道蛔虫、胆道结石引起的急性梗阻性化脓性胆管炎是我国胆道出血的最主要原因。

感染的主要致病菌是大肠埃希菌。由于炎症，肝内胆道黏膜形成溃疡，直接侵蚀胆道及门静脉或肝动脉分支,也可因近侧胆道引流不畅而形成多发性、胆管源性小脓肿,进而侵及和腐蚀汇管区的血管。感染性门静脉炎性扩张或动脉瘤样改变,突入肝胆管而发生继发性大出血。文献上曾有过因出血坏死性胆囊炎引起胆道大出血的报道。

(二)胆道损伤

以下 5 种情况均可导致胆道出血。

1.外伤

胸腹部钝性伤所致中心性的肝破裂,伴有胆道系统的损伤,较易发生胆道出血;深在的血肿或坏死组织继发感染,侵蚀血管和胆道常是创伤后迟发性出血的重要原因。

2.医源性损伤

(1)肝脏或胆道手术,损伤的肝动脉可形成假性动脉瘤,还可侵蚀穿入胆道形成胆管动脉瘘。

(2)经皮肝穿的活检、胆道造影(PTC)、胆道置管引流(PTCD),均可引起肝内血管的损伤;对门静脉高压症或肝血管瘤患者行上述检查或治疗时,术后发生胆道出血的危险性更大。

(3)门静脉高压症患者,放置颈静脉内经肝门-体静脉分流(TIPS)。

3.胆道感染

肝内胆管和血管并行于 Glisson 鞘内,在肝内越分越细,管壁也越来越薄,容易因感染性病变的影响而发生瘘,血液从而进入胆道。胆道感染而致出血的原因常为结石、细菌性肝脓肿、阿米巴肝脓肿等。

4.肿瘤

肝脏恶性肿瘤及肝内、外胆管良、恶性肿瘤侵蚀周围血管,使其糜烂、坏死可致胆道出血。

5.血管病变及凝血障碍性疾病

其中血管病变约占胆道出血的 10%,而比较少见的凝血机制障碍或长期使用抗凝药物的患者,可自发或轻微创伤诱发胆道出血。

三、临床表现

(一)病史

相关的胆道疾病或胆道手术、外伤史。

(二)症状及体征

其临床表现与其他 疾病引起的上消化道出血一样,因出血的速度及数量不同,其临床表现也不一样。周期性发作的胃肠道出血是胆道出血的常见临床特点。胆道出血的典型临床症状为 Quincke 三联征。

(1)上消化道出血,出现呕血或便血。

(2)右上腹痛呈胆绞痛样。

(3)梗阻性黄疸。

其中上消化道出血约占 90%,右上腹呈胆绞痛样约占 70%,梗阻性黄疸约占 60%。右上腹痛也可呈间歇性发作,腹痛缓解后,胆道出血停止,黄疸逐渐减退,这是由于凝血块堵塞胆道以及血凝块液化和胆道再通的结果,血块排出胆道或被胆汁中的消化酶溶解或出血又发生,如此循环,如不予控制,患者将死于出血性休克或严重感染。凝血块不予清除,将成为胆色素结石的核心。

胆道出血缓慢而量少的时候,一般临床上无明显症状,诊断较困难。胆道大出血时可发生失血性休克。

四、辅助检查

(一)实验室检查

红细胞、血红蛋白减少,并发感染时白细胞及中性粒细胞数增加,大便潜血阳性以及肝功能异常。

(二)影像学检查

1.B超

多数可在病灶处发现血肿形成及肝外胆管扩张。如在肝内有液平出现,对诊断有重要的价值,而且属于非创伤性诊断方法,可反复、动态进行,应为首选。

2.CT、MRCP

多用于外伤性患者,明确损伤的脏器和严重程度,以供临床上判断外伤与胆道出血的关系。典型的影像学表现为:在胆管和胆总管内由于大量血凝物的存在,因此,往往会出现不规则的充盈缺损,与胆管壁分界清楚。经造影剂增强后胆管内可见明显增强现象,表明有胆道"漏血"现象。

3.内镜检查

(1)十二指肠镜可发现血液从乳头部溢出或喷出。

(2)术中、术后胆道镜可进行二级以上胆道出血定位的诊断及止血。

此外,十二指肠镜检查尚可同时排除食管、胃和十二指肠等部位所致的上消化道出血。

4.选择性肝动脉造影或数字减影血管造影检查

可以准确发现胆道出血部位以及肝动脉变异情况,此外,选择性肝动脉造影还可以进行有效的止血。造影时胆道出血的直接表现为动脉期造影剂呈团状或柱状外溢,肝实质内出现片状造影剂等动脉-胆道瘘征象;间接表现为假性动脉瘤,呈囊状或圆形,显影早,消散晚。

(三)剖腹探查

胆道探查是术中诊断胆道出血最有效的方法。通过剖腹探查来明确出血的部位。首先探查的是胃、十二指肠、肝、胰、脾,在排除以上引起上消化道出血的因素后,再探查胆道。探查的部位应靠肝门部,以便观察左右肝管的开口,同时吸净胆道的血液、血凝块及取出结石,观察胆道黏膜有无溃疡,肝外胆道有无与血管相通,再观察双侧肝管有无血液流出,有条件时可行术中胆道镜检查,以便进行及时诊断和治疗。对一些肝内出血原因难以确定的病例常采用气囊导管压迫法。即把带气囊的导管插入肝管,将气囊充气以填塞胆道,如导管口有血液不断流出则证实该侧胆道出血。同样的方法可检测另一侧肝管以辨别是单侧或是双侧肝内胆道出血。对少数胆道出血仍不能确定的病例,术后可用两根细塑料管分别从左、右肝管引出,进一步观察出血来源。

五、诊断

(1)发热、寒战、黄疸,上腹绞痛后出现呕血、黑便或T形管引流出鲜血,出血呈周期性。

(2)失血性休克一系列表现。

（3）B超、CT等发现肝内有肿瘤、血肿液性暗区等。

（4）纤维内镜直示下见胆道出血。

（5）选择性肝动脉造影发现出血部位。

六、鉴别诊断

一般对上消化道出血的患者，首先根据病史、体格检查及有关特殊检查，在排除胃、十二指肠疾病、门静脉高压症、胃黏膜急性损害等疾病的基础上，再考虑胆道出血的可能。本病需与其他 疾病引起的上消化道出血鉴别。

（一）溃疡病出血

（1）溃疡病史。

（2）出血前常有溃疡症状加重，而出血后反而出现缓解表现。

（3）胃镜检查可明确诊断。

（二）胃癌出血

（1）部分有慢性胃溃疡病史。

（2）通常有上腹隐痛、食欲缺乏、消瘦、贫血和粪便变黑等症状，常突发咖啡样呕吐，继以柏油样便。

（3）除一般贫血、消瘦或恶病质表现外，有时可在上腹部触及肿块、锁骨上淋巴结肿大等。

（4）胃镜检查可明确诊断。

（三）出血性胃炎

（1）服用水杨酸盐、吲哚美辛、激素、酗酒等后呕血、黑便者。

（2）胃镜检查可明确诊断。

（四）门脉高压症

（1）常有乙肝、肝硬化病史。

（2）多伴有腹壁静脉曲张、脾大、蜘蛛痣、肝掌。

（3）CT、上消化道钡透检查可明确诊断。

七、治疗

（一）非手术治疗

非手术治疗既可以作为治疗的手段，也可以作为术前准备，但前提是必须具备有良好的监护条件。否则，应积极行手术治疗或介入栓塞治疗。

1.措施

（1）防治休克，补充血容量及维持水、电解质平衡，应用止血剂，常用卡巴克洛 10mg，4 次1 日，静脉滴注或酚磺乙胺 1.0g，3 次/d，肌内注射等。

（2）抗感染。

（3）静脉滴注生长抑素。

（4）采用经 T 形管缓慢注药。

可用过氧化氢溶液 15～30mL（等量等渗氯化钠稀释），或 18.3mmol/L＝（0.5％）普鲁卡因溶液 20～30mL 冲洗 T 管；或用肾上腺素 2mg 加等渗氯化钠 100～200mL 经 T 形管滴入；或上述诸药联合应用。

2.适应证

(1)胆道出血缓慢、量少或出血量逐渐减少,出血间隔时间逐渐延长。

(2)无高热、寒战、黄疸等重症胆管炎症状,无休克症状。

(3)全身情况较差、无法耐受手术等均可先给予非手术治疗。

(二)手术治疗

胆道出血手术治疗的目的除了控制出血,清除病灶,建立通畅的胆道内、外引流以外,更重要的是进行病因治疗。在非手术治疗及治疗无效或失败时才采用手术治疗。

1.适应证

有以下情况应考虑手术。

(1)反复发作的大出血,特别是出血周期越来越短者。

(2)合并严重胆管感染必须手术引流者。

(3)胆肠内引流后发生胆道大出血者。

(4)原发疾病需要外科手术治疗者。

2.手术方式

(1)胆囊切除术。适用于胆道出血来自胆囊病变所引起者。

(2)胆总管切开探查,T形管引流术:对于胆道出血合并有明显胆管内病灶者,如胆管结石、胆道严重感染者。对于因T形管压迫引起的胆管壁血管破裂大出血,可行胆总管切开,直接缝扎胆管壁血管,达到止血的目的,术中、术后还应该加强抗感染治疗。

(3)肝部分切除。肝叶或肝段切除治疗肝内胆道出血,既可达到止血目的,又去除病灶,是一种彻底性治疗手术,但手术创伤大,对处于失血和感染状态的严重患者来说,危险性较大,病死率相对较高。其手术适应证为:①可切除的肝癌。②肝血管瘤。③局限性肝内慢性炎症。④肝损伤时,肝组织破坏较广泛。⑤局限性的肝段及肝叶的肝内胆管结石。⑥已肯定出血来自肝的一侧,但未明确出血灶的性质。

(4)肝固有动脉结扎:该方法适用于。①阻断肝动脉出血即停止者。②术中出血不能明确出血灶者。③肝内胆管大出血来自动脉胆管瘘者。④患者有肝胆系原发灶,而一般情况差,不能耐受手术,但阻断肝动脉后出血停止者。

肝动脉结扎方法较多,目前,普遍认为肝固有动脉结扎较理想,手术操作容易,靠近病灶,既可避免损伤胃十二指肠动脉形成的侧支循环,又比结扎肝左动脉或肝右动脉操作简单。此外,若出血部位明确,肝门解剖方便,而患者全身情况允许,也可行肝右或肝左动脉结扎,因肝右或肝左动脉结扎,既能达到止血目的,又对肝功能影响不大。

(5)手术注意事项。

手术治疗应在出血期间进行,以便于确定出血部位和采取相应的有效措施。

如果由于术中出血已停止,造成定位诊断困难,应该分三步进行探查定位:是否胆道出血,肝内或肝外,肝内出血灶的部位。

对找不到出血源和不能确定出血部位,或术中出血已停止,给予术中反复冲洗胆道;术中造影、胆道镜及超声检查等寻找病灶。如仍无法确定,必须建立通畅胆道引流。

3.并发症的处理

胆道出血的并发症主要是急性血液丢失,其次是大量血凝块将胆道完全阻塞,处理血凝块的方法如下。

(1)行内镜下括约肌切开术(EST):用 Fogarty 导管将血凝块取净,肝素溶液盥洗胆总管以解决梗阻。

(2)放置鼻胆管引流(ENBD):进食高脂餐的同时口服清热利胆药物。当 Oddi 括约肌功能良好时,进食高脂餐可促进胆道排空,同时,清热利胆中药可利于胆汁的排泄,也可经 ENBD 导管滴注抗生素-肝素溶液冲洗胆道,防止胆管内凝血块、黏稠的胆汁及分泌的黏蛋白成为结石的核心。

(3)当内镜处理血凝块不彻底或有一定困难时,需实施胆总管切开术。

(三)选择性肝动脉栓塞

通过动脉造影发现动脉胆管瘘、动脉-门静脉瘘以及假性动脉瘤,即可确定活动性出血部位,随后采用可脱离球囊、微钢圈、氨基丙烯酸酯或可吸收性明胶海绵等栓塞剂进行栓塞。选择性肝动脉栓塞的成功率为 $80\%\sim100\%$,而其病死率与并发症发生率均比外科手术低。

1.选择性肝动脉栓塞适用于以下几种情况

(1)手术后胆道出血难以承受再次手术。

(2)胆道出血经手术止血后再出血,肝动脉造影可以进一步了解有无解剖上的变异,肝动脉结扎是否有效,有无异常的侧支交通,并可选择性地将出血的血管栓塞。

(3)患者的体质差,不能耐受手术。

(4)医源性胆道出血,多用于经皮肝组织活检(PLB)、经皮肝穿胆道造影等检查后的胆道出血。

(5)在行决定性手术前暂时控制出血。

2.不宜行选择性肝动脉栓塞治疗的情况

(1)不能达到超选择性插管者。

(2)栓塞可导致广泛肝缺血者。

(3)碘过敏者。

(4)肝硬化门静脉高压者。

(5)栓塞术后可导致肝功能不良者,应慎用。

(6)合并肝脓肿者。

3.与外科手术相比,选择性肝动脉栓塞有以下优点

(1)可同时了解出血部位和解剖情况。

(2)方法简单、安全,无须麻醉及开腹手术,可免遭手术痛苦和危险,可为一般情况差而不能耐受剖脏手术的患者接受。

(3)腹腔有炎症粘连者,手术并非易事,而行本方法无困难。

(4)诊断和治疗可同时进行,且诊断明确,治疗及时。

(5)可留置导管重复治疗。

(6)严重的并发症如肝坏死、胆囊坏死等少见。

（7）肝动脉侧支循环多,该方法止血更加可靠。

第五节　胃癌

经过长达近百年特别是近几十年的研究,人们对胃癌的病因才有了比较深入的了解,认识到胃癌是多因素致病的常见恶性肿瘤,与人群居住的地理位置、环境、幽门螺杆菌感染、饮食习性、生活方式、宿主的易感性和基因背景等多种因素有关。目前认为,饮食因素和幽门螺杆菌（HP）感染是远端胃癌的主要危险因素,而胃食管反流性疾病和肥胖则是近端胃癌的主要危险因素。从胃癌的流行病学考虑,胃癌可分为家族性胃癌和散发性胃癌,前者约占胃癌患者总数的10%。

一、胃癌的组织学分型

胃癌的组织学分型目前最常用的是 WHO 分型和 Lauren 分型。

（一）WHO 分型

2000 年版的 WHO 肿瘤分型将胃癌分为上皮性肿瘤和类癌两类,上皮性肿瘤包括腺癌（乳头状腺癌、管状腺癌、黏液腺癌、印戒细胞癌）、鳞癌、鳞腺癌、小细胞癌、未分化癌和未能分类的癌等。

1.腺癌

是指由腺上皮发生的恶性肿瘤。根据其形态特点可分为以下几种。

（1）乳头状腺癌:癌细胞排列成粗细不等的分支乳头状结构,乳头内有纤维性轴心,癌细胞为柱状或矮柱状。此型属分化好的腺癌。

（2）管状腺癌:癌细胞排列成腺管状。此型亦属分化好的腺癌。根据癌细胞形成腺腔的多少又可分为高分化和中等分化两种。

（3）黏液腺癌:癌细胞形成腺腔,同时分泌大量细胞外黏液（超过肿瘤的 50%）。由于大量黏液物质积聚,使许多腺腔扩展或破裂,黏液物质浸润间质,即形成"黏液湖"。

（4）印戒细胞癌:印戒细胞是一种含有大量黏液的癌细胞,由于细胞中充满黏液,把细胞核挤向细胞的一侧,使其外形酷似一枚戒指,故其得名。印戒细胞超过肿瘤的 50% 即为印戒细胞癌。印戒细胞癌是一种低分化的癌,极富浸润性,常伴有淋巴结转移、血道转移和种植转移。

2.腺鳞癌

又称腺棘细胞癌,是一种腺癌与鳞癌并存的肿瘤。腺癌部分细胞分化较好,而鳞癌部分细胞分化则多较差。

3.鳞状细胞癌

其细胞分化多为中度至低度,呈典型鳞癌结构,累及食管末端者,应考虑为食管原发性鳞癌扩展所致。

4.未分化癌

癌细胞弥散成片状或团块状,不形成管状结构或其他 组织结构。细胞异型性明显,细胞核大、深染、核分裂象多见,在组织形态和功能上均缺乏分化特征。

5.类癌

为来自消化道腺体底部嗜银细胞的行为,低度恶性肿瘤,癌细胞较小,但大小均一,排列密集,银染色可见胞浆内有黑褐色嗜银颗粒。

(二)Lauren 分型

1965 年 Lauren 根据胃癌的组织结构和生物学行为,将胃癌分为肠型和弥散型,后来被称为 Lauren 分型。Lauren 分型不仅反映肿瘤的生物学行为,而且体现其病因、发病机制和流行特征。

肠型胃癌起源于肠化生黏膜,一般具有明显的腺管结构,瘤细胞呈柱状或立方形,可见刷状瘤细胞分泌酸性黏液物质,类似于肠癌结构;常伴有萎缩性胃炎和肠化生,多见于老年男性,病程较长,发病率较高,预后较好。

弥散型胃癌起源于胃固有黏膜,癌细胞分化较差,呈弥散性生长,缺乏细胞连接,一般不形成腺管,许多低分化腺癌印戒细胞癌属于此型。多见于年轻女性,易出现淋巴结转移和远处转移,预后较差。有研究表明,部分弥散型胃癌有家族聚集和遗传性,家系连锁研究发现 CDH1 基因胚系突变是其发病原因。Lauren 分型不仅反映肿瘤的生物学行为,而且体现其病因、发病机制和流行特征。该分型的另一优点是可以利用胃镜下活检组织进行胃癌分型,指导手术治疗。Lauren 分型简明有效,常被西方国家采用。但有 10%～20% 的患者兼有肠型和弥散型的特征,难以归入其中任何一种,从而称为混合型。

(三)日本胃癌分型

日本胃癌研究会成立之初制订了《胃癌外科病理处理规约》,作为胃癌临床及病理检查记录和分类等的全国统一标准,此规约几经修改,不断完善。在 1997 年制订的第 13 版《胃癌外科病理处理规约》中,日本胃癌研究会将胃癌分为一般型和特殊型。一般型包括乳头状腺癌、管状腺癌(高分化型、中分化型)、低分化腺癌(实性型、非实性型)、印戒细胞癌和黏液腺癌。特殊类型包括鳞腺癌、鳞癌、未分化癌和其他 不能分类的癌。第 13 版《胃癌外科病理处理规约》将未分化癌伴少量腺癌细胞的胃癌划分为低分化腺癌。而在 2010 年制订的第 14 版《胃癌外科病理处理规约》追加了组织学分型,包括良性上皮性肿瘤(腺瘤)、非上皮性肿瘤、恶性淋巴瘤、肿瘤样病变和特殊的消化道息肉病,另外,特殊型中增加了内分泌细胞癌、淋巴细胞浸润癌和肝样腺癌。总体上,日本胃癌协会的分类与 WHO 分类差别不大,目前我国也多采用此分类。根据临床病理特点和流行病学研究,与 Lauren 分型相比,乳头状腺癌和管状腺癌相当于肠型胃癌(分化型),低分化腺癌和印戒细胞癌相当于弥散型胃癌(未分化型),而黏液腺癌根据其主要成分而定。

此外尚有维也纳分型。胃黏膜上皮异型增生为癌前病变,但不同学者对胃黏膜上皮异型增生的命名、性质、治疗均有不同的见解,尤其异型增生与黏膜内癌的关系一直存在争议。1998 年的维也纳分型统一了东西方学者在消化道早期肿瘤诊断中的认识,并提出了相应临床处理措施。维也纳分型将胃肠道上皮增生分为 5 型:Ⅰ型,无肿瘤细胞和异型增生,包括正常上皮的炎性反应、再生、肥大、萎缩、异型性等;Ⅱ型,可疑的异型增生;Ⅲ型,无浸润的低度异型增生;Ⅳ型,无浸润的重度异型增生,其又分为重度异型增生、原位癌和可疑的浸润性癌;Ⅴ型,浸润癌,其又分为黏膜内癌和黏膜下癌。WHO 于 2000 年将 Vienna 分型法做了修订,将原来 V 型中的黏膜内癌划归为Ⅳ型,这种分型明确区分黏膜内癌和黏膜下癌,解决了黏膜内癌的定义问题,有利于指导治疗。

二、症状

早期胃癌大多数无明显症状,随着病情的进展,可逐渐出现非特异性的、类似胃炎或胃溃疡的症状,包括上腹部饱胀不适或隐痛、泛酸、嗳气、恶心,偶有呕吐、食欲减退、黑便等。常见的症状如下。

(一)食欲减退

食欲缺乏,伴体重减轻,逐渐消瘦,或食后饱胀嗳气,厌恶肉食等,是胃癌比较常见的症状。

(二)胃痛

疼痛部位以心窝部为主,有时仅为上腹部不适或隐痛,较典型的是无规律的疼痛,进食也不缓解。

(三)恶心呕吐

由于大部分胃癌位于幽门窦部,故幽门梗阻症状颇为多见。早期梗阻可引起食后膨胀感,轻度恶心、反胃等,典型的机械性幽门梗阻则引起胃扩张和呕吐。呕吐物多为在胃内停留过久的隔宿食,有腐败酸臭味。弥散性胃癌常无明显的呕吐症状。

(四)上消化道出血

早期胃癌即可出现出血,常表现为柏油样便。晚期胃癌出血量大,若合并有幽门梗阻时,常在呕吐物中混杂咖啡色或暗红色血液。大便隐血试验呈阳性反应。

(五)其他 症状

有腹泻、便秘、低热、水肿、全身衰竭。癌肿破溃,或引起胃壁穿孔时,可出现大出血、腹膜炎等并发症。

三、体征

胃癌患者往往会出现一些临床体征,但胃是腹腔内的舒缩性极大的囊性器官,当瘤体较小时,常常不出现明显体征,因此,胃癌在早期常无明显体征,多数患者仅在腹部扪诊时,可有上腹深部压痛或轻度肌张力增强感。当癌肿进展到一定程度时,会出现明显体征。但是一旦出现明显体征,胃癌往往属晚期阶段。

(一)腹部肿块

晚期患者由于癌肿逐渐增大,或直接蔓延至邻近组织而与大网膜粘连,可在上腹部触摸到一个质地坚硬、表面呈结节状并有轻度压痛的包块,据统计肿块的出现率以广泛浸润癌最多见,其次为胃体癌和胃窦癌。

(二)转移体征

癌细胞可经淋巴系统转移至左锁骨上淋巴结和腋下淋巴结,此时有的患者尚无明显的临床症状,因此,发现肿大的淋巴结对诊断有帮助,也可转移至脐周、盆腔和腹膜,如转移到卵巢,称 Krukenberg 肿瘤,可从盆腔检查发现。还可转移至肝脏引起占位性肿物,压迫肝胆管引起黄疸,转移至肺引起呼吸短促,胸部 X 线片可见转移灶。

（三）腹腔积液和胸腔积液

晚期因腹膜和肝脏转移或门静脉被癌肿阻塞引起腹腔积液。转移至胸膜可引起胸腔积液。腹腔积液和胸腔积液多为血性，有时可从中找到癌细胞。X线和B超均能比较准确地发现胸、腹腔积液。

四、肿瘤标志物

肿瘤标志物来源主要有两种，其一是肿瘤细胞分泌或脱落到体液或组织中的物质，其二是宿主对体内新生物反应而产生并分泌人体液或组织中的物质。正常时，这些物质在成人机体组织中含量极低，当含量大大超过正常值时，可提示体内有肿瘤存在，且可对肿瘤性质做出判断，有助于判断预后、指导治疗。但目前还缺乏敏感性高而特异性强的胃癌肿瘤标志物。

（一）CEA（癌胚抗原）

CEA是一种糖蛋白，存在于胚胎胃肠黏膜上皮细胞与一些恶性肿瘤细胞表面。CEA升高可见于多种肿瘤患者，其中以胃肠道肿瘤的敏感性较高。文献报道胃癌患者CEA升高比率变异很大，自8%～70%，目前普遍认为这一比率在40%～70%。CEA阳性与肿瘤浸润深度、分期和预后明显相关，并可提示远处转移。其Kim等人用放免法检测胃癌患者血清中CEA，发现术前CEA>10.0mg/L较CEA<5.0mg/L的患者有更多的浆膜侵犯和淋巴结受累，并且恶性程度高，分化差，术后生存期短。CEA可用于监测肿瘤术后复发，即胃癌术后CEA下降后再度升高提示肿瘤可能复发，且多预后不良。CEA还可与其他指标联合应用评价胃癌的化疗效果，有作者认为，CEA水平下降50%以上或降至正常范围且持续4周以上可作为治疗有效指标。

（二）CA19－9

是高分子量糖蛋白，对消化系统如胰腺癌、胃肠癌及肝胆管癌敏感性较高，其检测胃癌的阳性率为42.7%～50%，与CEA联合检测时阳性率升高达70%。CA19－9在各期胃癌患者血清中阳性率的报告差异很大，根治性手术后患者阳性率为4%，而残胃癌，无法手术切除的患者中阳性率可达64.9%。CA19－9与肿瘤大小、淋巴结转移及浸润深度相关，并可作为根治性手术后复发的早期监测指标，其阳性提示预后不良，血清中高水平的CA19－9提示胃癌患者生存期缩短。

（三）CA125

属高分子跨膜糖蛋白，是卵巢癌的特异性标志物，部分非卵巢恶性肿瘤患者血清CA125也会升高。有研究显示，胃癌患者CA125检测的阳性率可高达47%。

（四）CA50

与CA19－9相似，CA50可用于监测进展期的胃肠癌和胰腺癌，但特异性较CA19－9低。胃癌和无法切除的胃癌患者血清中的阳性率可高达70.3%，其水平与CA19－9的水平明显相关，CA50正常者均可行手术切除，且手术效果比较理想，根治切除后CA50明显下降。

（五）其他

如CA724、CA195、CA242等均可作为胃癌患者的检测指标。

五、诊断和鉴别诊断

胃癌的诊断主要依赖胃镜加活检和X线钡餐及CT检查等。早期诊断为根治胃癌提供可

能。因此,应对下列情况及早或定期进行胃镜检查:

(1)40 岁以上,男性,近期内出现消化不良者,或突然出现呕血或黑便者。

(2)考虑为良性溃疡,但实验室检查提示胃酸分泌低者。

(3)已知有慢性萎缩性胃炎,尤其是血型为 A 型者,伴肠化生及中到重度不典型增生者,应定期随访。

(4)胃溃疡经两个月规范内科治疗无效,X 线检查显示溃疡反而增大者,应立即行胃镜检查。

(5)X 线检查发现胃息肉大于 2cm 者,应做胃镜检查。

(6)胃切除术后 10 年以上,应每年定期随访。

胃癌需与胃溃疡、胃内单纯性息肉、良性肿瘤、肉瘤、胃内慢性炎症等相鉴别。鉴别诊断主要依靠 X 线钡餐检查、胃镜和活组织病理检查。溃疡型胃癌尤其需与良性胃溃疡相区别,恶性溃疡 X 线钡餐检查示龛影位于胃腔之内,边缘不整,龛影周围胃壁强直,呈结节状,向溃疡聚集的皱襞有融合中断现象;内镜下恶性溃疡形状不规则,底凹凸不平,苔污秽,边缘呈结节状隆起。

六、胃癌 TNM 的定义

(一)原发肿瘤(T)

1.T1

不论肿瘤大小,癌灶局限于黏膜或黏膜下层的早期胃癌。

2.T2

癌灶侵及肌层,病灶不超过一个分区的 1/2。

3.T3

肿瘤侵及浆膜,或虽未侵及浆膜,但病灶已超过一个分区的 1/2,未超过 1 个分区。

4.T4

肿瘤已穿透浆膜,或大小已超过 1 个分区。

5.T4a

肿瘤超过 1 个分区或已侵出浆膜。

6.T4b

肿瘤侵及周围脏器或革囊胃。

(二)淋巴结转移(N)

1.N0

无淋巴结转移。

2.N1

邻近癌灶部位贴近于胃壁的第 1 站淋巴结有转移,包括贲门右、贲门左、胃小弯、胃大弯、幽门上、幽门下以及脾门淋巴结。

3.N2

远离癌灶部位的第 1 站淋巴结有转移(如胃窦癌有贲门旁或脾门淋巴结转移或贲门癌有

幽门上下淋巴结转移），或有胃左动脉旁、肝总动脉干、脾动脉干及十二指肠后等第2站淋巴结的转移。

有腹腔动脉旁、腹主动脉旁、肝十二指肠韧带周围、肠系膜根部及结肠中动脉周围的第3站淋巴结转移。

（三）远处转移（M）

1.M0

无远处转移。

2.M2

发生远处转移。

七、临床分期标准

（一）Ⅰ期

无淋巴结转移或仅有邻近第1站淋巴结转移的早期胃癌，即 T1N0M0 或 T1N1M0。

（二）Ⅱ期

癌肿侵及肌层或浆膜层，但病变范围未超过1个分区，没有淋巴结转移或仅有邻近第1站淋巴结转移，即 T2N0M0、T3N0M0、T2N1M0 和 T3NIM0。

（三）Ⅲ期

癌肿侵出浆膜或癌肿已经超过1个分区，无淋巴结转移或仅有邻近第1站淋巴结转移，即 T4N0M0 和 T4N1M0；或者不论肿瘤大小，凡有远隔部位的第1站淋巴结转移或第2站淋巴结转移，即任何 TN2M0。

（四）Ⅳ期

不论肿瘤大小，凡有远处转移或有肝十二指肠韧带、腹主动脉旁、肠系膜根部、结肠中动脉周围等第3站淋巴结转移，即任何 TN3M0 和任何 T 任何 NM1。

八、胃癌的手术治疗

胃癌外科治疗手术无固定的手术方式，应依照肿瘤组织学、胃癌所在部位和胃癌的分期、胃癌浸润深度、淋巴结转移状况、远处转移范围和预期生存期、生活质量以及胃癌手术个体化原则，来选择手术方式。胃癌的手术治疗可选择传统的开腹手术或腹腔镜下手术。依胃切除范围可选择内镜下黏膜切除、局部胃切除和胃节段切除、近侧胃切除、远侧胃切除、全胃切除，或全胃切除＋联合脏器切除；依胃切除同时清除胃周淋巴结范围可选择 D1、D2、D3 淋巴结清除的手术。目前医学界已将 D2 手术作为进展期胃癌系统淋巴结廓清最低限度的典型手术。D2 胃切除手术成为进展期胃癌的标准术式这一观念，已渐为许多胃癌高发国家（如中国、韩国、德国、英国、意大利、荷兰等）医生所接受。长期以来我国积极推广 D2 胃切除术式，显著提高了胃癌的疗效。

（一）早期胃癌手术方式的选择

1963 年日本早期胃癌定义为：位于黏膜或黏膜下层、不论病灶大小、有无淋巴结转移均称早期胃癌。但是术前很难确认具体胃癌病例是否已经有淋巴结转移。确立早期胃癌概念的目的主要是指这一类型的胃癌外科手术可能治愈，而不代表胃癌发生时间的早晚。日本学者复习以往治疗的大量病例发现，从早期胃癌的大小、部位、组织学类型、癌浸润深度、大体类型等特征,可以判断是否有淋巴结转移和转移的部位。黏膜内癌的淋巴结转移率为 2.7％,而且转移多出现在与癌周邻近的第 1 站;而黏膜下癌淋巴结转移率为 18.6％,淋巴结转移有时会出现在第 2 或第 3 站,直径＜1cm 者转移发生率 4％,直径＞4cm 者转移发生率 18％;胃下部癌第一站淋巴结转移率为 14.5％,其所属各组淋巴结均有转移可能,第 2 站淋巴结转移率为 6.9％。早期胃癌手术治疗方式选择以准确的手术前分期为前提,可合理缩小胃切除及淋巴结清除范围。

从胃癌的表面特征能推测出有无淋巴结转移,甚至可能推测出转移的部位,早期胃癌手术方法的选择就能迎刃而解。

目前早期胃癌的手术治疗趋势,不仅要求提高长期存活率,而且要求手术达到微创、术后恢复好,有良好的生存质量。胃癌的前哨淋巴结是指胃癌淋巴回流的第一个淋巴结、最先发生肿瘤转移的淋巴结,了解前哨淋巴结转移与否,可反映出区域性淋巴结转移的状况,对合理缩小手术范围起到了指导性作用。辨认前哨淋巴结的方法,是术中将染料吲哚菁绿注入胃浆膜下,可了解其前哨淋巴结的转移状况,在无转移的情况下,施行缩小手术是安全可行的,也可避免盲目扩大手术范围。

在不影响"根治"的前提下,施行局部切除手术,缩小胃切除及淋巴结清除范围,对于＜2cm 隆起型黏膜癌和直径＜2cm 隆起型黏膜下癌,选择不加淋巴结廓清的局部胃切除,其切缘应距肿瘤 3cm 以上。早期胃癌的缩小手术包括内镜下黏膜切除和缩小手术 A、缩小手术 B。

1.内镜下根治性癌灶切除内镜下黏膜切除

(EMR)是目前治疗黏膜内癌最常用的手段,技术已较成熟,并发症发生极低。其方法是胃镜下在病灶边缘黏膜下注射含肾上腺素的生理盐水,用吸引和胶圈抓住并套扎病灶区,再电凝切除。适用于分化良好、直径 2.0cm 以下的黏膜内癌。内镜下黏膜剥离术(ESD)可切除的胃黏膜范围比 EMR 更为广泛,EMR 或 ESD 要成为一种治愈性手术,必须达到切缘干净、无淋巴结转移,要求术前诊断准确。

2.缩小手术

日本 2001 年 3 月《胃癌治疗指南》第 1 版、2010 年第 3 版提出缩小手术名称、种类和手术适应证。缩小手术是指胃切除范围缩小,占全胃的 2/3、不切除大网膜,保留胃网膜囊,胃周淋巴结清除范围缩小。依胃周淋巴结清除范围将缩小手术分为缩小手术 A 和缩小手术 B。

缩小手术 A 的适应证:1A 期胃癌(黏膜癌、黏膜下癌,NO)中不适宜内镜下黏膜切除治疗者,或分化型、直径＜1.5cm 的黏膜下癌。其淋巴结清除范围是不论肿瘤部位,行 D1、加第 7 组淋巴结清除,或胃远侧胃癌行 D1、加 7、8a 淋巴结清除。对于这类早期胃癌患者行 D1 手术的预后和 D2 手术比较差异无统计学意义,而 D1 手术的病死率和并发症发生产率,显著低于 D2 手术。术后恢复和生活质量也明显好于 D2 手术。

缩小手术 B 的手术适应证为出现淋巴结转移可能性较低、不能进行内镜下黏膜切除术的黏膜下层癌,或 1B 期病例中的黏膜下胃癌,无淋巴结转移,或 T1N1,而 T1 为单一病灶且＞2cm。淋巴结清除范围是 D1＋第 7、8a、9 组淋巴结清除。

日本学者对早期胃癌还设计了其他 缩小切除范围的手术。如胃节段性切除,是对胃体进行有限度的部分切除,适于胃体部的黏膜层肿瘤,其淋巴结清除范围限于胃周围,若肿瘤位于胃小弯侧,则应该清除胃左动脉淋巴结,亦可同时保留迷走神经分支。

缩小手术的胃切除可采用传统的开腹手术或腹腔镜下近、远侧部分胃切除、胃节段切除。为提高术后生活质量,采用保留迷走神经肝支和"鸦爪"支的保留幽门的胃切除术和保留迷走神经腹腔支的胃节段切除术,可减少术后倾倒综合征、腹泻、胆结石的发生。

有些学者对早期胃癌的缩小手术持有不同意见。首先,早期胃癌的手术治疗术式的选择应以准确的手术前分期为保证,然而即使是目前分辨很高的超声胃镜(15~20MHz)也很难达到术前分期绝对准确。其次,常规病理检测。HE 染色诊断淋巴结转移阴性的早期胃癌患者,经 CAM5.2 单抗标记的免疫组织化学检查,胃周围淋巴结内可能存在微转移灶。

Jianhui 等研究 79 例黏膜下胃癌手术切除的 1945 个淋巴结,同时用常规病理检查和免疫组织化学检查,发现淋巴结转移率从 13％增加至 34％。有微转移的黏膜下癌 5 年生存率83％,较无转移的黏膜下癌的 100％低。Raab 等回顾性分析 120 例早期胃癌的手术治疗结果,只按良性溃疡行胃 2/3 部分切除,而不行淋巴结廓清术,按肿瘤学原则行胃大部切除或全胃切除加淋巴结廓清术,其疗效有明显差别。黏膜癌的手术切除范围不影响 10 年生存率,但是,对黏膜下胃癌切除加淋巴结廓清术的 10 年生存率优于不加淋巴结廓清的胃切除病例。因此,早期胃癌患者施行缩小手术应持谨慎态度,避免术前对癌的浸润或转移范围诊断不足,使手术范围未能超出浸润或转移范围,导致癌残留,使本来可以治愈的早期胃癌治疗丧失治愈机会。对多发癌、3cm 以上的黏膜癌和黏膜下癌宜行 D2 手术。

3.标准 D2 根治术

D2 根治术是胃癌的标准术式。彻底廓清第 1 站(N1)和第 2 站(N2)淋巴结的手术称为D2 根治术,也广泛应用于早期胃癌的治疗。在缺乏准确分期技术的情况下,标准根治性手术仍然是早期胃癌的合理选择,超出缩小手术 A 或缩小手术 B 手术适应证以外的黏膜下层癌出现第 2 站淋巴结转移可能性很大。另外,如适应证是黏膜癌、非浸润性、无溃疡、无淋巴结转移、估计行胃镜下黏膜切除术有困难者,在隆起型病变直径＜2.5cm,凹陷型病变直径＜1.5cm也可采用 D2 根治术。日本胃癌学会建议的手术要点是必须在根部结扎切断血管,相应区域淋巴结的彻底廓清。为此手术时须施行网膜囊外剥离技术,胃远侧部位癌必须将大网膜连同横结肠系膜前叶及胰腺被膜一并整块从相应的脏器剥离,在根部结切断胃左及胃网膜右血管。小弯侧的解剖从贲门沿肝脏面切开肝胃韧带直至肝十二指肠韧带,连同前叶一并向胃侧解剖,以便能在根部结扎胃右血管及廓清贲门淋巴结群。肝总动脉干需切开包裹其外的血管神经纤维板,才可能廓清该组淋巴结群,实施 D2 手术。

4.腹腔镜、内镜联合腹腔镜在早期胃癌手术中的应用

1994 年 Kitano 等报告首例腹腔镜辅助远端胃切除后,腹腔镜辅助胃切除术在日本和韩国得到了蓬勃发展,越来越多的早期胃癌患者接受腹腔镜辅助胃切除术,其手术种类也日趋多样化,几乎涵盖了常见的传统手术方式。早期胃癌的腹腔镜手术有腹腔镜下胃局部切除术和腹腔镜胃癌根治术,前者包括腹腔镜下楔形切除术和腹腔镜下胃黏膜切除术。腹腔镜下胃局部切除术治疗早期胃癌的适应证是黏膜癌、非浸润性、无溃疡、无淋巴结转移、估计行胃镜下黏膜切除术有困难者,在隆起型病变直径＜2.5cm,凹陷型病变直径＜1.5cm。日本胃癌学会建议局部切除适用证是直径＜2cm 的高分化黏膜层癌。腹腔镜下胃局部切除术两种术式的选择

主要取决于病变部位,适用于胃后壁邻近贲门或幽门处的病灶,不论病变位于胃前壁、胃大弯、胃小弯。腹腔镜下胃黏膜切除术适用于胃后壁邻近贲门或幽门处的病灶。无论是腹腔镜下楔形切除术还是腹腔镜下胃黏膜切除术,术中一般都需要内镜下进行肿瘤定位。

早期胃癌的腹腔镜胃癌根治术涵盖了开腹手术的基本方式,适应证的选择也与开腹手术相同。胃癌根治术有3种手术方式:腹腔镜下胃切除、腹腔镜辅助胃切除术、手助腹腔镜胃切除术。根据腹腔镜淋巴结廓清范围,早期胃癌的腹腔镜胃癌根治术分为以下几种。

(1)D1 式,廓清第 1 站淋巴结。

(2)D1+N0.7,下部癌则为 D1+No.7、8a、9。

(3)D2 式,廓清第 1 站淋巴结加第 2 站淋巴结。

直径＜2cm 的分化型早期胃癌,可以通过胃镜下黏膜剥离术、联合腹腔镜淋巴结廓清术达到根治性治疗。在胃镜下黏膜剥离术切除早期胃癌病灶的同时,于切缘周围注射特殊染色剂,以标记胃淋巴结与淋巴管,然后在腹腔镜下有针对性地实施淋巴结廓清。内镜切除和腹腔镜胃切除无疑开创了治疗早期胃癌的另一种全新的手段。在根治性的前提下,最大限度地保留胃功能和良好的生活质量,是外科医生乐意接受的全新治疗方法。

(二)进展期胃癌手术治疗方式的选择

进展期胃癌应行根治性手术,其基本要求是充分切除胃癌原发病灶、转移组织器官,规范切除胃周淋巴结,即达到 R0 切除、A 级根治程度。胃癌的分期、切胃方式和淋巴结转移状况是影响进展期胃癌预后的重要因素,尤其是淋巴结清除程度与术后生存期十分相关。

1.进展期胃癌的胃切除及胃周淋巴结清除手术方式的选择

近侧胃切除术及胃周淋巴结清除手术方式主要适用于贲门癌,但是,2009 年第 7 版 AJCC/UICC 食管癌 TNM 分期中弃用了贲门癌这一称谓,认为称食管胃连接部腺癌为妥。食管胃连接部腺癌依贲门齿状线分 3 型:Ⅰ型为远端食管腺癌;Ⅱ型为贲门齿状线上 1cm 处至贲门齿状线下 2cm 处,是真正意义上的食管胃连接部腺癌;Ⅲ型是贲门齿状线下 2～5cm 处的近端胃癌。食管胃连接部腺癌手术径路和食管胃切除范围仍有争议。目前较为一致的看法是:Ⅰ型经胸手术,Ⅱ型经腹或胸腹联合切口,切除距病变上缘 5cm 的下段食管和距病变 5～6cm 的近端胃或切除全胃;Ⅲ型经腹手术,切除距病变上缘 5cm 的下段食管和全胃。Ⅱ型和Ⅲ型食管胃连接部腺癌是否需要行全胃切除也存有争议。以前认为,全胃切除并发症多、术后生活质量差,仅当病变超过 2 个胃区时才考虑行全胃切除术。另外,文献报道进展期胃近端癌 No.5 胃癌淋巴结转移率为 4.08%～10.3%,No.6%淋巴结转移率为 2.9%～1.3%。因此,进展期胃近端癌手术必须清除 No.5 和 No.6 淋巴结。由于只有结扎胃右血管和胃网膜右血管,并在十二指肠球部切断,才能清除 No.5 和 No.6 淋巴结,所以进展期胃近端癌理应行全胃切除。淋巴结(N)分期是判断胃癌预后的重要指标。U1CC 公布的第 5、6 版以及 2010 年新公布的第 7 版胃癌 TNM 分期中,皆以淋巴结转移数目进行 N 分期。只有达到一定的淋巴结检查数目,才能得出较为准确的 N 分期。美国 2010 年版胃癌指南要求,胃癌手术切除检查淋巴结数目最低不能少于 15 枚。近端胃切除的淋巴结切除数目小于全胃切除,较难达到这一要求。全胃切除术后反流性食管炎发病率明显低于近端胃切除术,生活质量优于后者。故当今普遍认同对于进展期Ⅱ型、Ⅲ型食管胃连接部腺癌,均应行全胃切除术。

位于胃近端的早期、局限型、未侵出浆膜的进展期胃癌,行近端胃切除术,彻底清除第 1 站(N1)1、2、3、4 组淋巴结和第 2 站(N2)5、6、7、8a、9、10、11 组淋巴结的 D2 手术。行近端胃切除、应同时加做幽门成形术,以减少术后残胃排空障碍的发生。

2.根治性远侧胃大部切除

适用于胃远端 1/3 和胃窦、幽门的胃癌,采用远侧胃大部切除,切除全胃的远侧 2/3 以上、切缘距肿瘤 6cm 和至少 2cm 十二指肠,切除转移组织器官,并彻底清除第 1 站(N1)和第 2 站(N2)胃周淋巴结的 D2 标准根治性远侧胃大部切除。

根据 cTNM 分期,Ⅱ、Ⅲa 期和一少部分Ⅰb 期(病灶>2cm 者),以及Ⅲb 期中之 T3N2 可获得 A 级根治者,行 D2 标准根治性远侧胃大部切除术并不增加手术并发症。

3.保留幽门的胃癌根治术(PPG)

Koyama 等应用于胃中部(M 区)的早期胃癌,同时廓清第 1 站淋巴结、但不廓清第 5 组淋巴结。然而一般第 5 组淋巴结的转移率较高。有鉴于此日本的 Sawai 等研究了幽门的血供发现,幽门是靠幽门下动脉供血。Sawai 等对 210 例进展期胃癌进行腹腔动脉选择性造影发现幽门下动脉主要自胃右动脉或胃网膜右动脉发出。保留幽门的胃癌根治术中应在发出幽门下动脉的远侧结扎胃右动脉或胃网膜右动脉并廓清第 5 或 6 组淋巴结,才能符合根治手术的要求。

4.根治性全胃切除术

1897 年 Schlater 行首例全胃切除成功。以后对消化道重建进行研究和实践,术后营养障等远期并发症也得到了改善。根治性全胃切除的适应证包括胃体癌、浸润性胃癌和部分胃中部胃癌均应行全胃切除。

5.联合脏器切除

胃癌联合脏器切除术是指一次手术切除邻近两个以上脏器的手术。胃癌可直接或血行转移至结肠或结肠系膜、肝脏、胰腺、大小网膜、左肾上腺。进展期胃癌行根治性手术基本要求之一,是彻底切除转移组织器官,要达到胃癌根治术 R0 目的。因此,一旦发现胃周围脏器有可切除癌灶时,应积极进行联合脏器切除。

(1)联合切除横结肠及横结肠系膜:胃下 1/3 癌侵及横结肠或侵及横结肠系膜、中结肠动、静脉,应积极施行联合切除横结肠及横结肠系膜。

(2)D2 胃癌根治术加尾侧胰、脾切除术:以往认为廓清脾门淋巴结(No.10)、脾动脉周围淋巴结(No.11)需要切除脾肾韧带,在 Rold 被膜和肾被膜之间分离,同时切除远端胰腺和脾脏;Nakayama1956 年将胰脾切除定为近端胃癌根治术的标准术式内容之一。但是,胃癌淋巴结转移与肿瘤位置和浸润深度有关,近端胃癌 25％以上发生上述淋巴结转移,切除脾以利于廓清脾门和脾动脉旁淋巴结,可提高远期生存率。而远端胃癌很少发生脾门淋巴结转移,不需要为了廓清脾动脉周围和脾门淋巴结而切除脾脏。胃淋巴通路不经过胰腺实质内,淋巴结转移只局限于脾动脉周围的结缔组织,不切除胰腺和脾静脉就能廓清胰腺上缘淋巴结、脂肪组织。施行胃癌 D2 手术加脾切除不增加术后并发症和病死率、不降低术后生存期。胃癌联合胰、脾切除术术后胰瘘、吻合口瘘、腹腔脓肿、术后糖尿病发生率高、病死率高。20 世纪 70 年代中丸山圭一等的基础临床研究结果证明胃癌除直接侵及胰腺外,无胰腺转移,还证明保胰与不保胰的 D2 手术疗效相同。但保胰手术并发症明显减少。现已取得共识,保胰、脾动脉加脾切除是胃上、中部癌 D2 清除是合理术式,只有胃癌直接侵及胰、脾或 No.10、11 淋巴结有严重转移,才行半胰加脾切除术。

(3)联合肝切除术:胃中部或上部、小弯侧胃前壁癌,与肝左叶贴近,局限型癌,尤其 Borrmann-2 型癌,有较深溃疡,溃疡底反应明显,易与贴近之肝脏粘连,侵及肝脏,这种癌腹膜转移较少且晚发生,易于切除,切除后预后良好。多应用肝局部切除术或楔形切除术。胃癌肝转移比大肠癌肝转移预后差。其切除范围要根据转移灶部位、数目以及大小,行肝左外叶切除术或左半肝切除术。

(4)胃癌姑息性手术方式的选择:胃癌姑息性手术仅适用于远处转移或肿瘤侵犯重要脏器无法切除但合并出血、穿孔、梗阻等胃癌并发症者。姑息性手术以解除症状、提高生活质量为目的。胃癌姑息性手术包括两类:一是切除原发灶的手术,另一类是不切除原发灶的各种短路手术。因局部原因作姑息性切除的治疗效果最佳。Ⅲ和Ⅺ期胃癌不论淋巴结转移情况和有无肝、腹膜或远处转移,以姑息性切除治疗效果最好。

第六节　应激性溃疡

应激性溃疡(US)又称急性出血及糜烂性胃炎,近年来统称为急性胃黏膜病变(AGML),是指在应激状态下,胃和十二指肠以及偶尔在食管下端发生的黏膜糜烂和溃疡,从而引起以上消化道出血为主要临床特征的疾病,是上消化道出血最常见的原因是之一,约占上消化道出血的 20%。临床主要表现是难以控制的出血,多数人发生在发病的第 2~15 天,其预后取决于原发疾病的严重程度。SU 发病率因病因和统计方法不同,文献报道差异很大。临床研究报道,SU 发生率在重型颅脑损伤后为 40%~80%,脑出血后为 14%~76%,脊髓损伤后为 2%~20%,尸检发现中枢神经系统疾病患者 SU 发生率为 12%,是非神经系统疾病患者的 2 倍。

一、病因

(一)严重全身性感染

如见于链球菌、葡萄球菌、革兰阴性杆菌和厌氧菌等所致的败血症或脓毒血症。尤其是伴感染性休克或器官衰竭时,由于组织缺血缺氧更易发生溃疡。

(二)严重烧伤

引起的急性应激性溃疡又称 Curling 溃疡。

(三)中枢神经系统疾病

见于脑肿瘤、颅内神经外科手术、颅内出血、中枢神经系统感染及颅脑外伤等。由此引起的溃疡又称 Cushing 溃疡。

(四)药物

非甾体抗感染药、某些抗生素、酒精、激素、组织胺、胰岛素、抗凝剂、氯化钾等。这些药物有的可刺激前列腺素,抑制黏液分泌,为本病的发病诱因。

（五）食物或饮料

如辣椒、大蒜、饮酒等。

（六）精神与心理疾病

如见于严重精神病、过度抑郁、焦虑、严重心理障碍等，通过精神和心理应激引起消化道黏膜糜烂和溃疡发生。

二、发病机制

关于 AGML 的发病机制尚不完全明了。胃黏膜防御功能削弱与胃黏膜损伤因子作用相对增强，是 SU 发病的主要机制。应激可引起各种疾病和紊乱，研究证明，应激性溃疡和抑郁之间在发病和治疗的上均有相关性。用慢性抑郁应激（CSD）、慢性心理应激溃疡（CPSU）和浸水束缚应激模型在鼠进行实验。暴露 CSD 后动物的溃疡指数比对照组显著增高，暴露 CPSU 后观察抑郁样行为，对暴露 CPSU 的鼠用盐酸氟西汀（抗抑郁药）可显著降低溃疡指数，在 CSD 组用 ranitidine 可抑制抑郁样行为，CPSU 应激后应用米非司酮结果比 CPSU 组溃疡指数有显著降低。但对 CSD 使用米非司酮与单纯对照组之间抑郁样行为无显著的不同。研究也发现，鼠暴露于 CPSU 或 CSD 慢性应激显示比对照组皮质酮的水平低。结论认为，在触发抑郁和应激溃疡性的发生中下丘脑－垂体－肾上腺轴功能障碍可能起到关键作用。目前对 AMGL 的发病机制有以下几种认识。

（一）H^+ 逆扩散

H^+ 逆扩散是指 H^+ 在某种因素作用下，从胃腔反流至胃黏膜的一种病理现象。试验证明，胆酸和水杨酸制剂可使 H^+ 迅速从胃腔进入到胃黏膜内，破坏胃黏膜。积累于胃黏膜的酸性产物可以破坏毛细血管和细胞的溶酶体，导致胃黏膜充血、水肿、糜烂和出血。用电子显微镜观察发现，阿司匹林可使胃黏膜上皮细胞肿胀，细胞间的结合处裂开，胃黏膜通透性增加，胃黏膜屏障破坏，导致胃黏膜损害。

（二）胃黏膜微循环障碍

急性胃黏膜病变时常表现胃黏膜血管收缩痉挛与缺血，且溃疡好发于胃黏膜缺血区。

在应激状态下，胃黏膜小动脉和毛细血管动脉收缩痉挛，导致胃黏膜缺血、缺氧，使黏膜内酸性产物增加，并损害胃黏膜。最后因酸中毒导致黏膜细胞的溶酶体酶释放，使溶酶体破裂，胃黏膜上皮细胞损伤并坏死，引起 AGML。酸中毒直接使组织中的组织胺和 5－羟色胺（5－HT）等血管活性物质释放，使黏膜内小静脉和毛细血管静脉端扩张、淤血，加重了胃黏膜循环障碍，以致缺血加重。在应激状态下，交感神经兴奋导致黏膜血管收缩、痉挛。迷走神经兴奋时使黏膜下动、静脉短路开放，使胃黏膜下缺血进一步加剧，表现胃黏膜内毛细血管的内皮损伤，通透性增加，也可加重胃黏膜损伤。

此外，组织胺的释放以刺激胃酸－胃蛋白酶分泌增加，加重胃黏膜的损伤。由于缺血、缺氧、酸中毒和微循环障碍，激活了凝血因子导致胃黏膜血管的内凝血等一系列病理变化，引起 AGML 的发生。

（三）胃黏膜上皮细胞的脱落、更新和能量代谢异常

当胃黏膜表面上皮细胞脱落增加和（或）更新减少，可导致胃黏膜屏障破坏。各种应激、应用激素及尿毒症时见有胃黏膜表面上皮细胞更新减少，给予酒精、阿司匹林等药物后，胃黏膜表面上皮细胞脱落增加,胃黏膜屏障功能紊乱,以致发生 AGML。Menguy 等发现,失血性休克鼠的急性 AGML 伴有组织中 ATP 含量显著减少。这是因为胃黏膜缺血时,由于细胞缺氧,酸性产物增加,影响了黏膜上皮细胞线粒体的功能,使 ATP 合成减少,氧化磷酸化速度减慢,细胞内的能量储备因而显著减少,导致胃黏膜损害发生。

(四)胆盐作用

胆盐能增加 H^+ 逆扩散,破坏胃黏膜屏障,并导致胃黏膜内组织胺、胃蛋白酶原和胃泌素的释放,产生自我消化,引起 AGML。

(五)神经内分泌失调

下丘脑、室旁核和边缘系统是对应激的整合中枢,促甲状腺释放激素(TRH)、5－HTIL 茶酚胺等中枢递质参与或者介导了 SU 的发生。

发生应激情况 24～48 小时后整个胃体黏膜有 1～2mm 直径的糜烂,显微镜下可见黏膜有局限性出血和凝固性坏死。如果患者情况好转,在 3～4 天后检查 90% 的患者有开始愈合的迹象,一般 10～14 天完全愈合,不留瘢痕。

三、诊断

有的急性胃黏膜病变可发生在原有慢性胃炎的基础上,这些病变常是局灶性的,且各部位的严重程度不同致使病变常不相同。因此,有学者把 AGML 分为原有慢性胃炎和原来无慢性胃炎两大类。

(一)病史

患者有上述的如服用有关药物、严重烧伤、严重外伤、大手术、肿瘤、神经精神疾病、严重感染、休克、器官衰竭等病史。

(二)临床表现

如为继发性的可有原发的临床表现型和体征。其表现依原发病不同而不同。应激性溃疡如果不引起出血,可没有临床症状,或者即使有症状也容易被应激情况本身的症状所掩盖而不能得到诊断。在应激损伤后数小时至 3 天后有 75%～100% 可发生胃黏膜糜烂或应激性溃疡,SU 的发生大多集中在原发疾病产生的 3～5 天,少数可延至 2 周。

上消化道出血是主要的临床表现,在原发病后 2 周内发生。30% 有显性出血。出血表现为呕血或黑便,一般出血量不大,呈间歇性,可自止。5%～20% 出血量大,不易控制,少数患者可大量出血或穿孔,2% 患者发生穿孔。也可出血与穿孔同时发生,严重者可导致死亡。疑有穿孔患者应立即作 X 线腹部 X 线检查,见有膈下游离气体则可确诊。其他的表现有反酸、恶心、上腹部隐痛等。

(三)急诊胃镜

急诊胃镜检查组应于 24～48 小时进行,是最准确的诊断手段,可明确诊断病变的性质和部位。胃镜下可见胃黏膜多发糜烂、浅表溃疡和出血等内镜下特征,好发于胃体及胃体含壁细胞的泌酸部位,胃窦部甚为少见,仅在病情发展或恶化时才偶尔累及胃窦部。病变常在 48 小时后很快消失,不留瘢痕。若出血量大,镜下看不清楚,可以做选择性动脉造影。

(四)钡餐 X 线检查

一般不宜进行急诊钡剂上消化道 X 线检查,同时因病灶过浅,钡剂 X 线检查常阴性,没有诊断价值。

（五）腹部 B 超和（或）CT 检查：

一般不用，但检查对鉴别诊断有重要价值。

四、鉴别诊断

（一）消化性溃疡

慢性消化性溃疡一般有节律性、周期性上腹痛、反酸、胃灼热史。内镜下慢性溃疡常较局限、边界清楚、底部有较厚白苔，周边黏膜皱襞向溃疡聚集，幽门、十二指肠变形等现象。

（二）Mollory-Weiss 综合征

Mollory-Weiss 综合征是由于胃内压力突然升高伴剧烈呕吐而引起食管贲门黏膜撕裂出血，常于酗酒后引起。严重上消化道出血个别的病例可发生失血性休克。急诊胃镜应在出血后 24～48 小时进行，可见胃与食管交界处黏膜撕裂，与胃、食管纵轴相平行。因撕裂黏膜迅速愈合，超过 48 小时后镜下可无黏膜撕裂发现。

（三）胃癌伴出血

胃癌早期可无症状，或有上腹部不适、进行性食欲缺乏、体重减轻和上腹部痛，用抑酸剂效果不显著。并发出血者少见。多见于中老年患者。胃镜检查可见隆起病变，表面不光滑污秽，可伴溃疡和出血，胃壁僵硬，蠕动差。

（四）食管静脉曲张破裂出血

食管静脉曲张破裂出血是肝硬化门脉高压的严重并发症，可有病毒性肝炎或饮酒史，静脉曲张破裂出血可反复发生，突然呕血或黑便，大量出血时常伴有失血性休克发生。患者常呈肝病面容，腹腔积液常见，伴有黄疸、蜘蛛痣和皮肤色素沉着。实验室检查可有肝功能异常，低蛋白血症和凝血异常。

五、治疗

应激性溃疡出血常病情凶险，必须高度警惕，及早治疗。由于患者全身情况较差，不能耐受手术，加以术后再出血发生率高，所以多先内科治疗，无效时才考虑手术治疗。有报道，在 ICU 病房中合并应激性溃疡出血的患者病死率高达 70%～80%，但大多不是死于消化道出血而是原发病，未合并消化道出血的病死率仅 5%～20%。因此，应加强对原发病的治疗。下面重点介绍并发出血的治疗。

（一）治疗原发病

祛除病因，积极治疗创伤、感染、精神心理疾病、烧伤等引起应激状态的原发病停用加重胃黏膜损伤的药物。适当应用抗生素控制感染。

（二）出血量的估计

精确了解出血量的多少有时很困难。患者或家属提供的病史对于估计失血量常不正确。脉搏和血压的变化有助于出血量的估计，但它们与血容量之间的关系不大。失血量因失血速度而异，临床症状轻重有所不同。少量出血可无症状，或有头晕乏力，明显出血常出现呕血（或）便血，大量出血可见面色苍白、四肢厥冷，甚至晕倒，这是血容量不足、外周灌流减少所致。握拳掌上皱纹苍白，提示血容量丢失达 50%。Tudhope 发现，收缩压低于 100mmHg 时有血容量减少，但收缩压高于 100mmHg 并不能排除大量血容量的耗空。

已往健康无贫血史，血红蛋白低于 120g/L，提示约有 50% 以上的红细胞丢失，临床上有皮肤与口唇苍白、口呀、出汗等表现。失血患者脉搏增加 20 次/min,血压下降 10mmHg,则说明失血量已达 1000mL。失血量有时亦可从患者平卧、站立、倾斜试验得到估计。尿量少于 30mL/h,提示有 30% 以上的细胞外液丢失。

判定失血量最有效的方法是中心静脉压(CVP)测定。测定 CVP 有助于了解血容量和心、肺功能情况,可鉴别是由急性循环衰竭、血容量不足还是心功能不全引起的,并可指导液体补充,若 CVP 较低,可能是脱水或血容量不足,CVP 升高则可能是肾衰竭,必须限制输液。

根据临床症状,将出血分为 3 类。

1.轻度(Ⅰ°)

有呕血或便血、无休克,血压、心率等稳定,可有头晕,血红蛋白无变化,出血量约为体重的 10% 以下(500mL)。

2.中度(Ⅱ°)

血压下降,收缩压 90~100mmHg,脉压差小,心率 100~120 次/分钟,出冷汗、皮肤苍白、尿少。血红蛋白 70~100g/L。出血量为体重的 25%~35%(1250~1750mL)。

3.重度(Ⅲ°)

收缩压常在 60~0mmHg,心率>130 次/分钟,血红蛋白低于 70g/L。有四肢冷厥、出冷汗、尿少或无尿发生等表现或心率、血压不稳定,或暂时稳定,短期内有再出血。出血量约为全身总量的 50% 以上(>2500mL)。

患者出血后,血红蛋白于 6~48 小时后下降,2~6 周恢复正常,血小板 1 小时内增加,网织红细胞 24 小时内增加,4~7 天达最高值。血中尿素氮上消化道出血时数小时增加 10.7~14.3mmol/L,24~48 小时达高峰,肾功能常需 3~4 天方可恢复正常。

(三)一般治疗

1.饮食

出血患者住院后应禁食 20~48 小时,因空腹增强胃的收缩,因此长期禁食并无益处。同时插胃管行持续抽吸,待抽吸已无血,病情又稳定后可开始给予少量流质饮食,以后视病情逐渐增加,以后过渡到半流质饮食、普通饮食。

2.卧床休息,保持镇静

发生消化道出血后,患者有精神过度紧张,或有恐慌心理,应给患者做好解释工作,一般不用镇静剂。有的患者表现烦躁不安,往往是血容量不足的表现,适当加速输血和精神上得到安慰之后往往可消除。消化道出血后由于 85% 患者于 48 小时内止血,因此卧床休息 2~3 天后如无再出血则可开始活动,以减少血栓栓塞和血管闭塞发生。目前不主张头低位,以免影响呼吸功能,宜采用平卧并将下肢抬高。

3.吸氧

消化道大出血者多有低氧血症存在,后者又是诱发出血的因素,应及时给予吸氧。

4.加强护理,严密观察病情

及时了解呕血及黑便量、注意精神神志变化、每小时测呼吸、脉搏、血压 1 次,注意肢体温度变化及记录每小时尿量等。

5.迅速补充血容量

应迅速建立静脉通路,快速补液,输注血浆及其代用品。

(四)输血

一般少量出血不必输血,脉搏>120次/min,收缩压<80mmHg,血细胞比容35%以下,血红蛋白<82g/L为输血的指征。尽量输新鲜血,少用库存血。自20世纪80年代开始用成分输血,更适应疾病的需要,消化道出血患者多输红细胞。输血量依病情而定,合并心功能不全时,原则上输血量以每天不超过300～350mL为宜,输血的速度应慢,以<1.5mL/(kg·min)为宜。进行成分输血,有助于控制总输血量,尤其是老年患者应避免增加心肺和循环负担,以免加重心功能不全。

(五)止血剂的应用

1.纠正凝血因子异常

如有凝血因子异常,可用新鲜冷冻血浆或凝血酶复合物(PPSB)。也可用冻干健康人血浆,目前临床应用的为凝血酶原复合物浓缩剂(PCC)。PCC含凝血因子Ⅱ(凝血酶原)、Ⅶ、Ⅸ和Ⅹ。用于重型肝炎、肝硬化有凝血因子缺乏的患者,有良好的止血作用。

2.孟氏溶液胃管内注入

为一种碱式硫酸铁溶液,它具有强力的收敛作用,从而能使血液凝固。经胃管注入10%孟氏液10～15mL,如1次收敛不显著,可于4～6小时后重复应用。本品在出血创面上能形成一层黑色的牢固附着的收敛膜,从而达到止血目的。口服本品时对口腔黏膜刺激大,故临床上已很少应用。

3.去甲基肾上腺素

去甲基肾上腺素用于胃内或腹腔内,经门脉系统吸收,能使门脉系统收缩,减少血流,达到减少出血或止血作用。去甲基肾上腺素还可使局部胃黏膜血流减少,胃酸分泌减少,但不影响黏液的分泌量。其作用与切除迷走神经相似。肝脏每分钟可破坏1mL去甲基肾上腺素,药物通过肝脏后大都遭破坏,因此,从门脉系统吸收的去甲基肾上腺素对全身血压无明显影响。其控制上消化道出血的机制是:高浓度去甲基肾上腺素可使胃肠道出血区域小动脉强烈收缩而达到止血。口服或胃管内注入或腹腔内注射可使内脏区小动脉广泛收缩,从而降低内脏区血流量50%左右。常用去甲基肾上腺素4～8mg加生理盐水100mL灌入胃内,根据病情4～12小时重复1次,或用去甲肾上腺素2mg加400mL冷开水口服,对溃疡出血有一定疗效。Leveen等提倡用16mg加生理盐水200mL灌入胃内。腹腔内用法为去甲基肾上腺素10mg加生理盐水20～40mL注入或8mg注入腹腔积液中。经临床试用,腹腔内注入8mg去甲基肾上腺素后可引起一时性血压升高,减慢输入率后可恢复。由于使用后产生胃肠道缺血过重可能引起黏膜坏死,因此,对腹腔有粘连者、高血压、年老有动脉硬化的患者不宜应用。去甲基肾上腺素治疗只能作为不能手术或无手术指征病例的一种主要治疗措施,或作为紧急过渡性措施,把急诊手术转为择期手术。

(六)抑制胃酸分泌

1.生长抑素

生长抑素是一种内源性胃肠肽,能抑制胃酸分泌,保护胃黏膜,抑制生长激素和胃肠胰内分泌物激素的病理学性分泌过多,并有效地抑制胃蛋白质酶的释放。生长抑素能抑制胃泌素、胰高糖素、内皮素、P物质、白三烯等激素的分泌。能抑制胃动素分泌、减少胃蠕动,使内脏血流减少。同时可促进溃疡出血处血小板的凝聚和血块收缩而止血。

2.施他宁

施他宁也是一种人工合成的 14 肽,其结构和生物效应与天然的生长抑素相同。

施他宁的药理作用如下。

(1)抑制由试验餐和五肽胃泌素刺激的胃酸分泌,并抑制胃泌素和胃蛋白酶释放。

(2)减少内脏血流。

(3)抑制胰、胆囊和小肠的分泌。

(4)胰内的细胞保护作用。

3.奥曲肽

奥曲肽是一种人工合成八肽,且有与天然生长抑素相似的作用。奥曲肽对胰腺炎也有显著的疗效。

生长抑素和施他宁的用法为:首先静脉推注 50pg,然后 $250\sim500$pg/h 持续静脉滴注,直到出血停止后再维持 $1\sim3$ 天。奥曲肽 100μg 静脉注射,然后 $25\sim50\mu$ug/d 静脉滴注。

4.质子抑制剂

(1)奥美拉唑:奥美拉唑与 H^+-K^+-ATP 酶结合,抑制胃酸分泌;增加胃黏膜血流量,保护黏膜。首剂 80mg 静脉推注,1 次/d,连用 5 天。

(2)兰索拉唑:为第二代质子泵抑制剂。30mg,$1\sim2$ 次/d。

(3)泮托拉唑:40mg,2 次/d,静脉滴注或口服。

(4)雷贝拉唑:通常成人 10mg,2 次/d,病情较重者 20mg,2 次/d。

(5)艾索美拉唑:20mg,2 次/d,病情好转后改为 20mg,1 次/d。

(七)内镜治疗

消化道出血时内镜止血治疗可降低出血所致病死率,明显减少再出血率、输血量、急诊手术等。

1.局部喷射药物止血

(1)去甲基肾上腺素加冰盐水或使局部血管强烈收缩,减少血液而止血:常用去甲基肾上腺素 8mg 加入 100mL 4°~6°冰盐水,在胃镜直视下喷射,治疗有效率为 86.2%。

(2)孟氏液:主要成分为碱性硫酸铁[$Fe4(OH)_2(SO_4)_5$],为具有强烈收敛作用的三价铁,通过促进血栓形成和血液凝固,平滑肌收缩、血管闭塞,并在出血创面形成一层棕黑色保护膜而起止血作用。常用 5%~10%孟氏液 $10\sim15$mL 经胃管注入或在胃镜直视下喷洒。

(3)凝血酶:能直接作用于凝血过程的第三阶段,促使血液的纤维蛋白原迅速生成纤维蛋白凝块,堵塞出血点而达到止血目的。常用 1000U 局部喷射。

(4)纤维蛋白酶:常用 30000U 溶于生理盐水 30mL 中喷射,对出血量<1000mL 者有效率为 93.3%。

2.经内镜局部注射止血

(1)纯酒精注射止血:无水酒精可使组织脱水固定,使血管固定收缩,血管壁变性坏死,血栓形成而止血。采用 99.5％医用酒精结核菌素注射器和内镜专用注射针,先以无水酒精冲洗注射针,排尽注射器导管内空气,再于内镜下在出血的血管周围 1～2mm 注射 3～4 处,每处注入无水酒精 0.1～0.2mL,穿刺深度约 3mm。如果裸露血管很粗,出血量大,可于血管断端直接注射 1～2 次,每次 0.1～0.2mL。

(2)经内镜注射肾上腺素、高渗盐水混合溶液止血:肾上腺素有强力收缩血管作用,高渗盐水可使注射处组织水肿,血管壁纤维变性,血管腔内血栓形成而止血。

A 液:2.5NaCl20mL＋肾上腺素 1mg

B 液:蒸馏水 20mL＋肾上腺素 1mg

A 液:B 液为 1:3。适用于出血性溃疡伴基底明显纤维化、瘢痕组织形成时,每处注射 1mL,共 3～4 处,总量不超过 5mL。

3.经内镜激光止血

目前临床应用的有氢离子激光和钇铝石榴石(Na－YAG)激光两种。功率高(60～100W)、穿透力强,激光能穿透组织与动脉深达 5mm。因此止血效果好。将激光纤维放置于距病灶 1cm 处,在病灶周围每次脉冲或照射 0.5～1.0 秒,然后照射出血血管,一般止血需 6～8 次照射。

4.经内镜电凝治疗

应用高频电的热效应使组织蛋白变性而止血。通过内镜活检孔置入电凝探头,电流通过探头产生热能,此高温足以使组织变性发白、血液凝固,主要适用于溃疡病出血。把电极尖接触出血病灶,用脚踏开关按通电凝电极,电凝数次,直至局部发白为止。

5.经内镜微波止血

微波可使血管内皮细胞损伤、血管壁肿胀、血管腔变小、血管痉挛,形成血栓以达到止血。使用圆珠形电极输出功率 40W 时,通电时间 3～10 秒,而针形电机输出功率 40W 时,通电时间 10～15 秒。该法设备简单,操作容易,完全可靠,患者痛苦小。

6.热电极止血

主要构造为一中空铝制圆柱体,内芯有线圈,顶端表面涂有聚四氯乙烯层。通过铝制圆柱体将热传导组织表面,起到止血和组织凝固作用,通过内镜的活检孔道将加热电极插入消化管腔,通常设定温度为 140～150℃,每次使用的能量为 3.6 千卡,持续 1 秒。

7.经内镜钳夹止血

即通过内镜放置金属夹,对出血少动脉进行钳夹止血。

8.冷冻止血

即迅速降温,使局部组织坏死凝固达到止血。冷却剂用液氮或液体二氧化碳。冷却剂可使探头末端温度降至 63℃,当接触黏膜组织后,出血部位冰冻发白,几小时后局部组织坏死,1～3 天后坏死完成形成溃疡,3～4 周后溃疡愈合。

(八)手术治疗

经上述各项治疗仍持续大量出血或反复大量出血,在 6～8 小时输血 600～800mL 仍不能维持血压稳定者,合并穿孔或腹膜炎者应及时去手术室治疗。手术时根据患者情况,尽可能采用最简单最迅速的手术方式,以挽救生命。行局部止血、迷走神经切断加胃窦切除为常用术式。此类患者多数病情危重,全身情况差,应尽可能做好术前准备,但有时情况又十分危急,因此,把握好手术时机非常重要。手术后再出血也时有发生,应提高警惕。

第七节　克罗恩病

一、概述

克罗恩病(CD)1932 年首先由 Crohn 报告,旧称克隆病、局限性回肠炎、节段性肠炎、肉芽肿性小肠或结肠炎等称谓,1973 年世界卫生组织科学组织委员会正式命名为克罗恩病。是一种原因不明的非特异性肠道炎性疾病。本病与慢性非特异性溃疡性结肠炎统称为炎症性肠病(IBD)。

本病分布于世界各地,在欧美国家常见,发病率和患病率分别为 5/10 万和 50/10 万。我国发病率较低,近 10 余年来由于人群饮食结构的改变,尤其是食物中脂肪及蛋白成分比例的提高,克罗恩病有逐年增加的趋势。据报道,日本的 CD 患者以年 15% 的惊人速度增加。CD 可发生于任何年龄,但青壮年占半数以上。男女发病有差异。国外报道男女发病率相近或女多于男。而国内组均男多于女[(1.2~1.6)∶1]。

CD 可发生于消化道任何部位,但以回肠末端与邻近右侧结肠为最多见,约超过半数,主要在回肠,少数见于空肠。局限在结肠者约占 10%,以右半结肠为多见,但可涉及阑尾、直肠、肛门。病变在口腔、食管、胃、十二指肠者少见。

肠道病变呈节段性分布,病变肠段与正常肠区界限分明。为肠壁全层性增生性炎症,早期黏膜充血水肿,淋巴结肿大。肠黏膜面有多数匍行沟槽样或裂隙状纵向溃疡,可穿孔引起局部脓肿,甚至穿透到其他肠段、器官、腹壁形成内瘘或外瘘。有时见铺路卵石状假息肉形成。受累肠段因浆膜有纤维素性渗出,常和邻近肠段、其他器官或腹壁粘连。结节样非干酪性肉芽肿形成,使肠壁增厚,肠管局部狭窄,导致肠梗阻、继发性小肠吸收不良等并发症。

二、发病机制

有关 CD 的发病机制目前普遍认为,CD 的起因是有遗传易感宿主,对肠道微生物产生了不恰当的炎症反应。遗传因素在宿主－微生物相互作用的过程中起到重要作用。

(一)先天性免疫反应性基因与克罗恩病

1.NOD2 与 CD

NOD2 是细胞内传感器的编码基因。NOD2 是一个认知受体类型(PRR),可认知细菌细胞壁成分胞壁酰基二肽(MDP),MDP 与 NOD2 结合后,激活炎症前细胞途径,主要调节核因子－KB(NF－KB)。上皮细胞、帕内特(Panth)细胞、巨噬细胞、树突细胞和内皮细胞均表达 NOD2。NOD2 蛋白被细菌肽聚糖活化后,可激活核因子 RB 和有丝分裂原激活蛋白(MAP)激酶的信号传导途径,这可导致细胞因子,如 TNFJL－1 和抗微生物肽的生成。缺乏 NOD2 的小鼠不发生肠道炎症,在人也是如此。内毒素增加 CD 患者黏膜固有层 NOD2 变异,引起 NF－RB 激活增加。研究证明,细菌在肠腔易位和(或)细菌产物进入肠黏膜可增加 NOD2 变异引起炎症前信号级联的高度激活。新近报告,识别 NOD2 受体调节人 FOXP3＋T 细胞存活,在 Fas 丰富的环境中可保护对抗死亡受体介导的凋亡。

2.自噬基因与 CD

近年研究自噬基因(ATG16L1)的等位基因变异可能伴有 CD。自噬作用是清除细胞内成分(包括细胞器、凋亡小体和微生物)的一种机制。Cheng 等报告指出,ATG16LT300A 多态性(M241889 的等位基因多态性)可伴有 CD。

(二)T 细胞耐受性改变与炎症性肠病

天然的免疫细胞(中性粒细胞、巨噬细胞、树突细胞和自然杀伤 T 细胞)能识别普通微生物模式的受体(模式识别受体),这与适应性免疫系统受体的抗原特异性识别不同。

肠道上皮表达各种天然免疫受体(Toll 样受体、树突细胞受体、T 细胞受体、巨噬细胞受体等),这些受体介导着对肠腔微生物丛的防御功能,同时也调节上皮细胞和抗原提呈细胞,以诱导出维持肠道免疫内环境稳定的耐受机制。派尔集合淋巴结、肠系膜集合淋巴结和固有层中的抑制性细胞因子 IL－10 和 TGF0 都涉及肠道的 T 细胞耐受。通过 TGFp 和视黄醛的作用,调节性 T 细胞可在派尔集合淋巴结、肠系膜集合淋巴结中分化。当调节 T 细胞发生过程和功能的缺陷,或小鼠反应的改变,可以导致肠道炎症发生。在 IL－10 缺乏的小鼠可自行发生结肠炎。

肠道树突细胞(DCs)在调节耐受和免疫之间的平衡上发挥轴心作用。CDs 启动调节 T 细胞反应,由单核细胞衍生的炎症性 DCs 表达 E－钙黏着蛋白,E－钙黏着蛋白阳性的 DCs 大量在肠系膜淋巴结和结肠蓄积,同时也看到 Toll 样受体也有很高的表达,激活后产生致结肠炎细胞因子,如 IL－6、IL－23,重要性在于适应性 E－钙黏着蛋白进入 T 细胞并在免疫缺陷的宿主贮存,增加肠 Th17 免疫反应引起结肠炎加剧。研究肯定了单核细胞衍生的炎症性 DC 是与肠炎的发生密切相关。

(三)T 细胞亚型与炎症性肠病

T 细胞(Th1、Th2、Th17)之间保持体内平衡。效应丁细胞亚群(Th1、Th2、Th17 细胞)对防御病原体和避免肠道微生物丛过多地进入组织至关重要,这些细胞与调节性 $CD4^+$ 的扩增和过度活化,可导致肠道炎症。小鼠和人类的炎症性肠病研究显示,肠道 $CD4^+$ T 细胞亚群失调与 IBD 的发病机制有关。

F0XP3(人叉头蛋白 P3)是 CD_4^+ T 细胞的亚群,与炎症的发生有关。IBD 炎症发生是 CD_4^+ T 调节细胞(Treg)和炎症前 Th17 细胞之间体内稳定丧失所致。在 IBD 患者的周围血调节 T 细胞减少,Th17 细胞增加,Treg/Th17 比率显著降低,IBD 患者肠黏膜 FOXP3、IL－17x、IL－1β、IL－6 的表达增高。

Ahmed 等首次报告在炎症性肠病时 CD24 上调,且刺激细胞能动性和集落形成。这可能受 Wnt 信号调节,导致集落形成能力和细胞移动增加。活动性 CD 时周围血单核细胞$CD16^+$ 显著增加,并导致黏膜炎症细胞浸润。

(四)基因组与炎症性肠病

UC 是消化道一个慢性、复发性炎症疾病,有复杂的基因和环境病原学。Mc、Goven 等收集 2693 例 UC 和 6791 对照组,发现基因变异潜在发生溃疡性结肠炎的危险。59 个 SNPs(单核苷酸多肽)从 14 个独立的部位获得显著相关性，$P < 10^{-5}$，其中 7 个部位有过多的基因组($P < 5 \times 10^{-8}$)。2009 例 UC 和 1580 对照组检验后，P120 连环素 13 个部位肯定与 UC 有显著相关性($P < 5 \times 10^{-8}$)，包括免疫球蛋白受体基因(FCGR2A，Fey 受体 Ⅱa 基因)、5p15、2p16 和 0RMDL3(血清类黏蛋白 3)。新近证实，染色体 7q22(809799)和染色体 22q13(IL17REL)与 UC 有相关性。在新西兰人群发现 PTPN2(酪氨酸磷酸化酶非受体 2 型基因)与 CD 相关。PTPN2 基因变异引起 CD 的发生。

(五)结语

越来越多的证据表明，炎症性肠病的发病机制与遗传、免疫和感染等因素有关，尽管近几年来做了大量的研究，然而大部分仍是在动物模型中进行，在人体内研究者较少。今后应对 IBD 的发病机制在广度和深度上做进一步系统深入的研究，从发病机制中探讨 IBD 的治疗策略，有望能改善 IBD 的预后。

三、临床表现与诊断标准

(一)临床表现

1.起病和病程

起病缓慢，病程较长，反复发作，活动期与缓解期交替，后期进行性发展。少数起病急或为潜隐性急性发作，酷似急性阑尾炎、急性病肠梗阻等急腹症。

2.胃肠道表现

(1)腹痛：常位于右下腹或脐周，可于餐后发生，一般为痉挛性阵痛，伴肠鸣音增多，排便后暂时缓解。当炎症波及腹膜或有腹腔脓肿形成时，可出现持续性疼痛。如发生穿孔、肠梗阻并发症时则可出现持续性剧痛、腹胀、恶心、呕吐，出现腹膜炎的症状和体征，严重者可有水电和酸碱平衡失调，甚至发生休克。少数急性回肠炎伴肠系膜淋巴结炎者，颇似急性阑尾炎，应做好鉴别，以免误诊。

(2)腹泻：先为间歇性，后为持续增长性。粪便糊状，次数不等，如累及结肠可有黏液脓血便。极少患者无腹泻。

(3)瘘管形成：溃疡穿孔至其他 肠段、肠系膜、膀胱、阴道等，则形成内瘘；穿至腹壁或肛门可形成外瘘，出现相应表现，易并发感染。

(4)腹部肿块：CD 时腹部摸及肿块者较少见。多为痛性包块，由肠粘连、肠壁与肠系膜增厚、肠系膜淋巴结肿大、内瘘或局部脓肿形成等引起。以右下腹、脐周多见，边缘不清，质中等，固定，有压痛。

3.全身及肠外表现

急性期常有低-中等度发热，严重急性发作、穿孔、腹膜炎等时可有弛张高热伴中毒症状。病程长而严重者，出现贫血、消瘦、低蛋白血症、水电解质失衡等表现。少数患者可出现结节性红斑、关节炎、虹膜睫状体炎、慢性活动性肝炎和肝脾大等肠外免疫异常表现，个别患者可有杵状指。

4.实验室检查

(1)血液检查：常见贫血，白细胞增多，血沉加快。严重者血清 2 球蛋白增高，血清蛋白、钾、钠、钙等均降低，凝血酶原时间延长。病变活动者，血清溶菌酶浓度增高，部分患者血清抗结肠上皮抗体阳性。$CD4^+$细胞增多,$CD8^+$细胞减少,$CD4^+/CD8^+$比值增高。

(2)粪便检查:隐血常阳性;有吸收不良现象表现者,粪中脂肪含量增加;病变累及左半结肠、直肠者,粪便可有黏液、脓细胞和红细胞。

5.影像学检查

(1)X线小肠钡灌:采用经导管直接灌注法。注入甲基纤维素混合悬钡溶液或稀钡混悬液,必要时再注入空气。正常表现为连续柱状,肠壁光滑。充盈良好的肠腔宽度不超过4cm,肠壁厚度不超过2mm。空肠黏膜皱襞较回肠密集。

CD的早期X线表现为小肠黏膜皱襞增粗。病变发展,小肠黏膜皱襞的纵向裂隙状的溃疡形成,肠腔内出现在小息肉样或卵石样充盈缺损。病变后期,肠腔不规则狭窄。并发症包括瘘管、脓肿形成以及肠梗阻等。

(2)小肠CT诊断:小肠CT检查的口服对比剂分为阳性、阴性和中性三种。水是一种简便、患者乐于接受的中性对比剂,若配合CT增强检查,肠壁和肠系膜血管显示清晰。

CT小肠灌注检查常用的对比剂是0.5%甲基纤维素水溶液或1%稀钡混悬液。

小肠CT检查先作常规平扫,随后进行多期动态增强扫描,并在感兴趣区采用高分辨率薄层扫描(5mm层厚)。若肠壁厚度达到或超过4mm则有肠壁增厚。小肠系膜淋巴结直径一般不超过5mm,空回肠神经束呈圆形、卵圆形或短管状。

CD的早期小肠黏膜改变在CT上难以显示。多病灶严重病例,肠壁增厚呈节段性、跳跃式分布,肠腔狭窄变形甚至消失。CT增强扫描浆膜内环和浆膜外环明显强化,呈"靶征"或"双晕征"。肠壁或肠周血管聚集扩张,呈"木梳状"。

(3)小肠MRI检查:CD的MRI表现主要包括肠壁增厚、异常强化和肠周改变。增厚的肠壁表现为"靶征"。增过日子的肠壁内多发等信号小结节为"肉芽肿征"Crohn病的特征性透壁异常在小肠灌肠 true－FISP(真实稳态进动快速成像)序列上清晰显示。MRI对评估CD的活动性具有很大价值。

6.结肠镜检查

病变呈节段性分布,黏膜充血、水肿、口疮样圆形或线样溃疡,或较深的纵向列沟,皱襞增厚,黏膜结节样或卵石样隆起,肠壁僵硬,肠管狭窄等改变。病变肠段之间的肠管黏膜正常,界线分明。黏膜活检有非干酪性结节性肉芽肿改变,据此可得到确诊。

(二)诊断与诊断标准

患CD时腹痛是一个重要的症状表现。其特点如下。

腹痛特征:多数病例有腹痛呈慢性反复发作性疼痛,出现持续性腹痛和明显压痛,提示炎症波及腹膜或腹腔内脓肿形成。

腹痛部位与病变部位相对应,克罗恩病超过半数发生在回肠末端与邻近右结肠,因此多数患者疼痛部位多在右下腹部,若病变发生在食管或胃则可为胸骨后痛或上腹部痛,若病变发生在空肠或结肠则可有上腹部、中腹部或下腹部疼痛不等。

疼痛的性质:腹痛的发生可能与肠内容物通过炎症、狭窄肠段,引起局部痉挛有关。腹痛亦可由不完全性或完全性肠梗阻引起。痉挛性疼痛可于餐后发生,一般为痉挛性阵痛,伴肠鸣音增多,排便后暂时缓解。如发生穿孔、肠梗阻并发者,则可出现持续性剧痛。一般克罗恩病肠腔狭窄引起单纯性机械性肠梗阻,常为阵发性剧烈绞痛,系由肠梗阻以上部位的肠管剧烈蠕动所致。

临床上引起腹痛疾病很多,因此单靠腹痛不能对 CD 做出诊断,必须结合其他 临床表现,如腹泻、腹部肿块、瘘管形成、肛门直肠脓肿形成及肛裂,此外可有发热、营养障碍、体重下降等全身症状及肠外表现,如关节炎、结节性红斑、坏疽性脓皮病、口腔黏膜溃疡、虹膜睫状体炎、硬化性胆管炎、慢性肝炎等,根据以上表现为诊断提供依据。X 线检查和结肠镜检查具有辅助诊断价值。

1.诊断标准

中华医学会消化病学分会炎症性肠病协作组于 2007 年提出 CD 诊断标准,今介绍如下。

(1)临床表现:慢性起病、反复发作的右下腹或脐周腹痛、腹泻,可伴腹部肿块、肠梗阻、肠瘘、肛门病变反复口腔溃疡,以及发热、贫血、体重下降、发育迟缓等全身症状。阳性 CD 家族史有助于诊断。

(2)影像学检查:胃肠钡剂造影,必要时结合钡剂灌肠。可见多发性、跳跃性病变,呈节段性炎症伴僵硬、狭窄、裂隙状溃疡、瘘管、假息肉及鹅卵石样改变等。腹部 B 超、CT、MRI 可显示肠壁增厚、腹腔或盆腔脓肿、包块等。

(3)结肠镜检查:结肠镜末端回肠。可见节段性、非对称性黏膜炎症、纵向或阿弗他溃疡、鹅卵石样改变,可有肠腔狭窄和肠壁僵硬等。胶囊内镜发现小肠病变,特别是早期损害意义重大。双气囊小肠镜可取活检。如有上消化道症状应做胃镜检查。超声内镜有助于确定范围和深度,发现腹腔内肿块或脓肿。

(4)活组织检查:内镜活检最好包括炎症与非炎症区域,以确定炎症是否节段性分布,每个人有病变的部位至少取 2 块组织。病变部位较典型的改变有非干酪性肉芽肿、阿弗他溃疡或裂隙状溃疡、固有膜慢性炎性细胞浸润、固有膜底部和黏膜下层淋巴细胞聚集、黏膜下层增宽、淋巴细胞管扩张及神经节炎,而隐窝结构大多正常,杯状细胞不减少。

(5)切除标本:可见肠管局限性病变、节段性损害、鹅卵石样外观、肠腔狭窄、肠壁僵硬等特征,镜下除以上病变外,病变肠段可见透壁性炎症、肠壁水肿、纤维化以及系膜脂肪包绕等改变,局部淋巴结可有肉芽肿形成。

在排除肠结核、阿米巴痢疾、耶尔森菌感染等慢性肠道感染、肠道淋巴细胞瘤、憩室炎、缺血性肠炎、白塞病等基础上,可按下列标准诊断:①具备上述临床表现者可临床疑诊,安排进一步检查。②同时具备(1)和(2)或(3)特征者,临床可疑诊为本病。③如再加上(4)或(5)项病理检查,发现非干酪性肉芽肿与其他 1 项典型表现或无肉芽肿而具备上述 3 项典型组织学改变者,可以确诊,即临床拟诊,病理确认。④在排除上述疾病之后,亦可按 WHO 标准结合临床、X 线、内镜和病理检查结果推荐的 6 个诊断要点进行诊断。⑤初发病例、临床与影像或内镜及活检改变难以确诊时,随访观察 3~6 个月。如与肠结核混淆不清者按肠结核做诊断性治疗 4~8 周,以观后效。

近年提出一些新的诊断试验,包括:neoptein 检测:为一种分泌型蛋白,可反映 CD 的活动度,neoptein 由巨噬细胞分泌。巨噬细胞必须在特异性的、与 CD 免疫相关的 T 淋巴细胞作用下被激活,方能分泌 neoptein,因此认为是与 CD 活动相关的标志物。英夫利昔单抗:是抗肿

瘤坏死因子(TNF-α)抗体,因此可用于判断 IBD 的活动

度。抗酿酒酵母抗体(ANCA):为一种抗多聚糖抗体,对 CD 特异性高,达 90%,敏感性 56%。抗中性粒细胞质抗体(ASCA):也是常用的鉴别诊断指标,但在我国检测 IBD 敏感性等方面均逊于国外。其他 抗多聚糖抗原决定簇抗体:ALCA、ACCA、AMAC,对 CD 特异性均在 82% 以上,采用 EUSA 方法进行检测。ASLA 和 ANCA 抗体组合:可提高诊断价值。

2.诊断内容

诊断成立后,诊断内容应包括临床类型、严重程度、病变范围、肠外表现和并发症,以利全面估计病情和预后,制订治疗方案。

(1)临床类型:可参考疾病的主要临床表现做出。按 2005 年蒙特利尔世界胃肠病大会 CD 分类分为狭窄型、穿通型和非狭窄非穿通型(炎症型)。

(2)严重程度:CD 的严重度可参考消息临床表现做出。无全身症状、腹部压痛、包块与梗阻者定为轻度;明显腹痛、腹泻及全身症状与并发症定为重度;介于其间者定为中度。CD 活动指数(CDAI)可正确估计病情及评价疗效。临床上采用较为简便实用的 Harvey 和 Bradshow 标准。

(3)病变范围:参考影像及内镜结果确定,如肠道病变者可分为小肠型、结肠型、回结肠型。

(4)肠外表现及并发症:肠外可有口、眼、关节、皮肤、泌尿及肝胆等系统受累,并发症可有肠梗阻、瘘管、炎性包块或脓肿、出血、肠穿孔等。

3.疗效标准

(1)临床缓解:治疗后临床症状消失,X 线或结肠镜检查炎症趋于稳定。

(2)有效:治疗后临床症状减轻,X 线或结肠镜炎症减轻。

(3)无效:治疗后临床症状、X 线、内镜及病理检查无改善。

四、鉴别诊断

克罗恩病诊断时应与引起腹痛、腹泻、发热、体重下降和瘘管形成的疾病进行鉴别。

(一)肠结核

肠结核与克罗恩病好发部位一致,临床表现相似,并发症相仿,且 X 线表现、肠镜检查也很相似,故需很好鉴别。肠结核患者常有结核病史,尤其是肺结核,有结核中毒症状,如乏力、下午发热、食欲减退,且抗结核治疗有效。如有肠瘘、肠壁或器官脓肿、肛门直肠周围病变、活动性便血、肠穿孔等并发症或病变切除后复发等,应多考虑 CD。

(二)急性阑尾炎或慢性阑尾炎急性发作

需与 CD 起病或慢性活动期患者相鉴别。阑尾炎一般腹泻少见,主要为麦氏点压痛,腰大肌征、闭孔内肌征(+),压痛及反跳痛明显,发病急、病程短、发热、白细胞总数及中性白细胞均增加。鉴别有困难时应剖腹探查。

(三)小肠恶性淋巴瘤

原发性小肠淋巴瘤指发生于淋巴结外的肠道原发性恶性淋巴瘤,来源于肠壁黏膜下淋巴组织。原发性小肠淋巴瘤占原发性胃肠道淋巴瘤的 20%～30%,可发生于任何年龄,以成年人多见,男性多于女性,好发于回肠(60%～65%),其次是空肠(20%～25%),十二指肠(6%～8%),其他 (8%～9%)。其临床表现缺乏特异性,常以腹痛为主要表现,可伴有腹部不适、腹

胀、腹部包块、出血、肠穿孔、恶心、呕吐、腹泻、黑便等其他 表现,也可伴有发热、消瘦、食欲下降等全身症状。胃肠道黏膜相关淋巴组织(MALT)淋巴瘤现已证实其发生与幽门螺杆菌感染密切相关。90%以上的胃 MALT 淋巴瘤的胃黏膜中找到幽门螺杆菌,此类患者根除 Hp 后肿瘤可治愈。

(四)溃疡性结肠炎(UC)

CD 和 UC 统称为炎症性肠病,病理与发病机制相似,有人认为是一种疾病的不同表现。

(五)盲肠或右半结肠癌

均有腹痛、腹泻或黏液便,但盲肠或右半结肠癌患者年龄多较大,多在 40 岁以上;腹泻多不明显;进展较快;腹块硬,有结节感;X 线钡灌肠见钡剂充盈缺损,病变肠壁僵硬,结肠袋不规则或消失,肠壁狭窄或扩张,结肠镜见息肉样病变呈卵圆形,表面有浅表溃疡,浸润型肿瘤侵及肠管全圈,使局部肠壁增厚,形成环状狭窄。根据以上特征与 CD 鉴别并不困难,如为结肠、盲肠癌肿块活检可确诊。

(六)急性出血性坏死性肠炎

急性出血坏死性肠炎是小肠的节段性出血坏死性炎症,起病急骤、病情重。

(七)缺血性肠炎

主要与急性 CD 或 CD 急性发作鉴别,缺血性肠炎以缺血性结肠炎为最多见,多因肠系膜动脉狭窄或闭塞、非闭塞性肠动脉缺血等原因引起。多发生在 60 岁以上的患者,以往无结肠疾病史,而突然出现急腹症表现、发病骤急,来势凶猛,表现腹痛、腹泻及便血、出血量少,疼痛常发作急骤,为痉挛性,多局限于左下腹,迅速发生脓毒症,休克的临床表现。X 线钡灌肠指压征或假瘤征,是本病的典型表现。发病 72 小时内结肠镜见黏膜充血水肿,多见散在出血点、浅溃疡,这些改变与 CD 迥然不同。非闭塞性肠系膜动脉缺血(低流量综合征)多因冠心病、心肌病、心律失常或低血溶性休克所致,因此已往史了解,对缺血性肠炎诊断有帮助。

五、治疗

(一)营养治疗

CD 患者摄入不足,肠道吸收障碍、丢失增加等均造成营养不良,进而影响药物治疗效果。因此加强营养、纠正代谢紊乱、改善贫血和低蛋白血症具有积极治疗价值。宜进食高营养、多维生素易消化食物。完全胃肠外营养(TPN)仅用于严重营养不良、肠瘘及短肠综合征患者。既能纠正 CD 患者的各种营养不良,又可使肠道完全休息,有助于病灶修复。在有并发症的重症 CD 患者,TPN 的效果更加明显,但应用时间不宜太长。长期 TPN,可引起胃肠绒毛萎缩,胃肠道功能衰退。从 TPN 过渡到肠内营养必须逐步进行,大致可分为 4 个阶段。

(1)肠外营养与管饲结合。

(2)单纯管饲。

(3)管饲与经口摄食结合。

(4)正常膳食。

TPN 不能骤然停止,宜逐渐经过肠内营养以使残余肠道细胞得到再生及适应。当患者开始耐受肠内喂养,先采用低浓度、缓速输注要素膳或非要素膳,监测水、电解质平衡及营养素摄入量(包括肠外与肠内的),以后逐渐增加肠内量而降低肠外量,直至完全撤销 TPN,进而将管饲与经口摄食结合,最后至正常膳食。此外,还可常有铁、叶酸、维生素 B_{12} 和其他维生素和微量元素缺乏,也应适当给予补充。

(二)药物治疗

1.氨基水杨酸制剂

水杨酸偶氮磺胺吡啶(SASP):本品系因毒副反应大,已较少使用。5－ASA 缓释剂:5－ASA 是 SASP 在结肠分解后产生的发挥治疗作用的成分,故目前正研究多种 5－ASA 新制剂,即 5－ASA 的各种控释、缓释制剂、pH 依赖制剂以各种载体取代磺胺的制剂,都是为了加强局部抗感染效果、减少不良反应。常用的口服制剂有:

(1)美沙拉:又称艾迪沙,为丙烯酸树脂膜包裹的 5－ASA 微粒压片,在 pH 值＞6 时溶解,使 5－ASA 在末端回肠及结肠中缓慢释放,800mg 相当于 ASAP1.5～2.0g。不良反应少,可有头痛、恶心、呕吐。

(2)颇得斯安:系 5－ASA 微颗粒,包以半渗透性的乙基纤维素,对结肠病变疗效尤佳,3 次/d,每次 0.5g,是另一种缓慢释放形式的 5－ASA,1.5g 相当于 SASP3g。

(3)奥柳氮:其结构中由重氮键取代磺胺吡啶,并结合两分子 5－ASA,药物到达结肠后在肠菌的重氮还原酶作用下,破坏重氮键分解出 5－ASA,因此,该药在结肠中产生很高浓度的 5－ASA,疗效确切。

(4)肠炎复:750mg 相当于 SASP1.5－2.0g,也是 5－ASA 缓释剂。

(5)Claveral:5－ASA 和碳酸钠、甘油混合成片,外包树脂,作用介于颇得斯安和第二代新型 ASA 制剂 Acacol 之间。

(6)Acacol,5－ASA 包以树脂。

(7)巴柳氮(balsalazide):balsalazide 则是一种将 5－ASA 以重氮基连接在不起作用的携带物上的化合物,这种新的 5－ASA 化合物同样需要经细菌的偶氮基还原酶降解,方可释放出 5－ASA。口服 5－ASA 的不良反应主要为水样腹泻,罕见的不良反应有胰腺炎、心包炎、脱发、肾毒性。

另外,采用 5－ASA 肛栓剂或灌肠用药,也可提高直肠和远端结肠内药物浓度,并维持较长时间,明显提高了疗效,而全身不良反应轻微,且发生率明显降低。其不良反应主要为肛门刺激症状。肛栓剂用法为 0.2～1.0g 塞入肛门,2～3 次/d,对阿司匹林过敏者避免使用。SASP 和新型 5－ASA 制剂除口服外,可做 灌肠或滴注(如 SASP2g 或 Pentasa1g)。水杨酸也可和其他 药物(肾上腺皮质激素等)联合或前后使用。

2.肾上腺皮质激素的应用

对中－重度 CD 有效,活动性 CD 治疗反应率＞75%,因其能降低毛细血管通透性,稳定细胞及溶酶体膜,调节免疫功能,减少白烯、前列腺素和血栓素等炎性递质生成,具抗感染、抗毒等作用,目前仍是控制 CD 最有效的药物。用于急性发作或症重的患者,大多可使症状明显减轻,病情好转。常予以口服或静脉注射,也可用于保留灌肠。重症病例静脉用药过渡到口服,口服过渡到氨基水杨酸类药物时宜有一段重叠时间,以防疾病复发。常用药物:

(1)泼尼松龙 30～60mg,10～14 天,有 75%～90%的病例症状缓解,以后减量以 5～15mg/d维持,维持剂量因人而异。

(2)6－甲基泼尼松龙龙开始给 48mg/d,逐渐减至 12mg/d,先后 2 年。

(3)氢化可的松 200～400mg/d 或 ACTH40～60pg/d,静脉滴注,14 天后口服泼尼松龙维持,也有每天分次静脉滴注 64mg 泼尼松龙龙－21－磷酸盐。重症时 1g/d,冲击,用于不能耐受口服的患者。

皮质类同醇药物对急性活动期 CD 有效,但对静止期无效,亦不能预防复发。有些外科切除病灶的病例,不论有无残留病变,每天给以 7.5mg 泼尼松龙,前后 3 年。

直肠病变则宜直肠保留灌肠或滴注,如倍他米松(5mg)或氢化可的松琥珀酸盐(20～100mg),灌肠时此类激素尚可与 SASP,锡类散等药物合并使用。此外,尚有用泼尼松龙龙和氢化可的松半琥珀酸盐作肛栓者。CD 使用肾上腺皮质激素时应警惕紧急外科并发症,防止肠穿孔,大出血和继发感染发生。

布地奈德是一种糖皮质激素,因其针对 CD 的好发部位,在回肠和右半结肠缓慢释放,且因其能迅速在肝脏内失活,故虽有很强的肠道内抗感染作用,全身激素样不良反应却很少。

3.免疫调节剂

对肾上腺皮质激素与水杨酸类药物无效者,可使用硫唑嘌呤、6－巯基嘌呤(6－MP)、氨甲蝶呤和环孢素 A 等。

(1)硫唑嘌呤和 6－巯基嘌呤(6－MP):主要用于对类固醇有依赖性和静止的 CD 患者,新近报告对活动性 CD 也有疗效。硫唑嘌呤迅速吸收且置换为 6－MP,然后代谢为作用终末产物,硫代此类核苷抑制核苷酸合成和细胞增生,这些药物也改变免疫反应途径,抑制自然杀伤细胞活性和抑制细胞毒细胞功能。硫唑嘌呤剂量为 2.0～2.5mg/(kg・d),6－MP1.0～1.5mg/(kg・d),分 2 次口服。4 个月后 56% 的患者有治疗反应,应用 1～3 年缓解率为 56%～84%。虽 CD 患者对硫唑嘌呤和 6－MP 常能耐受,但确实不良反应大,有报告 92% 的患者出现白细胞减少症状。3%～5% 患者于治疗的几周内发生胰腺炎,药物撤除后迅速消失。其他 毒副反应尚有恶心、发热、皮疹、肝炎和骨髓抑制。过去认为长期用药可致癌,新近研究认为硫唑嘌呤、6－MP长期治疗并无致癌的危险性增加。

(2)氨甲蝶呤(MTX):MTX 抑制二氢叶酸还原酶引起 DNA 合成受损,IL－1 产生减少,T 细胞吞噬作用降低。可用于短期及长期治疗对肾上腺皮质激素产生抵抗和依赖的克罗恩病患者,每周 25mg 肌内注射或皮下注射可使肾上腺皮质激素完全停药,治疗至 16 周时 39% 患者病情缓解维持。治疗的毒副反应有粒细胞缺乏、肝纤维化、恶心、呕吐、腹泻,过敏性肺炎发生率低,联合应用叶酸可使反应减少。MTX 可致畸胎和流产,因此妊娠妇女禁用。

(3)环孢素 A(CSA):CSA 可改变免疫炎症级联放大,有力地抑制 T 细胞介导反应,抑制 Th 细胞产生 IL－2,降低细胞毒细胞的募集反应,阻止其他 细胞因子,包括 IL－3、IL－4、IFN－γ和 TNF－α的释放,与硫唑嘌呤、6－MP、MTX 相比较,CSA 开始作用比较迅速,适用于病情较重或对类固醇有抵抗的 CD 患者。常用量 CSA4mg/(kg・d),口服 5.0～7.5mg/(kg・d)ASA 对瘘管形成患者静脉内注射 4mg/(kg・d)平均 7.9 天可获疗效,慢性活动性 CD 口服 CSA7.5mg/(kg・d)治疗有效。口服 5mg/(kg・d)可预防 CD 复发。治疗的毒副反应有高血压、齿龈增生、多毛症、感觉异常、震颤、头痛和电解质异常,肾毒性是 CSA 的重要首发症,一旦发生应减量或停药。偶有并发癫痫。机会感染如卡氏肺孢子虫肺炎也偶见。

类似 CAS 新制剂他克莫司(tarcrolimUS,FK506)对儿童难治性 IBD 及成人广泛小肠病变患者治疗有效,且不良反应很小。另一新制剂吗替麦考酚酯可抑制淋巴细胞中肌苷单磷酸,从而抑制具有细胞毒性的 T 细胞增生及 B 细胞抗体产生。1g,2 次/d,可改善 CD 症状,耐受性较好,还可减少肾上腺皮质激素的用量。

4.细胞因子和细胞因子拮抗剂

目前抗 TNF-α 抗体、IL-2 抗体、抗 CS4 抗体、IL-10 及白细胞去除疗法等已在国内开始试用于临床,并取得了一些令人振奋的结果。重组抗 TNF 单克隆抗体(商品名为 inflixmab,或称 remicade)一般剂量为 5mg/kg,单次注射,可使难治性克罗恩病缓解 4 个月。

Inflixmab 起效快,通常 2 周内就发挥作用,单次治疗后可持续 30 周。但是大多数患者在抗体从血清中消失即 8~12 周后复发。每隔 8 周输注 inflixmab 可以维持疗效并达到 1 年缓解。

inflixmab 是唯一能迅速控制克罗恩病瘘管的药物,但是连续 3 次输注(0 周、2 周、6 周)的效果不理想。复发的中数时间为 12 周。临床试验 inflixmab 治疗克罗恩病相当安全,最常见的不良反应包括轻微的头痛、呕吐、上呼吸道感染和急性的输液反应。用 inflixmab 治疗过的患者中大约 13% 会发生 inflixmab 抗体,即 HACA(人类抗嵌合性抗体)。目前认为这些抗体的产生可能与输液反应有关。

5.抗生素类药物

虽然感染病因学说至今未被证实,但近年来甲硝唑治疗 CD 肛周和结肠病变取得很大成功。其作用机制可能与甲硝唑能对抗厌氧菌,且具有人体免疫调节作用有关。甲硝唑已是治疗克罗恩病性结肠炎、小肠炎、肛周疾病的一线用药,并能预防术后复发。常用剂量为10~20 mg/(kg·d),疗程一般在 2 个月以上。国内多家报道,用甲硝唑口服或灌肠均收到较好效果。不良反应有胃肠功能紊乱和周围神经病变等。广谱抗生素氨苄西林 4~8g/d,适用于出现并发症或病情严重时,近年提倡应用。喹诺酮类抗生素如环丙沙星、氧氟沙星等,可单用或与甲硝唑联用。抗菌药物可与皮质类固醇或硫唑嘌呤合用。

6.肠道菌群调整

已表明调整肠道菌群,可有益于 IBD 的治疗。促生疗法现已认为是 21 世纪的一种治疗 1BD 的概念,即通过口服 Nissle 株大肠埃希菌来预防 CD 和溃疡性结肠炎的复发。最近,有研究进一步表明,某些乳酸杆菌株可通过上调肠道 IgA 及抗感染细胞因子(IL-6,IL-10)的分泌而发挥保护性免疫调节作用,已用于慢性 IBD 患者的治疗。亦有使用多种促生态制剂(乳酸杆菌、双歧杆菌)缓解疾病发作的报道。

7.奥曲肽及其类似物

vapreotide、P 物质拮抗剂及利多卡因胶灌肠剂通过影响肠血管通透性、肠道分泌,直接作用于免疫活性细胞,改变细胞因子释放或激活和促使肥大细胞脱颗粒反应,对 IBD 发挥治疗作用。

8.中医中药

在 CD 的治疗中显示其独有的魅力中医已形成初步的独特理论体系,报道的有效治疗方法逾百种,亟待进一步筛选、总结和推广。

(三)手术治疗

1.适应证

大部分内外科医生已达成共识:外科治疗不能改变 CD 的基本病程,仅适用于其他疗法无效的并发症和多次复发者。主要的适应证如下。

(1)肠狭窄、肠梗阻。

(2)腹腔脓肿及炎性包块。

(3)下消化道大出血。

(4)疑有癌变。

(5)腹壁肠瘘或肠内瘘。

(6)急性腹痛诊断不明时应行探查手术。

(7)并发肠穿孔。

(8)积极内科治疗效果差者有相对适应证。

(9)肛门部有病变。

2.手术方式选择

(1)肠梗阻:主要手术方式有 3 种:①病变肠段切除术:切除范围应包括近侧正常肠管 5～15cm,因术后吻合口瘘和复发多在近端肠管。对于小肠多发病灶,既可分段切除又可整段切除,但应注意保留正常小肠不少于 1.5m,以免发生术后短肠综合征。②病变肠段旷置转流术:如因粘连或炎症(除有困难时)可将病变肠段旷置、行捷径转流术。为防止盲袢综合征,切断梗阻近端正常肠管后,断端与结肠端侧吻合,再将远侧断端缝闭。以根据患者情况,再决定是否做Ⅱ期手术。③病变肠段狭窄成形术:十二指肠的 CD 采用狭窄成形术的疗效不如转流术。Raebler 应用布地缩松和硫唑嘌呤联合内镜下球状扩张可提高缓解狭窄的长期疗效。

(2)腹腔脓肿及炎性肿块:对于腹部包块首先要通过 X 线钡剂造影或 B 超、CT 检查,以判断是否有肿块。继发于 CD 的脓肿多可经皮穿刺置管引流治疗。行手术治疗时,为避免切口直接与脓腔相通而引起切口裂开和外瘘,一般主张作肿块对侧腹部切口,进入腹腔后找出脓腔的两端肠管再作短路手术,注意封闭输入肠袢远侧断端,术后脓肿有可能缩小或愈合。对脓肿较大、中毒症状明显者,可在短路手术的同时行脓肿引流,引流应避开切口,在脓腔表面腹壁另作小切口。

(3)出血:需要反复输血的肠道出血占 2%～3%。可在出血时行选择性肠系膜血管插管造影,以明确出血部位,用药物灌注或栓塞治疗多能止血。无效时应急诊手术切除出血病变肠段,行肠吻合术。

高新技术的发展使 CD 的手术治疗步入微创 10 多年来,腹腔镜和吻合器的广泛应用,CD 外科治疗有很大发展,在治疗观念上有较多的更新。腹腔镜或在腹腔镜协助下已可完成 CD 的暂时性或永久性回肠造口转流。狭窄肠段成形。回盲部切除。肠段切除吻合等,同时并不增加术后并发症和复发率。

第八节　肠扭转

肠管沿其系膜纵轴发生扭转,使肠管发生扭曲,血运障碍而出现肠梗阻征象者称为肠扭转。多发生于小肠、乙状结肠与盲肠。发病率约占肠梗阻的15%,其中小肠扭转为肠扭转总数的80%。

一、病因与发病机制

(一)解剖因素

当一段游离肠袢的两端固定,其间的距离较短,肠系膜较长,使这一段肠轴相对不稳定,则易于发生肠扭转。如先天性中肠旋转不全,肠系膜未与后腹膜固定,小肠悬挂于系膜上均可能发生小肠扭转。盲肠、升结肠系膜未与后腹膜融合固定,形成可移动性盲肠;乙状结肠过长而其系膜根部较窄也很易发生扭转。

(二)物理因素

如饱餐后大量的食物突然涌入肠袢内或肠腔内积存有大量的粪便、蛔虫团,或肠管上有大的肿瘤、憩室、先天性巨结肠等都可使肠袢的重量大大增加,从而可诱发肠扭转的发生。

(三)机械因素

强烈的肠蠕动或体位的突然改变可引起或加重肠扭转的作用。尤其是剧烈的反常蠕动,也是导致肠扭转的因素之一。

肠袢发生扭转后,一般说肠袢短小的扭转较易出现肠梗阻。肠袢较长的则在扭转180°以上才会造成肠梗阻。肠管扭转,肠系膜也随之扭转,系膜血管发生扭转受压,影响血运,形成绞窄性肠梗阻。因扭转后的肠袢两端受压,形成闭袢性肠梗阻,肠腔内积气积液,高度膨胀,很易致肠坏死、穿孔以及腹膜炎。

二、临床表现

肠扭转既是闭袢性梗阻又是绞窄性梗阻,发病往往急骤,腹痛剧烈,腹胀明显。病程发展快,早期即可出现休克。临床上常见到小肠、乙状结肠和盲肠为肠扭转的3个好发部位,其中小肠扭转最为常见。

小肠扭转可发生在任何年龄,以青壮年多见。儿童多为肠道及系膜发育畸形所致,成年人则多继发于肠道某些病理改变的基础上。如手术后的局限性粘连、系膜肿瘤、系膜过长等。扭转多为顺时针方向,并多超过270°。早期腹部轻压痛,可无肌紧张及反跳痛。

腹部存有不对称膨胀或局限性肠袢扩张。随着病情的进展,腹胀加剧、压痛及肌紧张出现,腹腔渗液增加,进而出现休克。X线检查,小肠全扭转时仅见十二指肠膨胀,小肠少量积气,偶有小液平。部分扭转者,早期X线检查可无任何异常发现,必要时应反复检查或口服碘水造影以确诊梗阻的存在。有时可见不随体位移动的长液平、假瘤征和"咖啡豆"征等腹部CT小肠双期三维成像对小肠扭转的诊断效果甚佳。

乙状结肠扭转临床上可见到2种类型。一种发作急骤,腹部剧烈绞痛、呕吐,腹部有压痛、肌紧张等,可早期出现休克。另一种较多见,发病比较缓慢,多见于老年男性,经常有便秘,往往过去有类似发作史,主要症状是腹部持续胀痛,呕吐不多,患者有下坠感,但无排便排气。腹部高度膨隆,且不对称,腹膜刺激征不明显。X线检查可见巨大的双腔充气肠袢自盆腔达膈下。立位时可见到两个大液平面。晚期近端结肠也逐渐充气扩张。小剂量钡剂灌肠可发现钡剂受阻,其尖端呈锥形或"鸟嘴形"。

三、诊断与鉴别诊断

肠扭转的诊断要点为:有不恰当的剧烈活动或体位改变,尤其是餐后很快参加剧烈运动或劳动。腹部突然发生剧烈的绞痛,且多位于小腹部。腹痛可放射至腰背,伴有频繁的呕吐。全小肠扭转,气胀限于胃、十二指肠,扭转的小肠则无胀气。部分肠扭转,则被扭转的小肠高度膨胀,腹部可见局限性膨隆。X线检查:可见小肠普遍充气伴有多个液平。仅有胃十二指肠充气扩张者,提示全小肠扭转。有巨大扩张的充气肠袢固定在腹部某一部位,并且有很长的液平面者,则提示部分小肠扭转,并且有闭袢形成。CT检查:可发现肠管围着某一处呈螺旋状排列,从而形成漩涡状表现,肠系膜血管随着旋转的肠管也呈漩涡状改变、移位。同时可见肠管同心圆征、肠管强化减弱、腹腔积液的出现则高度提示绞窄性肠梗阻可能。因此,CT检查对肠扭转的诊断极具价值。小肠扭转发病急,病程进展快,休克的发生率高。临床上常与下列疾病相混淆,应注意鉴别。

(一)肠系膜血管栓塞或血栓形成

患者往往有冠心病或心房纤颤史,多数有动脉硬化表现。选择性肠系膜上动脉造影不仅可以确诊,而且还可帮助早期鉴别肠系膜栓塞、血栓形成或血管痉挛。

(二)腹内疝

其发病急骤,迅速出现绞窄性肠梗阻症状,与部分肠扭转的临床表现极其相似。X线检查对诊断有重要价值。X线检查表现为充气的肠袢聚集一团,钡餐检查可发现一团小肠袢聚集在腹腔某一部位,不易分离,周边呈圆形。选择性动脉造影可以看到小肠动脉弓行走移位。如右侧十二指肠旁疝时可看到空肠动脉弓走向肠系膜上动脉右侧。有时很难做出诊断,而往往须在剖腹探查中才得以明确诊断。

(三)急性坏死性胰腺炎

血清淀粉酶增高在胰腺炎诊断中准确率很高。临床表现不典型者,行腹腔穿刺如抽吸混浊的有血性的含有高淀粉酶腹液,则诊断明确。X线检查显示胰腺阴影增大,密度增高,边缘不清。胰旁有钙化斑阴影或不透光的结石阴影。由于局限性肠麻痹,右上腹或中腹可出现扩张的近段空肠袢,腔内有液平,即所谓哨兵袢征。早期仰卧时见结肠肝曲、脾曲充气,而横结肠中段无充气,即所谓横结肠截断征,这是因为炎症刺激而引起横结肠痉挛所致。此外,B超、CT检查对胰腺炎的诊断均有很大帮助。

乙状结肠扭转因起病大多隐袭,且常发生在老年患者,故应与结肠癌、粪块阻塞或假性肠梗阻(Ogilvie综合征)等相鉴别。

四、治疗

(一)非手术治疗

小肠扭转早期,病情较轻的患者可先行手法复位。患者取胸膝位。因扭转多为顺时针方向,所以术者用手按逆时钟方向,在腹部轻轻地按摩,同时用手向上抬起腹部,然后又突然松手,谓之"颠簸疗法"。自上腹顺序至下腹;反复颠簸可连续 3～5 分钟,休息片刻,可再进行 3～5次,扭转的小肠多能复位。国内文献报道,有一定数量的病例获得成功。

乙状结肠扭转,可先做乙状结肠镜,待看到扭转处试行插入肛管,一旦排气后扭转便可自行复位。但复位后复发率高达 40％,故多数主张复位后仍应行择期手术治疗。

(二)手术治疗

小肠扭转一旦被确诊或疑为绞窄性肠梗阻时,均应在积极的术前准备后进行手术治疗。手术时应将扭转肠袢尽快进行反旋转复位。肠袢血循环恢复良好者,可不做处理。肠袢如绞窄坏死,则应果断地行病变肠段切除和肠吻合术。应当注意的是,虽然随着要素膳饮食方法(EEN)及胃肠外营养治疗(TPN)的完善与普及,很多过去难以存活的短小肠患者能得以存活,并有一定的生活能力,但保留的小肠越短,则术后病理生理紊乱越严重,并发症也越多,长期存活率就越低。因此,对需要做小肠广泛切除而保留的小肠不足 1m 者,应持慎重的态度,力争保留 1m 的小肠。作为外科医生,应极度重视保护患者的每一厘米长度的小肠,做到"寸肠必争",无法判断是否存活的小肠,可以用热盐水纱布热敷肠管及系膜根部,或行 1％普鲁卡因或酚妥拉明系膜根部注射,观察 30 分钟,如肠管血运恢复,则务必保留该段肠管。判断肠管活力的方法:肠管颜色由深转浅,由暗红转为红色或淡红色,系膜边缘可见动脉搏动,肠管有弹性,可见肠蠕动,肠管切缘可见活跃的动脉出血等。另 Buckley 等采用经外周静脉注入荧光素后,以紫外线照射检查肠管荧光情况以检测肠管活性的方法,其报道的准确率达到 100％,目前尚未见国内相关报道。应注意的是,对于全小肠扭转患者,术中尽管经过多种努力,最后保留有活力肠管仍不足 100cm 者,我们亦应积极努力做好抢救工作,使患者能平稳度过围手术期,待以后依靠肠外营养继续维持生命,还可等待机会行小肠移植术,或又可给患者带来长期生存机会。

盲肠复位,后则应固定于侧腹壁。乙状结肠复位后可与降结肠平行缝合固定或如情况好者,可行乙状结肠切除及吻合术。肠管坏死、患者情况尚好也可做一期肠切除及肠吻合术;乙状结肠还可先切除后行断端造瘘,待情况好转后再行二期手术造瘘还纳。

第九节　肠易激综合征

肠易激综合征(IBS)是一种常见的肠道功能紊乱性疾病,其主要症状为腹痛、腹胀、排便习惯改变。本综合征最早于 1820 年由 Powell 报道,以后人们用很多名称来描述这一病症,如"过敏性结肠炎""结肠痉挛""易激结肠""黏液性结肠炎"等,但这些名称大多数并不能十分准确地概括此病,如结肠炎表示大肠有炎症改变,而 IBS 无肠黏膜炎症变化,主要特点是肠道功能的易激性,它不仅累及结肠,还可累及小肠,故近年来将此病统一命名为肠易激综合征。

一、流行病学

IBS 是一种十分常见的疾病,据西方国家统计,IBS 在欧美人群的发病率为 9％～22％,其中仅 14％～50％的患者曾去医院就诊。尽管相当数量的 IBS 患者未曾就医,但 IBS 在门诊患者中患病率仍达每年每千人占 10.6,居门诊就诊人数的第 7 位。我国学者对北京地区 2500 名人群进行了问卷式调查,发现 IBS 人群患病率为 8.7%,其中只有 20% 患者就医,大多数患者认为自己无病。另外,对我国北方和南方 9 省市的 1100 名健康者进行问卷式调查,发现每年有 6 次以上腹痛、便后缓解者占 22.1%。门诊就诊病例中,IBS 占就诊人数的 30%～50%。

IBS 的发病年龄多在 20～50 岁,以中青年多见。女性患者多于男性患者,男女之比一般为 1：2。IBS 的患病率与人种有关,白种人患病率最高,黑种人最低,黄种人次之。文化程度、社会经济地位也可能影响 IBS 的患病率。

二、病因

IBS 的病因尚未完全明了,可能与下列因素密切相关:精神心理因素、应激、神经激素因素、遗传及某些肠道刺激因素。

(一)精神心理因素

精神心理因素在 IBS 发病中起重要作用。据报道,IBS 患者常伴有心理问题,特别是焦虑、抑郁、躯体症状等。到医院就诊的 IBS 患者其精神症状出现例数明显高于未就诊的 IBS 患者及正常健康者。情绪紧张可改变结肠和小肠动力学,而 IBS 患者更具有神经质、焦虑和抑郁、情绪不稳定,抗抑郁治疗 80% 的患者可获改善。在肠道感染后的人群中,抑郁、躯体症状、神经质、疑病,都是 PI－IBS 发生的危险因素。这些心理问题不仅可能对疾病发生产生作用,还可能会使得患者对疾病更加担忧,影响治疗的效果。最近有一研究对比了认知－行为疗法加上药物及单纯药物治疗 IBS 的效果,发现加上认知行为疗法的疗效更好,能明显减轻 IBS 症状。

较对照组而言,IBS 患者可有一种源于儿童时期的已知疾病行为＞3,更多的 IBS 患者有儿童时期受性或生理虐待的病史,这类患者疼痛阈值降低,并常出现精神方面异常。

(二)应激

已有证据显示,严重的生活应激事件可增加 IBS 的患病率、症状出现的频率及持续时间情绪变化、意外事件、家庭矛盾等应激状态可引起消化道运动异常。但应激与 IBS 之间关系尚未完全阐明,应激引起的消化道反应机制可能与"脑－肠"之间调节有关。

(三)神经、激素因素

Chaudhary 等最早报道,胆碱能神经刺激因子可致 IBS 患者直肠乙状结肠运动较对照组显著增加,这种反应以腹痛型 IBS 组最明显。给予 IBS 患者注射外源性胆囊收缩素,可引起结肠运动增强及腹泻型 IBS 患者小肠运动增强。另观察到应激反应可引起一些胃肠激素如脑啡肽和血管活性肠肽释放增加。总之,神经激素因素可能参与了 IBS 的发病过程。有人发现,严重无痛性便秘的青年女性患者,结肠神经元数量减少,神经节核大小不同,轴突数量减少。已知血清催乳素升高与便秘有关。许多胃肠道激素分泌异常与结肠功能失调有关,如胆囊收缩素(CCK)注射后可使肠收缩功能增强,使 IBS 症状发作。此外,肠血管活性肽(VIP)、胰高糖素、生长抑素等都直接作用于肠平滑肌影响其活动。

(四)遗传因素

国外有许多研究都报道了肠易激综合征有家族聚集倾向。Kalantar 等调查了 IBS 患者一级亲属及配偶的患病率,发现即使去除性别、年龄、躯体症状等因素,结果仍然显示其亲属中的患病率明显高于其配偶中的患病率。国外报道 33％的患者家族中有类似患者，国内报道约 20％，每一家族中 IBS 症状常类似。

近年来已经有近 60 多种基因被检测和评估是否与 IBS 相关，其中最常报道的是与五羟色胺转运体(SERT)转录相关的五经色胺基因相关多态性位点(5－HTLPR)。由于 SERT 与突触间 5－HT 再摄取相关，SERT 增加可降低 5－HT 的作用，减少腹泻、排便急迫、肠道痉挛等一些症状。虽然关于 HT－TLPR 研究结果不尽相同，但多数研究都认为 IVL 型在 IBS－C 型(便秘型)中更为常见，S/S 型在 IBS－D 型(腹泻型)中更多。近期一篇关于高加索和亚洲人群的 meta－分析也认为虽然 5－HTLPR 与总的 IBS 无明显关系，但与不同亚型的 IBS 有关，并发现 S 基因的纯合子在亚洲人群中显著高于高加索人，不同的人种其 IBS 基因多态性可能有所差异。另外，经常报道的与 IBS 相关的还有肾上腺素能相关的 α－肾上腺素受体，炎症相关的白介素－10(L－10)，肿瘤坏死因子 α(TNFα)，GNB3 等相关基因。

(五)饮食成分因素

有人列举 IBS 对多种食品过敏，进食后使症状加重。一般进食含脂类、纤维素高的食物后易使腹泻加重。Nauda 等研究认为，乳制品、巧克力、蛋类及小麦制品等是诱发本病的重要因素。Symons 等研究证实，果糖、山梨醇有使 IBS 患者症状激发的作用。

纤维素对肠管运动、肠内容物的渗透压有重要影响，肠内细菌含纤维素酶，可将纤维素转变成水、CO_2、甲烷和短链脂肪酸，其中短链脂肪酸是非脂溶性物质，不被吸收，且增加肠内渗透压，故吸收水分增加了粪便量。进食蔬菜、水果使腹泻加重可能与其含纤维素有关。另外，有些患者对纤维素过敏亦可加重腹泻。

(六)药物因素

抗酸药、抗生素、β受体阻滞剂、麻醉剂、钙拮抗剂等，许多药物对胃肠平滑肌的活动有不同的影响。可加重结肠过敏症状，或影响其动力变化。

(七)感染因素

IBS 的流行病学研究发现一部分 IBS 患者的症状是在肠道感染后发生的，被称为感染后肠易激综合征(PI－IBS)。在胃肠道感染发生后，虽然大部分人群都能恢复，但仍发现有约四分之一的人群有持续性的大便习惯改变，而 3％～36％的感染者可能发展为 IBS。美国 Walk-erton 在一次以空肠弯曲菌和大肠埃希菌为主的感染流行后对于既往无慢性胃肠道疾病的居民进行为期 2 年的随访研究，发现那些得了胃肠道感染的人群有 27.5％为 IBS 患者，而健康人群中只有 10.1％，即使在 8 年后的跟踪随访中仍发现胃肠道感染组的 IBS 患病率更高。一篇关于感染后 IBS 的分析报道，感染后出现 IBS 的概率是未感染的 6 倍，而年轻、女性、感染的严重性、感染持续的时间和不良的心理状态是发生 PI－IBS 的危险因素。

三、发病机制

IBS 的病机制尚不十分清楚，目前认为是一全消化道运动障碍性疾病，与肠管平滑肌收缩功能紊乱及肠道微生物改变有关。

(一)肠道平滑肌收缩功能紊乱

肠管平滑肌收缩功能紊乱，可呈无规律性的收缩和痉挛，不仅引起腹痛、腹胀等症状，并可发生不规律的排便，有时出现连续较大的收缩，则发生腹泻、稀便；肠管痉挛时使肠管推进迟缓,致使排便延迟而发生便秘。因此,肠管运动功能紊乱,即可产生腹泻,又可发生便秘。在运动功能紊乱的同时,肠道的黏液分泌也有异常,若肠道上皮细胞分泌过多,则大便中含有大量黏液,呈黏液便,由肛门排出。患者感觉腹胀时,有的患者肠道内气体并不多,实际系肠痉挛所致。排便不畅者,可排出羊粪状囊球。有的患者,由于直肠和内脏痛阈均较低,而易发生腹痛。IBS尚可出现食管、胃和小肠运动功能的改变,而出现非心源性胸痛,进餐咽下不畅,消化不良,上腹不适等。也可发生胃结肠反射异常,腹泻型IBS,餐后胃结肠反射亢进,结肠集团收缩增加,基础节段性收缩减少,引起腹痛和肠内容物的集团推进而排便。便秘型IBS的胃结肠反射与正常人相似。胃结肠反射受神经和胃肠道激素的调控,并与食物中的脂肪含量有关。脂肪可刺激肠蠕动,而蛋白质则相反。

(二)肠道微生物改变

有很多研究都报道了IBS胃肠道存在菌群的失调。虽然不同研究报道的大便中菌群的改变都不相同,但比较一致的是很多研究都报道了乳酸杆菌和双歧杆菌的减少。近期一个研究比较了IBS－D患者和健康人群大便中胆汁酸和菌群的分布,发现患者大便中初级胆汁酸含量增加,并且大肠埃希菌增加,双歧杆菌减少。由于胆汁酸作为一种内源性轻泻剂,仅由肠道微生物代谢,因此推测就是肠道微生态的失衡导致了初级胆汁酸代谢减少,过多的初级胆汁酸增加了腹泻的症状。另外有一研究发现,有将近一半的IBS患者进行乳果糖呼气试验提示肠道细菌过度生长(SIBO),且口服不吸收的抗生素利福昔明一周治疗后50%的患者呼气试验转阴,症状好转。一个大型的随机双盲对照临床试验发现服用利福昔明的非便秘型IBS患者胀气、腹痛、松软水样便的症状及总体症状均能明显改善,近期的一个关于利福昔明疗效的meta分析也得出相似的结果。

总之,一般认为IBS是一功能性疾病,但有可能为当前医学水平尚不能证实的病理、生理异常。目前对IBS的发病有两种假说,即肠道高敏感性或肠道高反应性,对其证实尚有待进一步研究。

(三)消化道运动功能异常

随着胃肠运动生理学研究的进展和多种胃肠运动功能检查方法的不断完善,有关IBS消化道运动方面的研究越来越深入。这方面的文献资料相当多,我们可大致将其分成两大类,第一类研究显示,IBS患者的某些消化道运动活动明显不同于健康对照组,但两组有重叠现象,很难将个体划分为IBS组或非IBS组,早期的研究工作多属此类。第二类文献研究证实某种特殊的运动异常存在于大多数IBS患者中,而健康对照组则未发现这种运动异常,因此,至少从理论上讲这些特殊的异常运动活动对IBS有诊断性意义。

1.结肠运动

消化道运动活动是基于胃肠平滑肌细胞的电生理特性。与胃和小肠相比较,结肠的肌电活动和运动形式较复杂、变化多、不易分析。有关结肠肌电活动的文献报道很多,Snape等最早描述了IBS患者结肠慢波活动异常,频率为每分钟3次的慢波活动增加。后来许多学者证实了IBS患者中这种低频率慢波活动增多,但尚不能确定每分钟3次的慢波频率与IBS症状之间的相关性。有资料报道,每分钟3次频率的慢波除了常发生于IBS患者外,常在无任何消化道症状而有心理障碍的患者中出现,提示这种慢波异常可能是结肠对心理应激的一种反应。

正常生理情况下,结肠存在两种基本的动作电位活动,一种是短动作电位;另一种为长动作电位,它可沿结肠向前推移。在有腹泻症状的 IBS 患者中,禁食状况下短动作电位明显减少,而睡眠及餐后情况下移行性长动作电位增多。

对 IBS 患者进行腔内压力测定,研究发现空腹状态下结肠运动在 IBS 组和对照组间无显著性差异。但根据症状对 IBS 患者进行分型,发现腹痛型 IBS 患者直肠乙状结肠收缩频率增加,幅度增高。便秘型的 IBS 患者,其结肠的基本运动活动也是增加的。餐后结肠运动研究表明,IBS 患者餐后结肠运动活动增加。Narducci 等研究显示,摄入含 1000 热卡(1 卡＝4.184 焦耳)食物后,正常组在进食 60 分钟内及 120～150 分钟结肠运动活动增加,IBS 患者在进食后 3 小时期间结肠运动都是增加的。餐后腹痛型及便秘型 IBS 的餐后结肠运动活动较无痛性腹泻型 IBS 明显增加。不少学者发现腹泻型 IBS 结肠通过时间缩短,而便秘型 IBS 则延长。

2.小肠运动

空腹状态下,小肠的运动形式为移行性运动复合波(MMC)。腹泻型 IBS 患者,与便秘型 IBS 患者和对照组相比较,其 MMC 周期明显缩短,这种变化仅出现在白天。近年来一些文献报告,在 IBS 患者的空肠段可记录到分散的成群收缩波(DCCS)。Kellow 等报道,IBS 患者近端空肠出现 DCCS 的人数明显多于对照组,并且 DCCS 与腹痛密切相关。DCCS 的出现可能是自发的,亦可能是由胆囊收缩素诱发,DCCS 持续超过 10 分钟对 IBS 患者有特异性。正常情况下远端回肠可出现一种巨大移行性收缩波(GMC)。有资料报道,IBS 患者与对照组相比,两组回肠 GMC 的发生率无显著变化,但 IBS 患者中 61% 的 GMC 伴有腹痛,而对照组仅17%GMC 伴有腹痛。进一步研究表明,GMC 对 IBS 无特异性,它只是 IBS 患者对各种刺激反应的一种运动表达。

IBS 患者餐后运动反应较对照组减弱,而这种运动反应与近端小肠有关。有资料描述餐后 IBS 回肠运动反应增强,且与症状发生相关。应用核素扫描技术对小肠移行时间进行研究,结果表明,腹泻型 IBS 患者的小肠移行时间明显比对照组增快,而便秘型 IBS 患者小肠移行时间减慢。另发现腹胀为主的 IBS 患者回肠排空延迟。

3.肛门直肠运动

研究发现,腹泻型 IBS 患者肛门内括约肌无电活动,肛门内括约肌压、直肠内压均低于对照组。便秘型 IBS 肛管内压力明显增高,排便时肛门外括约肌有不协调异常收缩。当 IBS 患者在收缩肛门和增加腹压时,肛门内外括约肌压力增加幅度明显低于对照组。

4.其他消化道运动异常

目前尚无明显证据表明,IBS 患者存在原发性食管运动障碍。但 IBS 患者出现食管症状的人数相当普遍,有学者报道 51% 的 IBS 患者有食管症状而对照组发生食管症状人数为13%。IBS 患者发生食管症状的机制可能与其异常感觉有关。

IBS 患者可出现恶心、上腹胀等消化不良症状,但研究 IBS 固体胃排空未发现异常结果。IBS 患者的胆囊运动功能研究结果不一,部分学者认为 IBS 患者餐后胆囊收缩功能低于正常对照组。

(四)内脏感觉异常

近年来,IBS 患者异常的内脏感觉功能引起人们关注。许多学者证实用气囊扩张乙状结肠和直肠,到一定容积时可引起IBS患者腹痛反应,而此气囊容量不引起对照组疼痛反应。结果显示,IBS患者由于内脏疼痛感觉异常,对肠道扩张的疼痛反应阈值降低。IBS异常的内脏感觉与外周及中枢神经系统功能异常有关。

相当一部分IBS患者的症状出现在肠道感染后,且感染后的IBS患者其肠黏膜中的免疫细胞增加,因此外周敏感性可能与伤害感受器处于炎症环境相关。IBS患者乙状结肠受到低于感觉阈值的刺激后肠道动力异常增强。这些结果都支持外周机制的参与。中枢兴奋性表现为未受损伤及炎症的组织也出现高敏感。IBS患者结肠受到刺激后,躯体其他 部位也可能产生放射性疼痛,近端肠管也出现高敏感,这些变化可能由于肠道不同部位和躯体的神经分布在脊髓水平有交叉和重叠而引起。

研究发现IBS患者脑部一些区域对球囊扩张的反应明显高于健康人群。有一个分析纳入了18个调查,关于用fMRI和PET方法研究IBS患者和对照组在直肠球囊扩张时候脑部的反应,发现患者和健康人群在受到刺激时在内脏感觉传入区域例如下丘脑、岛叶、扣带中回前部都被激活。IBS患者某些部位的活性高于对照组,尤其是疼痛调节(中脑簇)和情感觉醒(扣带前回膝前部、杏仁核)相关的区域;而对照组在认知调节相关区域(前额皮质内外侧)活性较高。该结果支持IBS患者的中枢神经系统功能失调可能参与IBS的发病。

四、临床表现

IBS的临床表现无任何特异性,其病程漫长,可达数年至数十年。常有反复发作。由于各患者之间有个体差异,故患者间的症状与程度变异很大。但均以腹部不适、腹痛、排便异常为主。此外,半数患者尚有不同程度精神症状,有的患者伴上胸或上胃肠道症状。

临床上一般分为腹泻型、便秘型、腹泻便秘交替型及黏液便型四种。

(一)腹泻

多见于腹泻型IBS,每天排便数次,多者可达20余次。常在早餐后多次排便,但腹泻很少发生在夜间,一般不会影响睡眠。腹泻常受精神紧张、情绪变化的影响,不会发生排便失禁。常有间断的排便正常,甚至便秘。排便多不成形或稀便,有时伴有黏液,但无脓血便。

(二)便秘

多见于便秘型IBS,便少,排便困难,每周1~2次,偶有10多天排便1次。常伴腹痛、腹胀,便干或呈球状。有时因肛门括约肌收缩,大便呈铅笔样细条,表面有黏液。

(三)腹痛、腹胀

多发于左下腹降结肠或乙状结肠区,有者腹痛部位不固定,疼痛性质以钝痛和胀痛为多见,排气或排便后疼痛缓解。疼痛尚可牵连到腰、肾、肋部等,有者疼痛常在左肋脾区,甚至左肩部亦有疼痛,因结肠脾区为一锐角,气体不易通过,当多量气体聚集此处而引起疼痛,一般称为脾曲综合征。

(四)其他 症状

可有咽部食管堵塞感,即中医所说的"梅核气"。近年研究有些患者咽下困难,可能由于吞咽次数增加引起食管反应性不蠕动或食管痉挛所致。有些患者出现胸骨后灼烧感、恶心、呃逆、胀满等,易与胃炎相混淆,需排除胃炎后方能考虑这些症状系由IBS所致。此外,IBS患者还常有心悸、乏力、多汗、失眠、焦虑等自主神经功能紊乱的表现。

五、辅助检查

(一)实验室检查

IBS粪便病原体检查阴性,常规检查正常,但可有黏液。

(二)X线钡剂灌肠检查

可见肠管激惹现象、肠腔变狭窄,结肠袋增加明显。

(三)纤维结肠镜检

IBS患者镜检时常因肠痉挛及激惹,使患者腹痛、腹胀而配合欠佳,使进镜困难。但肠黏膜肉眼观察及活组织检查均无异常改变。

(四)结肠动力学检查

可见结肠压力波和肌电波异常,但其特异性差,有待进一步研究。

六、诊断

IBS临床表现较复杂,缺乏特异的诊断方法。因此,对IBS的诊断首先应排除各种器质性疾病,特别应注意不符合IBS诊断的情况。

2006年制订出"罗马标准",这一标准的要点如下。

反复发作的腹痛或腹部不适,最近3个月内每月发作至少3日,伴有以下1～3条中2条或2条以上标准。排便后症状改善。症状发作时伴有排便频率改变。症状发作时伴有粪便性状(外观)的改变。诊断前症状出现至少6个月,近3个月符合以上标准。

注:腹部不适是指难以用疼痛来形容的不适感,对于女性腹痛或腹部不适症状不能仅在月经期出现。

IBS的亚型分类则依据大便的性状分为4型,IBS腹泻型(IBS－D)要求＞25％的时间排烂便或水样便,且＜25％的时间排硬便或干球便;IBS便秘型(IBS－C)要求＞25％的时间排硬便或干球便,且＜25％的时间排烂便或水样便;IBS混合型(IBS－M)要求指排烂便/水样便和硬便/干球便的时间均＞25％;IBS不定型(IBS－U)为粪便性状不符合上述3型中任何一种亚型。

罗马标准是对患者症状的评估。要诊断IBS,除在症状上要符合标准外,还需要给患者做全面的体格检查、实验室检查及钡灌肠、肠镜检查以排除器质性病变。当患者有下列临床表现时,应警惕器质性病变可能:老年起病、半夜痛醒、夜间因腹泻而致醒、脂肪泻、便血、体重减轻、发热、腹肌紧张、反跳痛、血沉增快及白细胞计数增加。

当出现上述情况应考虑IBS以外疾病存在,应严密追踪观察。

七、鉴别诊断

(一)感染性肠病

包括细菌性痢疾、肠结核、阿米巴病、血吸虫病等。这些病多有急性感染史,虽经抗感染治疗,但未治愈,而表现为慢性腹泻、腹痛等IBS临床症状。在鉴别诊断中应依据感染病史,确切的粪便病原体检查阳性结果和抗感染治疗效果而定。目前国内多在诊断未明,即盲目应用肠道抗生素,有时导致肠道菌群失调,而使腹泻加剧,病情迁延。有些IBS患者由于滥用肠道抗生素,而存在不同程度的肠道菌群失调。

(二)炎症性肠病

包括 UC 和 CD,须与 IBS 鉴别,可依纤维结肠镜及病理组织活检结果区分。

(三)肠道肿瘤

常有腹泻、腹胀、腹痛、便秘等,多次便潜血试验可呈阳性,患者血 CEA 升高,X 线及纤维结肠镜检常可得到明确诊断。

(四)吸收不良综合征

常有腹泻并呈消耗状态,病变多在小肠,粪便中常有脂肪和未消化食物。

(五)乳糖酶缺乏

本病分先天性和后天性。临床表现主要是吃乳制品后即发生严重腹泻,便中有大量泡沫和乳糖、乳酸。食物中去除乳制品后,症状好转。本病我国发病率较高,尤以内地为著。该病可通过乳糖耐量试验或氢呼气试验做辅助诊断。

(六)缺血性肠病

常见于中老年人,由于肠道动脉供血不足导致缺血,而出现腹痛、腹胀。腹痛部位较固定,多在左上腹,腹痛与进餐有关,严重者便血。X 线钡剂灌肠造影,典型者可见"指压痕征",选择性血管造影有助于明确诊断。

(七)甲状腺功能亢进

有些甲状腺功能亢进症患者以腹泻表现明显,而易误诊,故原因尚不明的腹泻,应进行甲状腺功能检查。

注:氢呼气试验用气相色谱仪检测呼出气体中含氢量的试验。正常人食入含乳糖食品进入小肠,经肠上皮细胞乳糖酶水解为葡萄糖和半乳糖而被吸收。当乳糖酶缺乏时,乳糖不能被小肠水解吸收而进入结肠,在结肠内经细菌作用下发酵产生氢。氢大部分由直肠排出,有 $14\% \sim 21\%$ 的经肠道吸收,由肺呼出。正常人肺呼出的气仅含微量氢。若肠内有 2g 以上糖类发酵,其呼出气中的氢量明显增加,而被测出。用气相色谱测定,任何一次呼出气中氢含量如较服糖前增加 $2 \times 10^7 g/L$ 以上者,为乳糖吸收不良。

八、治疗

治疗原则:IBS 病因复杂,症状较多且易反复,不能单纯依靠特定的药物治疗,需按不同个体采用综合性的全身性治疗。

(一)生活和饮食调节

避免诱发因素,饮食选用易消化、少脂肪,禁食刺激性、敏感性食品。对便秘、腹胀者,可适当多吃些富含纤维素,但不易产气的饮食,避免过食及零食。以腹泻为主的患者,应少吃含粗纤维的食品。

(二)精神治疗

精神状态与肠道症状密切相关。医务工学者要以同情和负责的态度向患者解释疾病的性质和注意事项,应解除患者许多疑虑的心态,使其消除恐惧,提高战胜疾病的信心。必要时应用镇静、抗抑郁治疗。可用去郁敏 50mg,每日 3 次,或盐酸氟西丁(百忧解)每天服 20mg,或用黛安神,每天上午 2 片,口服,以缓解其精神异常,使腹痛等不适得以缓解。亦可选用阿米替林 25mg,每日 2 次、多塞平 25mg,每日 2~3 次,睡眠差者服安定等。

(三)药物治疗

虽可减轻症状,但不能预防复发,故应合理用药,并避免滥用药。

1.腹泻为主的治疗

(1)抗胆碱能药:如山莨菪碱、贝那替秦等,因不良反应较多渐被其他 药物替代。目前推荐应用 mebeverine10mg,双环维林 10mg,prifineumbromide30mg,每天 3 次口服。亦有应用溴化赛米托品 50mg 餐前服,取得良好效果。

(2)盐酸醋丁酰心胺(HCE):具有单一抗运动,无麻醉的抗胆碱能作用,用量为 2mg,每天 3~4 次。亦可用可乐定 0.3~0.4mg,每天 3 次,口服,能促进小肠对液体物质吸收,增强结肠对电解质的吸收,以减慢小肠的转运时间,有较好的止泻效果。

(3)钙通道阻滞剂:硝苯地平 10~20mg 或维拉帕米 40mg,每日 3 次,口服,可抑制胃结肠反射,缓解腹痛,减少便次。

(4)阿片类止泻剂:洛哌丁胺作用于肠壁的阿片受体,阻滞乙酰胆碱和前列腺素释放,抑制肠蠕动,增加水、电解质吸收。每次口服 2mg,每天 2~3 次,每天用量不得超过 10mg。大便成形后可渐减用量至停药。有者出现口干、腹胀,甚至呈假性肠梗阻等不良反应。亦有服用复方地芬诺酯,本药系哌替丁衍生物,除有止泻效果外,尚有兴奋中枢神经作用,大剂量有止痛和欣快感,长期使用有依赖性。

(5)微生态调节剂:是通过微生物学技术,将人体内正常菌群分离出来,经纯培养后,进行工业化生产,制成益生菌制品,再按原途径回归人体,调整微生态失常,达到防治疾病增强免疫功能的作用。微生态调节剂除有益生菌制品外,尚有益生菌生长促进物质称益生元。益生菌制剂服后进入肠道,迅速定植于肠道黏膜,并迅速繁殖形成生物学屏障,分解葡萄糖产生乳酸,使肠道 pH 值降低,抑制致病菌的繁殖生长,纠正肠道菌群失调,恢复和维持肠内微生物生态系统稳定,改变肠道运动功能。常用的益生菌制剂有:①双歧三联活菌为双歧杆菌、嗜酸乳杆菌、粪链球菌等组成,对抗生素、化疗药物具有抵抗性的乳酸菌制剂,使患者服用抗生素、化疗药后,肠内菌群保持平衡,消除由菌群失调引起的一些症状。每次服 2~4 粒,每天 2~3 次。②乐托尔主含嗜酸乳杆菌及其代谢产物,具有抑制肠导致病菌的生长,阻止细菌、病毒与肠绒毛黏附作用。每次 1 粒,日服 3~4 次。③聚克通主要含嗜酸乳杆菌、乳酸乳杆菌及乳链球菌 3 种乳酸菌,对多种抗生素有抵抗性。每次服 2 粒,每天 3 次。④佳士康主要为活性粪肠球菌,能耐受多种抗生素。每次 1~2 粒,每天服 2~3 次。⑤米雅 BM 为宫入菌(酪酸菌),是芽孢厌氧梭状杆菌,在体内不受胃酸、胆汁等影响,是一体内正常菌群,可阻止有害菌定植,纠正肠内菌群紊乱,每次服 2 片(含宫入菌 40mg),每日 3 次。此外,尚有丽珠肠乐、整肠生、金双歧、回春生、乳酸菌素、乳酶生等,均属此类药物。

2.便秘为主的治疗

(1)饮食调整:进食有软化和扩大粪便容积的食物,如粗纤维多的食物,适量多饮水,定时排便。

(2)莫沙必利:刺激肠肌神经丛 5-HT4 受体,引起副交感神经末梢乙酰胆碱的释放,与平滑肌上毒蕈碱受体结合增加,引起消化道运动增强。人类肌层胃体部、幽门部、结肠和直肠均有 5-HT4 受体分布,故可引起上述部位平滑肌收缩,使运动增强。通过兴奋节前神经元的

5-羟色胺 4(5-HT4)受体,并作用于肠肌丛神经节细胞使乙酰胆碱释放,增加胃肠推动力,促进排便。每次 5~10mg,每日 3 次,餐前半小时服。

(3)盐酸伊托必利(为力苏):本品具有多巴胺 D2 受体拮抗活性和乙酰胆碱酯酶抑制活性,通过两者的协同作用发挥胃肠促动力作用。由于拮抗多巴胺 D2 受体活性的作用,因此,尚有一定的抗呕吐作用。

(4)普卢卡必利:普卢卡必利为苯丙咪唑类药物,选择性作用于肠道感觉神经元的 5-HT4 受体,加速结肠传输和近端结肠排空,同时可调节肠道的不协调运动。另有发现普卢卡必利对胃、小肠和结肠均有促动力作用。对正常传输型和慢传输型便秘均有治疗作用。对慢性便秘患者有很好的疗效和安全性。普卢卡必利 2mg,每日 1 次,12 周为 1 个疗程。

(5)乳果糖:口服 15mL/d,可增加便次,使粪便变软,缓解排便困难。但有过敏者应慎用。

(6)口服甘露醇 2~4g,每天 3 次;或服葡甘聚糖 1g,每天 3 次。

3.腹痛为主的治疗

注意情绪与腹痛的关系,必要时暗示疗法或局部热敷、理疗、按摩或封闭。近年报道,钙通道阻滞剂对胃肠平滑肌有松弛作用,尤其对食管及结肠作用为佳,腹痛患者可试用硝苯地平及解痉镇痛剂等。

选择性胃肠道钙通道抑制剂能解除胃肠道平滑肌痉挛,抑制餐后结肠运动反应。对 IBS 患者腹痛治疗效果较好,对腹泻和便秘亦有一定疗效。常用选择性钙通道拮抗剂有匹维溴铵(得舒特)50mg/次,每天 3 次;双环维林 10~20mg/次,每天 3~4 次;cimetropium bromide50mg/次,每天 3 次,口服。新近又应用乐健素(复方枸橼酸阿尔维林)通过阻断 Ca^{2+} 内流缓解平滑肌痉挛,还能通过 5-HT1A 受体阻断作用降低内脏高敏状态,可有效缓解 IBS 患者腹痛、腹胀主要症状。据报告治疗 IBS 患者腹胀/直肠肛门不适疗效高于匹维溴铵。

4.激素和肽相关治疗

促性腺激素醋酸亮丙瑞林是一种促性腺激素释放激素促进剂。一些学者发现行经期妇女较易出现 IBS 症状,故可试用此药。6 个月试用发现此药对 IBS 患者的腹痛、恶心、呕吐等症状有明显改善作用。

奥曲肽为长效人工合成的八肽生长抑素,对其他大多数激素如胆囊收缩素及内啡肽都有抑制作用,故可试用于治疗 IBS,但其价格昂贵。

5-HT4 在体外对肠运动功能有多种作用,可加强收缩或促使松弛,但在人体内尚未开展研究。

5.其他

(1)思密达:为天然矿物质,系双八面体蒙脱石,该药为层纹状结构,有很强的覆盖力,对病毒、细菌及毒素有极强的固定、清除力,防止肠上皮细胞损伤,并可吸收肠内气体,降低肠道的敏感性。本药不被细胞吸收,不进入血循环,故无任何毒副反应,可与抗生素、益生菌制剂等并用。思密达每袋 3g,倒入 50mL 温水中搅匀口服,每次服 3~6g;亦用 3~9g 混于 50~100mL 温水,保留灌肠,每天 1~3 次。

(2)促性腺激素 leuprolideacetate:是一种促性腺激素释放激素促进剂。有人用以治疗 IBS 使腹痛、恶心、呕吐等症均得以明显改善。

(3)纳洛酮和 natrexem:是一种鸦片对抗剂,可使肠蠕动亢进,对便秘的 IBS 患者应用较好。

(4)应用调节自主神经药:如谷维素每次服 20～60mg,每日 3 次;亦可应用泛酸钙、桂利嗪等。

第十节 溃疡性结肠炎

溃疡性结肠炎是一种病因不明的,主要以直肠和结肠的浅表性、非特异性炎症病变为主的消化道疾病。

本病在欧美地区发病率较高,一般为 3 万～10 万。据报道,白种人较其他 人种高 2～4 倍,犹太人较非犹太人高 4 倍。我国发病率较低,但尚无明确统计。湘雅二院报告,本病占慢性腹泻的 1.6%;华东医院在 2600 例纤维结肠镜检中检出溃疡性结肠炎率为 4.54%。溃疡性结肠炎可发生于任何年龄,但以 20～30 岁为最多见,男性稍多于女性。

一、病因与发病机制

溃疡性结肠炎的病因尚未完全明确,目前认为是具有遗传易感性的人群在感染、免疫因素、环境因素及精神状态等多种因素的相互作用下发生的肠道慢性炎症。

(一)遗传与溃疡性结肠炎

遗传因素在宿主－微生物相互作用的过程中起到重要作用。在遗传学研究中最重要的发现:含有核苷酸寡聚化结构域 2(NOD2)的基因组区、自噬基因(ATG16L1)及 IL－17－～IL－23 型辅助 T 细胞(Th17)途径的成分。遗传因素与非遗传因素相互作用、饮食种类和方式的改变、抗生素的普遍使用甚至滥用和肠道微生物定植的变化,可能是当代 IBD 发病率上升的主要原因。溃疡性结肠炎是一个多因素引起的疾病,其基因因子功能发挥主要作用,基因的突变关系到先天免疫反应加剧,黏膜损害具有持续炎性反应。其中细胞因子、巨噬细胞移动抑制因子、CD14 和 Toll 样受体(TLR－4)在炎性反应中发挥中心作用。

遗传研究表明,特异性和非特异性基因变异体均与溃疡性结肠炎相关。荟萃分析显示,有 47 个与溃疡性结肠炎相关的位点,其中 19 个为溃疡性结肠炎特异性,28 个与克罗恩病共有。遗传、变异体作用于肠上皮细胞或肠细菌的糖脂,诱导黏膜自然杀伤 T 细胞的白细胞介素(IL)－13 受体 c2(IL－13c2)上调。自分泌 IL－13 激活这些细胞,这些细胞数量增加并产生一个增强 IL－13 介导的自然杀伤 T 细胞毒性的正反馈回路,从而导致上皮－屏障功能障碍,致使细菌产物吸收增加和抗细菌抗体的生成。细菌产物吸收增加刺激树突状细胞和巨噬细胞,导致炎性细胞因子和趋化因子的产生,IL－1B 激活上皮细胞分泌中性粒细胞－激活肽 78(ENA－78)和 IL－8 以及单核蛋白趋化蛋白 1(MCP－1)和 RNATES 吸引和募集效应辅助 T 细胞,产生 IL－13,诱导上皮－屏障功能障碍,从而导致通透性增加。

上皮细胞损害诱导 B 细胞产生抗原肌球蛋白抗体,而中性粒细胞核蛋白质诱导核周抗中性粒细胞胞质抗体(PAGNA)的产生,Th1、Th17、Th2 数量增加,产生 IL－13,诱导上皮－屏障功能障碍,在慢性结肠炎 T 细胞诱导和参与免疫病理的调节。B 细胞也参与溃疡性结肠炎的发病机制,Polese 等报道溃疡性结肠炎患者直肠 B 细胞 CD19＋与 CD45＋浓度和比值高于健康对照组,认为 B 细胞参与溃疡性结肠炎的发病机制,它们在早期和疾病的活动中发挥作用。

结肠细胞表达的过氧化物酶体增生物激活受体 γ(PPAR-γ)的丙氨酸多肽性与溃疡性结肠炎发病相关,当结肠细胞 PPAR-γ 减少时易于发生溃疡性结肠炎,但在东亚人群中似乎影响不大。

核苷酸结合寡聚化结构域 1(NOD1)是细胞内传感器的编码基因,是一个认知受体类型(PRR),可认知细菌细胞壁成分胞壁酰基二肽(MDP),MDP 与 NOD1 结合后,NOD1/胱冬肽酶募集结构域(CARD4)信号引起 NF-RB 激活,在先天免疫中发挥重要作用。当 NOD1/CARD4 多态性和突变引起细菌识别先天免疫应答发生障碍时,可直接引起 IBD 的发生。Verma 等报道显示,多态性伴 NOD1 基因的富亮氨酸复制(LRR)结构域有严重的溃疡性结肠炎,此可能是由于 NOD1 基因 LRR 部位对细菌认知的破坏。GTTG 单倍体在溃疡性结肠炎有过表达,且增加溃疡性结肠炎发生的危险性。另外,MDP 与 NOD2 结合后,激活炎性前细胞途径,主要调节核因子-kB(NF-kB)。上皮细胞、帕内特(Panth)细胞、巨噬细胞、树突细胞和内皮细胞都表达 NOD2。NOD2 蛋白被细菌肽聚糖活化后,可激活核因子 KB 和有丝分裂原激活蛋白(MAP)激酶的信号传导途径,进而导致细胞因子,如肿瘤坏死因子(TNF)、IL-1 和抗微生物肽的生成。缺乏 NOD2 的小鼠不发生肠道炎性反应,在人也是如此。新近报道识别 NOD2 受体调节人 FOXP3+T 细胞存活,在 Fas 丰富的环境中可保护对抗死亡受体介导的凋亡。

天然的免疫细胞(中性粒细胞、巨噬细胞、树突细胞和自然杀伤 T 细胞)能识别普通微生物模式的受体(模式识别受体),这与适应性免疫系统受体的抗原特异性识别不同。

肠道上皮表达各种天然免疫受体(Tolls 样受体、树突细胞受体、T 细胞受体、巨噬细胞受体等),这些受体介导着对肠腔微生物丛的防御功能,同时也调节上皮细胞和抗原提呈细胞,以诱导出维持肠道免疫内环境稳定的耐受机制。派尔集合淋巴结、肠系膜集合淋巴结和固有层中的抑制性细胞因子 IL-10 和转化生长因子(TGF)-B 都涉及肠道的 T 细胞耐受。通过 TGF-B 和视黄醛的作用,调节 T 细胞可在派尔集合淋巴结、肠系膜集合淋巴结中分化。当调节 T 细胞发生过程和功能的缺陷,或小鼠反应能力的改变,可以导致肠道炎性反应的发生。

肠道树突细胞(DCs)在调节耐受和免疫之间的平衡上发挥轴心作用 &DCs 启动调节 T 细胞反应,由单核细胞衍生的炎性反应性 DCS 表达 E-钙黏着蛋白,E-钙黏着蛋白阳性的 DCs 大量在肠系膜淋巴结和结肠蓄积,同时看到 Toll 样受体也有很高的表达,激活后产生致结肠炎细胞因子,如 IL-6/IL-23,重要性在于适应性 E-钙黏着蛋白进入 T 细胞并在免疫缺陷的宿主贮存,增加肠 Th17 免疫反应引起结肠炎加剧。

胚胎外胚层(EED)基因多态性对溃疡性结肠炎易感,且 EED 启动基因多态性与溃疡性结肠炎相关。溃疡性结肠炎时 EED 表达水平显著降低,用荧光素酶活性测定指出,等位基因 g-1850G 比 g-1850C 等位基因启动子活性降低 2 倍,提示 G 等位基因产生 EEDmRNA 较少。

(二)基因组与溃疡性结肠炎

溃疡性结肠炎是消化道一个慢性、复发性炎性反应性疾病,有复杂的基因和环境病原学。

MoGoven 等收集 2693 例溃疡性结肠炎和 6791 例健康体检者,发现基因变异潜在发生溃疡性结肠炎的危险。59 个单核苷酸多肽(SNPs)从 14 个独立的部位获得显著相关性($P<0.01$),其中 7 个部位有过多的广基因($P<0.01$)。2009 例溃疡性结肠炎和 180 例对照者检验后,P120 连环素有 13 个部位肯定与溃疡性结肠炎有显著相关性($P<0.01$),包括免疫球蛋白受体基因(FCGR2A,Fcy 受体Ⅱa 基因)、5P15、2P16 和血清类黏蛋白 3(OR-MDL3)。新近研究证实,染色体 7q22(809799)和染色体 22q13(IL-17REL)与溃疡性结肠炎有相关性。

溃疡性结肠炎时有多种基因导致疾病的发生。新近通过基因扩增联合扫描确定溃疡性结肠炎的 3 个新的易感位置,即人肝细胞核因子 4α(NHF4α),rs1067342、上皮-钙多黏素基因(CDH1),rs1728785 和层黏连蛋白(LAMB1),rs6949033。SNPrs1067342 在 NHF4α 位置和 SNPrs1728785CDH1 是伴有溃疡性结肠炎,这是首次研究证实 NHF4α 和 CDH1 是溃疡性结肠炎易感部位,提示上皮-屏障完整性在溃疡性结肠炎发病机制中的重要性。

TLR 引起的先天免疫反应失调是溃疡性结肠炎的一个关键特征。研究发现,溃疡性结肠炎患者静止或活动期结肠黏膜的 TLR-8、TLR-9 和 IL-16mRNA 水平都显著增高,结果证实活动性溃疡性结肠炎患者 TLR-2、TLR-4、TLR-8、TLR-9 表达增加,且 mRNA 水平与炎性反应程度和炎性细胞因子有关。TLR-4 特异地调节表皮生长因子相关的生长因子、表皮调节素(EPI)和角化细胞内分泌因子(AR)是表皮生长因子受体配体。AR 是表皮生长因子家族新基因,是一种含 844 个氨基酸多肽的糖蛋白。TLR4 调节 EP1 和 AR 表达,通过 AR 表达激活表皮生长因子受体(EGFR),引起肠上皮细胞(ICF)增生。在黏膜损伤反应时 TLR4 也调节 GDFR 配体的表达。最近报道,高加索人 TLR4D299G 和 T399 佟态.性是伴有发生溃疡性结肠炎的危险性增加。

MMPs 产生增加在 IBD 组织损害上发挥重要作用,基因的编码变异将导致疾病的开始。Morgans 等对 419 例溃疡性结肠炎患者进行 MMPS 基因单核苷酸多态的研究,结果提出 MMPs 基因的变异在溃疡性结肠炎易感性和临床结局上的作用有待进一步研究。

(三)细胞因子与溃疡性结肠炎

有许多细胞因子参与 IBD 的发病机制,其中 IL-23、IL-21、IL-33 相互间关系较多。活动性 IBD 时天然免疫细胞和适应性免疫细胞(B 细胞和 T 细胞)在固有层大量浸润 3 肠道黏膜中这些细胞的数量增加和活化,提高了局部 TNF-α、IL-1β、IL-6、IL-12、IL-23、IFN、IL-23、Th17 细胞因子的水平增高 DIL-23 由抗原呈递细胞分泌(由亚单位 P19 和 P40 组成)。IL-23 与 IL-23 受体复合物的结合引起 Janus 相关激酶(JAK2)-信号转导和转录激活(STAT3)的活化,从而调节转录活化。IL-23 导致 Th17 细胞增生和(或)生存,TNF(配体)超家族成员 15(TNFS15)可增强 IL-23 的作用。IL-23 还通过 Th17 依赖性途径引起肠道炎性反应。在溃疡性结肠炎时 IL-23 特异性增加。它来自结肠上皮下肌成纤维细胞的衍生。IL-β,TNF-α 可显著增加 IL-33mRNA 和蛋白表达,后者又受 P42/44 丝裂原激活蛋白激酶介导。IL-23 在溃疡性结肠炎的发病中发挥重要作用。新近报道,克罗恩病时细胞毒 T 淋巴细胞抗原 4(CTLA4)变异可由于 IL-23R 和 NOD2 相互作用引起。

IL-21 有调节 T 细胞和 B 细胞功能,调节免疫和非免疫细胞活性,但 IL-21 产生过多可引起免疫炎性反应发生。新近一个报道提出 IL-21 抵抗感染性反应性肠病、免疫反应组织损伤。

Rodriguez—Pervarez 等研究血清细胞因子在评估溃疡性结肠炎中的作用。溃疡性结肠炎患者有几种细胞因子在结肠黏膜过度表达,测定这些参数可用于诊断和疾病的评估。对细胞因子 IL—1B、IL—2、IL—6、IL—8、IL10、IL—13、IL—17、IFN—γ、IFB—α 进行多回归分析,结果指出,血清细胞因子谱是评价溃疡性结肠炎严重度和诊断的一个辅助工具,而 IL—8 是一个可靠的特殊化标记,与疾病的活动性紧密相关。

Yamamoto—Furusho 等报道 IL—19 基因多态性在溃疡性结肠炎患者有保护作用。IL—19 归属 IL—10 家族,且是一个强有力的免疫调节因子,结果提出 IL—19 多态性(rs2243188 和 rs2243193)可能在墨西哥个体溃疡性结肠炎的发生上有保护作用。

新近报道,溃疡性结肠炎的低度不典型增生(LGD)进展到癌与病变部位有关。Goldstone 等,脾曲以下为远端,报道溃疡性结肠炎伴 LGD121 例,7 例进展为结直肠癌(CRC),远端 LGD 与近端 LGD 相比,前者进展时间显著短,5 年无肿瘤进展生存率远端 LGD 与近端 LGD 分别为(75＋7)％和(95＋3)％,且平坦型比隆起型进展者较多。结果指出,远端 LGD 肿瘤进展比近端 LGD 更常见和进展较快。溃疡性结肠炎发展为 CRC10 年和 20 年累计发生率分别为 5.1％和 17.5％,从溃疡性结肠炎到 CRC 平均 14.7 年。

(四)微生物与溃疡性结肠炎

结肠拥有比任何其他器官更大量和更多样的微生物,肠道免疫系统通常可耐受这种微生物负荷,据推测耐受性的破坏是 IBD 发病机制的中心环节。但在溃疡性结肠炎患者尚无这一结果的证据。抗生素治疗对溃疡性结肠炎无临床效应这一事实也不支持细菌在该病有重要作用。

(五)精神因素

临床上溃疡性结肠炎可因紧张、劳累而诱发,患者常有精神抑郁和焦虑的表现。有研究表明,溃疡性结肠炎患者男女均具有内向、内省、离群、保守、严谨、悲观、抑郁、焦虑紧张、情绪不稳定、易怒、对各种刺激情绪反应强烈、激动后难以平复的个性特点;同时存在人际关系敏感、抑郁悲观失望、焦虑心神不安、敌对而争论以及阳性症状痛苦水平较高等心理健康问题,上述个性和心理问题在一定程度上促发了溃疡性结肠炎,并使其恶化。身心因素交织并相互影响,使本病迁延难愈。但近年人群调查发现溃疡性结肠炎患者中有精神异常和精神创伤者并不多于一般人群,可能是患者罹患溃疡性结肠炎后,由于慢性腹泻、腹部不适等病痛的折磨而继发精神障碍,成为加重病情的不利因素。

(六)细胞凋亡与肠黏膜损伤

细胞凋亡指细胞接受某种信号或受到某些因素刺激后,由凋亡相关基因调控的细胞主动死亡的过程。那么,溃疡性结肠炎的结肠黏膜损伤是否与结肠黏膜上皮细胞凋亡异常有关,大量研究的结论是肯定的。正常结肠细胞凋亡主要发生于肠腔上皮,活动期溃疡性结肠炎除肠腔上皮细胞凋亡外,病变处和邻近非病变处隐窝上皮细胞凋亡也增加,从而破坏由上皮细胞构成的黏膜屏障,导致结肠黏膜损伤和溃疡。此外还有研究表明导致细胞凋亡的调控基因的变化,发现活动期溃疡性结肠炎患者调控蛋白 AP0—1 和线粒体膜蛋白 APO—2.7 的表达较正常人显著增加,相关分析表明 AP0—1 与 APO—2.7 的表达呈正相关,提示结肠黏膜上皮细胞凋亡增多与诱导凋亡基因 AP0—1 的高表达有关。同时表明,活动期溃疡性结肠炎患者自身免疫基因(bcl－2)的表达显著增高,提示 bcl－2 表达上调是对结肠黏膜上皮细胞损伤的一种反应性增生。

(七)短链脂肪酸(SCFA)代谢障碍与溃疡性结肠炎

SCFA 代谢,尤其是丁酸的代谢与溃疡性结肠炎的病因联系紧密。Roediger 于 1980 年首先提出溃疡性结肠炎的发病可能是"结肠上皮代谢饥饿"所致。结肠上皮 SCFA 的氧化损伤程度与溃疡性结肠炎的严重程度呈平行关系。现已证实溃疡性结肠炎时肠道内碳酸氢盐产生减少,使肠腔内 pH 值降低,低 pH 值不利于 SCFA 菌株生长,而使乳酸大量产生,从而通过直接途径损伤结肠。结肠上皮细胞屏障依赖 SCFA,主要是 n－丁酸维持。n－丁酸主要来自厌氧菌的酵解,导致 n－丁酸氧化下降的因素可能为综合因素,包括氮衍生物和硫化物。Clausen 等从代谢动力学的角度阐述了丁酸为结肠黏膜上皮的最佳能量来源。若存在细胞内丁酸异常转运等,即使丁酸吸收无异常,也会发生 SCFA 代谢障碍。总之,SCFA 与溃疡性结肠炎发病机制的关系主要涉及酶的异常、硫化物和乳酸对 SCFA 的影响以及代谢动力学等因素。

二、临床表现

发病年龄多为 20～40 岁,50 岁以上少见,男、女无明显差异。起病多数缓慢,少数急性起病,偶见急性暴发起病。病程呈慢性经过,多表现为发作期与缓解期交替,少数症状持续并逐渐加重。部分患者在发作间歇期可因饮食失调、劳累、精神刺激、感染等诱因诱发或加重症状。

(一)消化系统表现

1.腹泻和黏液脓血便

见于绝大多数患者。腹泻主要与炎症导致大肠黏膜对水钠吸收障碍以及结肠运动功能失常有关,粪便中的黏液脓血则为炎症渗出、黏膜糜烂及溃疡所致。黏液脓血便是本病活动期的重要表现。大便次数及便血的程度反映病情轻重,轻者每天排便 2～4 次,便血轻或无;重者每天可达 10 次以上,脓血显见,甚至可大量便血。粪质亦与病情轻重有关,多数为糊状,重可至稀水样。病变限于直肠或累及乙状结肠患者,除可有便频、便血外,偶尔有便秘,这是病变引起直肠排空功能障碍所致。

2.腹痛

轻型患者可无腹痛或仅有腹部不适。一般诉有轻度至中度腹痛,多为左下腹或下腹的阵痛,亦可涉及全腹。有疼痛便意便后缓解的规律,常有里急后重。若并发中毒性巨结肠或炎症波及腹膜,有持续性剧烈腹痛。

3.其他症状

可有腹胀,严重病例有食欲缺乏、恶心、呕吐。

4.体征

轻、中型患者仅有左下腹轻压痛,有时可触及痉挛的降结肠或乙状结肠。重型和暴发型患者常有明显压痛和鼓肠。若有腹肌紧张、反跳痛、肠鸣音减弱,应注意中毒性巨结肠、肠穿孔等并发症。

(二)全身表现

一般出现在中、重型患者。中、重型患者活动期常有低度至中度发热,高热多提示并发症或见于急性暴发型。重症或病情持续活动可出现衰弱、消瘦、贫血、低蛋白血症、水与电解质平衡紊乱等表现。

(三)肠外表现

本病可伴有多种肠外表现,包括外周关节炎、结节性红斑、坏疽性脓皮病、巩膜外层炎、前葡萄膜炎、口腔复发性溃疡等,这些肠外表现在结肠炎控制或结肠切除后可以缓解或恢复;骶髂关节炎、强直性脊柱炎、原发性硬化性胆管炎极少见的淀粉样变性、急性发热性嗜中性皮肤病等,可与溃疡性结肠炎共存,但与溃疡性结肠炎本身的病情变化无关。

国内报道肠外表现的发生率低于国外。

(四)类型分类

按本病的病程、程度、范围及病期进行综合分型。

1.**按溃疡性结肠炎病情轻重可分为 3 级**

(1)轻度:此型最常见,通常仅累及结肠的远端部分,病情轻,腹泻每天少于 4 次,腹痛、便血轻或无,无发热、脉速等全身症状,贫血无或轻,血沉正常。

(2)中度:介于轻度与重度之间,起病突然,腹泻每天 4～5 次,为稀便和血便,腹痛较重,有低热,体重减轻,食欲减退,可有肠道外表现。

(3)重度:起病急骤,腹泻每天 6 次以上,并有明显黏液脓血便,体温＞37.5℃、脉搏＞90 次/min,血红蛋白＜100g/L,血沉＞30mm/h,有持续的严重腹痛,可出现低血压,甚至休克。

2.**按溃疡性结肠炎病程经过可分为以下 4 型**

(1)初发型:症状轻重不一,既往无溃疡性结肠炎史,可转变为慢性复发型或慢性持续型。

(2)慢性复发型:症状较轻,临床上最多见,治疗后常有长短不一的缓解期。在发作期结肠镜检查,有典型的溃疡性结肠炎病变,而缓解期检查仅见轻度充血、水肿,黏膜活检为慢性炎症,易误诊为肠易激综合征。有的患者可转为慢性持续型。

(3)慢性持续型:起病后常持续有轻重不等的腹泻、腹痛及全身症状等,持续数周到数年,其间可有急性发作。本型病变范围较广,结肠病变呈进行性,并发症多,急性发作时症状严重,有的需行手术治疗。

(4)急性暴发型:国内报道较少,约占溃疡性结肠炎的 2.6%,国外报道占 20%。多见于青少年,起病急剧,全身及局部症状均严重,高热、腹泻每天 20～30 次,便血量多,可致贫血、脱水电解质紊乱、低蛋白血症、衰弱消瘦,并易发生中毒性结肠扩张、肠穿孔及腹膜炎,常需紧急手术,病死率高。

3.**病变范围**

可分为直肠炎、直肠乙状结肠炎、左半结肠炎(结肠脾曲以远)、广泛性或全结肠炎(病变扩展至结肠脾曲以近或全结肠)。

4.**病情分期**

分为活动期和缓解期。溃疡性结肠炎有 2 种分类法,即按溃疡性结肠炎病情轻重分类和按溃疡性结肠炎病程经过分类。

（五）并发症

溃疡性结肠炎的常见并发症。

1.消化道出血

便血是本病的主要临床表现之一，便血的多少也是衡量病情轻重的指标，但有时难以绝对定量。这里所说的大量便血是指短时间内大量肠出血，伴有脉搏增快、血压下降及血色素降低，需要输血治疗。

2.结肠狭窄

多发生在病变广泛、病程持续、长达5～25年及以上的病例，其部位多发生在左半结肠、乙状结肠或直肠。其原因是黏膜肌层的增厚，或假息肉呈团阻塞肠腔。临床上一般无症状，严重时可引起部分肠阻塞。

3.肠穿孔

多为中毒性肠扩张的并发症，也可出现在严重型。皮质激素的应用被认为是对肠穿孔的一个危险因素。

4.中毒性结肠扩张

这是本病的一个严重并发症，多发生在全结肠的患者，病死率可高达44％。临床表现为肠管高度扩张并伴有中毒症状，腹部明显胀气，最明显的扩张部位在横结肠，体检腹部可有压痛甚至反跳痛，肠鸣音显著减弱或消失。

5.结肠癌

目前已公认，溃疡性结肠炎并发结肠癌的机会要比同年龄和性别组的一般人群明显偏高，一般认为癌变趋势和病程长短有关，病程15～20年后，癌变的危险性大约每年增加1％。对于溃疡性结肠炎病程在10年以上者要注意癌变的可能。

6.息肉

发生率为10％～80％，常称这些息肉为假性息肉。息肉好发生在直肠，也有人认为降结肠及乙状结肠最多，向上依次减少，可随炎症的痊愈而消失，随溃疡形成而破坏，长期存留易癌变。

7.内瘘

肠腔与肠腔或肠腔与其他空腔脏器（如膀胱、阴道等）互相粘连，形成内瘘；肠腔与皮肤相通形成外瘘，虽较少，但偶有发生。

8.肛门及肛周疾病.

如肛裂、直肠周围脓肿、肛瘘、痔脱出等。

9.其他系统并发症

6％～11.5％的并发关节炎，多见于病变活动期，有时关节症状出现于肠道症状之前，多累及单个下肢大关节、呈游走性反复发作，亦可呈强直性脊椎炎和骶髂关节炎。有者出现虹膜睫状体炎、结膜炎、巩膜表面炎，当出现眼症状时，常有全身性表现：结节性红斑、多形性红斑和紫斑、脓皮坏疽，也可出现口腔溃疡等。晚期可并发脂肪肝、硬化性胆管炎、胆管周围炎、慢性肝炎，有者进一步发生坏死后肝硬化。亦易发生贫血、营养不良、肾结石，特别多见于回肠造口术者。

三、诊断

（一）辅助检查

1.放射学钡剂检查

急性期一般不宜行钡剂检查。而特别注意的是重度溃疡性结肠炎在做钡灌肠时，有诱发肠扩张与穿孔的可能性。一般情况下,临床有症状时只用刺激性不大的缓泻剂,以免诱发急性发作。静止期时应常规操作肠道准备。钡灌肠对本病的诊断和鉴别诊断有重要价值。尤其对克罗恩病:结肠恶变有意义。临床静止期可做 钡灌肠检查,以判断近端结肠病变,需排除克罗恩病者宜再行全消化道钡餐检查,气钡双重对比法更易发现黏膜浅表病变。

(1)轻度溃疡性结肠炎患者 X 线检查阴性,中度和重度患者则有典型表现。

(2)结肠壁边缘呈小锯齿状突出的钡影及铁轨样皱襞相。

(3)假息肉形成,少数病例因结肠壁纤维化及息肉增生,可致肠腔变窄。

(4)结肠袋消失或变浅,结肠缩短僵直,甚至如水管样。

(5)雪花征:由于微小溃疡及糜烂而附着钡剂,钡斑点,气钡双重造影显示如雪花。

(6)直肠后间隙增大达 2cm 以上,表示直肠与直肠后组织有严重炎症。

2.内镜检查

目前一致认为结肠镜检查对溃疡性结肠炎的诊断和鉴别诊断均有重要价值。结肠镜下的主要表现是:大肠黏膜糜烂、溃疡和假性息肉形成。由于病变时期和病变程度不同,表现有较大差别。在活动期,初时,大肠黏膜充血、水肿,血管纹理不清,半月襞增厚,肠腔虽正常,但经常出现痉挛现象。随后,大肠黏膜变得粗糙、脆,容易出血,肠腔内常有血性分泌物。进一步发展,肠黏膜出现散在点状糜烂、溃疡,溃疡逐渐融合成片,出现形状不规则溃疡面,周围有脓性分泌物,病变肠段正常黏膜少见。缓解期主要表现为大肠黏膜萎缩、假性炎症性息肉。

镜下改变,分急性期和慢性期两种情况。

(1)急性期表现:轻度:黏膜充血、水肿、分泌物增多,有密集分布的小出血点,并见散在渗血及出血。中度:黏膜充血,水肿明显。黏膜表面呈颗粒状,肠壁脆而易接触出血,有多数细小浅表溃疡,黏膜分泌物增多。重度:黏膜出血,水肿更显著,病变部位几乎无正常黏膜,黏膜呈粗细不等的颗粒状及假性息肉,或溃疡明显增多并融合成片,有黏膜桥形成。极易接触出血或黏膜糜烂,结肠自发出血,有假膜或黏膜脓血性渗出物覆盖,有时见岛状或假息肉样黏膜增生。

(2)慢性期表现:活动期:可见正常黏膜结构消失,肠壁僵硬,肠腔狭窄呈管状,有炎性息肉或溃疡。黏膜分泌物增多,有充血、水肿或渗血。静止期:肠壁僵硬,肠腔狭窄呈管状,有多数假息肉形成。黏膜炎症轻,苍白、出血少,正常结构消失,显得干燥粗糙。

3.溃疡性结肠炎的实验室检查法

(1)血常规:中、重度患者,血常规提示为低血色素、小细胞性贫血,系缺铁与失血引起,有些患者与溶血有关。白细胞正常或升高,明显升高与核左移、中毒颗粒出现见于重症。血细胞压积低于 25%。网织红细胞增多见于病情持续者。

(2)血沉:血沉增快是疾病活动期的简易而可靠指标之一。

(3)血清蛋白电泳:α_1 糖蛋白升高是活动期可靠指标,α_2 糖蛋白升高则反映病情缓解。低蛋白血症说明病变广泛,通常已越过乙状结肠。γ 球蛋白下降为预后不良之兆。

(4)凝血因子与纤维蛋白原:血液中凝血因子的缺乏是凝血酶原时间延长的原因,可能与缺乏维生素 K 有关。纤维蛋白原常降低,但重度患者可发生弥散性血管内凝血,出现高凝血状态,引起血栓形成,主要由于第Ⅶ因子活性增加,常见本病活动期,预后不良。

这时表现为纤维蛋白原增加。

（5）电解质测定：血清电解质紊乱见于重度病。低钾血症最常见，低钠血症次之，亦可出现低镁血症，以及低钙血症。

（6）肝功能方面：部分患者有异常。

（7）铁代谢：常由慢性失血可致铁储备减少，血清铁、铁蛋白及转铁蛋白下降。

（8）血锌：在应用ACTH治疗或完全性肠道外营养者，血锌含量可降低。

（9）约30%的患者，可见小肠木糖吸收障碍，40%的患者有水、钠、氯、脂肪吸收障碍，偶见维生素 B_{12} 吸收障碍或维生素K缺乏。

（10）大便常规：肉眼检查发现血、黏液及脓血，镜下见大量红细胞、白细胞、脓细胞及吞噬细胞，粪便培养无真菌及致病菌生长。

（二）诊断

溃疡性结肠炎为一结肠黏膜非特异性炎症，其诊断依据应包括临床表现慢性腹泻、黏液脓血便，以及腹痛、不同程度的全身症状，反复发作等；再结合实验室检查、X线、纤维结肠镜及病理学变化；并要排除一些特异性结肠炎和癌肿后，方可诊断。

一个完整的诊断应包括其临床类型、严重程度、病变范围及疾病分期。

1.诊断依据

（1）腹痛、腹泻，排黏液血便。

（2）全身表现及肠外表现。

（3）多次粪便常规检查及培养未发现病原体。

（4）X线钡灌肠显示肠黏膜颗粒样或结节样，皱襞粗大、紊乱。

2.诊断标准

2007年中华医学会消化分会制订了新的溃疡性结肠炎诊断标准。

（1）诊断本病需先排除细菌性痢疾、阿米巴痢疾、血吸虫病、肠结核及Crohn病、放射性肠炎等原因明确的结肠炎症。

（2）具有典型的临床表现，并有结肠镜或X线的特征性改变中的一项。

（3）临床表现不典型，但有典型结肠镜或X线表现或病理活检证实。

（4）临床上有典型症状或者典型既往史，但目前结肠镜或钡剂灌肠检查并无典型改变者，应列为"疑诊"随访。

（5）一个完整的诊断应包括临床类型、病变范围、严重程度和病情分期。

四、鉴别诊断

（一）急性细菌性痢疾

常有急性细菌性痢疾史，抗菌药物治疗有效，粪便培养分离出痢疾杆菌，结肠镜检时取黏液脓性分泌物培养的阳性率较高。

（二）阿米巴痢疾

病变主要侵犯右侧结肠，也可累及左侧结肠，结肠溃疡较深，边缘深切，溃疡间黏膜正常。粪便或结肠镜取出的分泌物中可找到阿米巴滋养体或包囊。抗阿米巴治疗有效。

（三）克罗恩病

克罗恩病常发生在小肠和右半结肠，我国较欧美国家少见，而肠结核是常见病。不少患者需先行抗结核治疗观察病情变化,以减少肠结核的漏误诊。溃疡性结肠炎大部分患者均发生在直肠或直-乙结肠处。

(四)结肠息与结肠癌

通过结肠镜检查即可鉴别,而钡灌肠有时可出现漏误诊。

(五)缺血性肠病

目前缺血性肠病在老年人群中不少见,其特点是老年人、起病急、出现急性腹痛,即鲜血少量频频便出,侵及病变多见于乙状结肠、降结肠,而很少侵及直肠。内镜下结肠黏膜变化有时很难区别于溃疡性结肠炎,因此要结合临床特点全面分析。

(六)肠结核

虽然我国近期肠结核发病率较以往有所下降,但在我国各地区仍不少见,典型的肠结核病变多位于回盲部,呈环形"鼠咬状"溃疡改变,如病理发现结核杆菌即可确诊,但目前结核杆菌培养率低,病变表现不典型,需仔细分辨,肠结核亦可见于小肠,因此,在小肠末端或回盲部见到的溃疡一定要想到结核病并进行鉴别或抗结核试验治疗。

(七)抗生素性结肠炎

这类患者多见于在服用抗生素后不久即有便血发生。结肠镜下可见地图样改变,即有的地方黏膜充血、水肿,有的地方黏膜为正常,易误诊为溃疡性结肠炎。停用抗生素后便血即停止,结肠黏膜病变几天后即可恢复正常。因此,病史采集时要询问近日是否使用过抗生素。

(八)痔疮

患痔疮者很多见,若在肛门口以上有某种疾病(如结肠癌、溃疡性结肠炎、结肠息肉等),在瘤体或肠黏膜表面常有炎性渗出物下行到肛门口,从而引发痔核表面发炎,排便时痔可被刮破而出血。如果面对便血者医生只想到痔出血,而且检查时也看到痔出血时,就有可能忘记了肛门口以上结肠里的重要病变。所以,对有"痔疮出血"的患者,一定要择期做全结肠镜检查。

五、治疗

溃疡性结肠炎治疗应采用综合疗法,包括休息、饮食调节进少渣饮食,忌食乳类及过敏食品,重者应行肠外营养(TPN),纠正水、电解质紊乱,补充蛋白质,改善全身状况,解除精神因素及对症治疗。

(一)药物治疗

1.氨基水杨酸类药物

5-氨基水杨酸类药物用于治疗溃疡性结肠炎的可能机制是改变肠道微生物体系,改变黏膜内前列腺素合成及电解质交换,阻止炎症递质的合成和释放等。柳氮磺吡啶(SASP)是治疗溃疡性结肠炎的常用药物,由5-氨基水杨酸(5-ASA)及磺胺吡啶(SP)结合而成,适用于轻型、中型溃疡性结肠炎患者或重型溃疡性结肠炎经糖皮质激素治疗已缓解者,SASP治疗溃疡性结肠炎已多年,口服4~6g/d,分3~4次;64%~77%的患者疗效良好,症状缓解后以2g/d维持,至少1年,89%的患者可保持无症状。SASP用量大时疗效提高,但不良反应亦增加:其不良反应包括消化道反应、头痛、贫血、过敏反应引起的皮疹、男性不育、肝毒性、胰腺炎、肺炎、白细胞减少等。近年来,国内外已开发出许多5-ASA的新剂型,如美沙拉嗪(MS)、奥沙拉嗪、巴柳氮等。MS可使5-ASA到达结肠发挥药效,其疗效与SASP相当,但耐受性比较好。

MS 的新剂型主要有 2 种,一种为缓释颗粒剂艾迪莎,另一种为缓释剂颇得斯胺。奥沙拉嗪由两分子的 5－ASA 通过偶氮键连接而成,疗效与 SASP 相似,可用于治疗轻中度溃疡性结肠炎患者,因其经口服后在胃和小肠内极少吸收和分解,故无明显严重的不良反应。巴柳氮是一种新的 5－ASA 衍生物,进入体内在结肠内被细菌活化并裂解为 5－SAS,与 SASP 相比不良反应明显减少,耐受性较好。此外,巴柳氮用于控制夜间症状效果也较好。近年不少学者注意到局部给药能减少不良反应,如应用 SASP 或 5－ASA 肛栓或灌肠剂,局部药物浓度提高并维持时间较久,使疗效提高。尚有报道,局部用药与全身治疗有协同作用,可减少 SASP 口服量。其治疗机制与抑制白三烯、前列腺素等的产生,亦可抑制自由基等有关。口服 SASP 者,有 13％～42％的出现胃肠反应,尚有药物热、皮疹、粒细胞减少、贫血、肝肾损害及胰腺炎等,其发生率与用量成正相关。

此外,4－氨基水杨酸(4－ASA)又称 PAS 系一抗结核药,以 2g 溶于 100mL 水中,每天保留灌肠一次,治疗 8 周有效率达 83％。Ginsberg 等报道 4－ASA 每天分次口服 4g,经 12 周治疗,55％的患者疗效良好。4－ASA 对溃疡性结肠炎治疗的机制尚不明。

2.肾上腺皮质激素类药物

肾上腺皮质激素类药物是治疗溃疡性结肠炎的经典药物,能抑制磷酸酯酶 A,阻止细胞膜磷脂中结合型花生四烯酸转化为游离型,稳定细胞及溶酶体膜,调节免疫功能,减少巨噬细胞及中性白细胞进入炎症区。能阻滞白三烯、前列腺素、血栓素等形成,降低炎症反应,而使溃疡性结肠炎临床症状迅速改善。主要用于中、重度急性发作期或爆发型及 SASP、5－ASA 疗效不佳的溃疡性结肠炎患者。传统激素类药物如泼尼松龙龙、可的松、氢化可的松对短期缓解症状有很好的效果,一般活动性溃疡性结肠炎口服泼尼松 40～60mg/d;病情重且疗效不佳者,可静脉滴注琥珀酸氢化可的松 100mg 加入 100mL 液体中直肠滴注,优于保留灌肠。糖皮质激素长期应用,易产生水钠潴留、高血糖、消化道症状、向心性肥胖等不良反应,故待症状好转后应渐减量,经 2～3 个月停药,对溃疡性结肠炎缓解率为 55.7％～88.2％,长期持续低剂量应用糖皮质激素维持治疗,但并不能防止复发。近年一些新型皮质激素如曲安西龙、巯氢可的松等,无全身不良反应,灌肠治疗溃疡性结肠炎,疗效优于其他皮质激素。

尚有糖皮质激素泡沫剂,小剂量直肠注入与大剂量氢化可的松保留灌肠疗效相等,较灌肠方便。近年来出现的新型制剂多以灌肠给药,全身不良反应较小。Okamura 等的临床试验证实,促肾上腺皮质激素(ACTH)与环孢素合用效果更佳,且不易复发,可用于激素治疗无效或疗效不明显者。

3.免疫抑制剂类药物

该类药物主要通过干扰嘌呤的生物合成或作用于免疫反应的某一点而发挥免疫抑制作用。早期用于治疗溃疡性结肠炎的免疫抑制剂硫唑嘌呤(AZA)、6－巯基嘌呤(6－MP)及氨甲蝶呤(MTX)等,环孢素－A 开始 4mg/(kg·d)静脉用,一般 7 天内见效,然后改为 8mg/(kg·d)。由于该类药物起效较慢,毒性较大,特别是对骨髓造血功能有影响,因此其应用受到限制。20 世纪 70 年代从真菌代谢产物中提取的环孢素,是一种具有强免疫抑制作用的脂溶性多肽,主要用于激素治疗无效的重症溃疡性结肠炎患者,使其度过危险期,是糖皮质激素安全、有效的替代治疗药物。目前疗效较好的新型免疫抑制剂为他克莫司,可抑制 T 细胞反应。该药最常见的不良反应是震颤、高血糖、高血压和感染,肾损害罕见,停药后消失,尚未发现本药对孕妇及新生儿有不良影响。

4.生物疗法

近年来细胞因子的研究有很大的进展。肿瘤坏死因子(TNF)被认为是 IBD 理想治疗。

现已用于临床的抗 TNF-α 的单克隆抗体有人鼠嵌合的抗体(CDP571)、人的 IgG1 抗 TNF-α抗体(D2E7),和抗肿瘤坏死因子受体蛋白等。其中以英夫利昔单抗的应用最早。核因子 kB(NF-kB)是一种与许多基因的转录启动有关的核因子,在 IBD 的发病机制中起着重要的作用。其抑制蛋白 IkB 可封闭 NF-kB 上的核定位序列,使其滞留于细胞质。通过抑制 NF-kB 信号通路来抑制相应基因的表达已成为溃疡性结肠炎治疗研究的重点。

5.高压氧(HBO)治疗

孙进富等报道,有 HBO 治疗 17 例慢性溃疡性结肠炎,治疗压力为 0.2MPa,吸氧 90 分钟,每天 1 次,10 次为一个疗程,治愈率为 82%,总有效率达 98%,其中有 14 例半年后随访无复发,Grigor 及梁光杯等应用 HBO 治疗溃疡性结肠炎亦取得满意疗效。

6.鱼油

鱼油为白三烯合成抑制剂,口服鱼油辅助治疗轻、中度活动性溃结,可获临床改善。有报道在用糖皮质激素、SASP 治疗的同时,辅以口服鱼油 5.4g/d,可提高疗效。

7.抗生素

对有并发感染者,应有针对性地选用抗生素,但不宜作为常规用药,以免改变患者对 SASP 的疗效和反应,可选用喹诺酮类及磺胺药。近年来发现甲硝唑不仅可抑制肠内厌氧菌、减轻溃疡性结肠炎症状。另外,甲硝唑有影响白细胞趋化性及某些免疫抑制作用,对溃疡性结肠炎有一定疗效。但用量大,用时较久,易生胃肠反应。

8.色甘酸钠

色甘酸钠能稳定肥大细胞膜,阻止脱颗粒,抑制组织胺、5-羟色胺、慢反应物质等递质释放,减轻抗原-抗体反应对肠壁损伤。200mg/次,每天 3 次,餐前服;或 600mg 保留灌肠,有报道与泼尼松 20mg 疗效相似。

9.肝素

肝素有抗血栓和抗感染作用。Gaffney 等连续报道合用肝素、SASP 对难治性溃疡性结肠炎取得疗效。10 例患者中,6 例用肝素 1000U,每天 2 次,皮下注射,同时服 5-ASA,平均病情改善时间为 3.2 周,取得缓解平均时间为 6 周。患者生活质量大为提高,可停用皮质类固醇,减少手术需求。对 SASP 和(或)类固醇治疗无效的溃疡性结肠炎患者可采用肝素治疗。溃疡性结肠炎可伴有血栓栓塞性疾病、中毒性结肠扩张、皮肤坏疽性化脓症,肝素对肠外表现的疗效正在评估中。

第十一节　肠梗阻

一、概述

肠梗阻是一种常见的外科急腹症,凡肠内容物不能正常运行或通过发生障碍时称为肠梗阻,一旦肠管发生梗阻不但可以引起肠管本身解剖和功能上的改变,并可导致全身性生理紊乱。在临床上以腹痛、呕吐、腹胀及便秘为主要表现。肠梗阻具有病因复杂、病情多变、发展迅速等特点,若处理不当,后果严重。

按病因分为:机械性肠梗阻、动力性肠梗阻、血动性肠梗阻。按梗阻有无血运障碍分为:单纯性肠梗阻、绞窄性肠梗阻。根据梗阻的部位可分为高位和低位肠梗阻两种,根据:梗阻的程度可分为完全性和不完全性肠梗阻,按发展过程快慢可分为急性和慢性肠梗阻。

若一段肠管两端均受压且不通畅者称闭襻性肠梗阻,闭襻肠管中的气体和液体无法减压,易发生血运障碍。

(一)诊断

1.症状

(1)腹痛:询问腹痛初起的准确时间、腹痛性质、间隔期和持续时间的长短、变化程度与进食和排便的关系、缓解因素、伴发症状等,从中找到确定病因的证据。

(2)腹胀:询问腹胀程度、感觉、位置及变化等。

(3)呕吐:询问呕吐出现的时间、次数、频度、内容物的量和性质,以及呕吐时与吐后的感觉。

(4)排便、排气情况:询问肛门是否停止排便排气、最后一次排便排气的时间及肛门是否有血性或其他 色泽粪便排出。

2.体征

早期单纯性肠梗阻一般无明显全身症状,随病情进展可出现口唇干燥、皮肤无弹性、眼窝凹陷、少尿或无尿等脱水表现。发生绞窄时可表现为烦躁不安、发热、脉率快、血压下降、休克等。腹部检查时要显露充分,上自乳头水平,下至股部均应仔细检查。

(1)腹部视诊:可见到腹胀及肠蠕动波。

(2)触诊:单纯性肠梗阻可有轻度压痛,绞窄性肠梗阻可有固定压痛和腹膜刺激征。

(3)叩诊:绞窄性肠梗阻时可出现移动性浊音。

(4)听诊:肠鸣音亢进,可闻及气过水声或金属音,麻痹性肠梗阻时肠鸣音减弱或消失。应常规进行直肠指检。直肠指检若触及肿块,则可能为直肠肿瘤或低位肠腔外肿瘤甚至为肠套叠,若指套染血,应考虑结肠套叠、肠肿瘤、肠绞窄或肠系膜血管栓塞的可能。

3.检查

直肠指诊应作为常规检查不能忽略。如触及肿块,可能为直肠肿瘤所引起的结肠梗阻、极度发展的肠套叠的套头或低位肠腔外肿瘤。

实验室检查中,血红蛋白及血细胞比容可因脱水、血液浓缩而升高,白细胞计数和中性粒细胞明显增加,多见于绞窄性肠梗阻,全血二氧化碳结合力和血清 Na^+、K^+ 的变化,可反映酸碱失衡和电解质紊乱的状况。呕吐物和粪便检查有大量红细胞或隐血阳性,应考虑肠管有血运障碍。

X 线检查:一般在肠梗阻发生 4～6 小时后,即显示出肠腔内气体;立位或侧卧位透视或拍片,可见多数液平面及气胀肠祥。但无上述征象,也不能完全排除肠梗阻的可能。由于肠梗阻的部位不同,X 线表现也各有其特点。如在高位小肠梗阻时,空肠黏膜环状皱襞可显示出"鱼肋骨刺状",回肠黏膜则无此表现;结肠胀气位于腹部周边,显示结肠袋形。

当怀疑肠套叠、乙状结肠扭转或结肠肿瘤时,可行钡剂灌肠以助诊断。在小肠梗阻时,忌用胃肠造影的方法,以免加重病情。在病情严重、低血压、休克患者,有时立位平面相可造成直立性虚脱,值得临床医师注意。

4.诊断要点

(1)腹痛、呕吐、腹胀、肛门排气和排便停止几大症状和腹部可见肠型或蠕动波,肠鸣音亢进,压痛和腹肌紧张。

(2)机械性肠梗阻具有上述典型临床表现,早期腹胀可不显著。麻痹性肠梗阻无阵发性绞痛等肠蠕动亢进的表现,相反肠蠕动减弱或消失,腹胀显著,而且多继发于腹腔内严重感染、腹膜后出血、腹部大手术后等。

(3)有下列表现者,应考虑绞窄性肠梗阻的可能。①发病急,开始即为持续性剧烈腹痛,或在阵发性加重之间仍有持续性疼痛。有时出现腰背部痛,呕吐出现早、剧烈而频繁。②病情发展迅速,早期出现休克,抗休克治疗症状改善不显著。③明显腹膜刺激征,体温上升、脉率快、白细胞计数增高。④腹胀不对称,腹部有局部隆起或触及有压痛的肿块。⑤呕吐物、胃肠减压抽出液、肛门排出物为血性,或腹腔穿刺抽出血性液体。⑥经积极非手术治疗而症状体征无明显改善。⑦腹部 X 线检查见孤立、凸出胀大的肠祥、不因时间而改变位置,或有假肿瘤状阴影;若肠间隙增宽,提示有腹腔积液。

(4)高位小肠梗阻的特点是呕吐发生早且频繁,腹胀不明显。低位小肠梗阻的特点是腹胀明显,呕吐出现晚而次数少,可吐粪便样内容物。

(5)完全性梗阻呕吐频繁,如为低位梗阻腹胀明显,完全停止排气、排便。

5.鉴别诊断

鉴别诊断主要在于区分肠梗阻的部位、性质与是否存在绞窄病因。疼痛的性质为阵发性伴肠鸣音亢进多提示为机械性梗阻;腹胀明显且肠鸣音减弱提示为麻痹性梗阻;呕吐频繁为高位肠梗阻的表现;病情发展迅速、出现腹膜刺激症状、血流动力学不稳等说明肠绞窄的可能性较大,应引起重视。

(二)治疗

肠梗阻的治疗在于缓解症状,恢复肠道的通畅,包括非手术治疗与手术治疗。值得注意的是对患者生命的威胁主要在于肠梗阻带来的全身病理生理变化。因此不论是否采取手术治疗,首先应给予非手术治疗以纠正肠梗阻带来的全身性病理生理紊乱,为手术治疗创造条件。

1.非手术治疗

主要包括以下措施。

（1）胃肠减压：肠梗阻诊断明确后，应立刻进行胃肠减压，以减轻腹胀，胃管保留在胃内，可吸出由肠管逆流到胃内的液体与气体，更主要是可将吞咽带进的气体抽出，减轻肠管膨胀的程度。腹胀减轻后还有利于改善呼吸和循环功能。应用胃肠减压后 12 小时，重复进行 X 线检查，若小肠内充气减少，结肠充气时，证明肠梗阻有所缓解。

（2）纠正水和电解质平衡：根据肠梗阻的部位、梗阻时间的长短以及实验室检查的结果来补充水和电解质。由于呕吐与胃肠减压所丢失的液体与细胞外液相似，需补充的液体以等渗液为主。绞窄性肠梗阻或晚期的单纯性肠梗阻患者，常有大量血浆和血液的丢失，还需补充血浆和全血。

（3）抗生素：单纯性肠梗阻一般不需使用抗生素。绞窄性肠梗阻时则需使用，可减少细菌繁殖，预防切口及肺部感染。

（4）对症治疗：单纯性肠梗阻患者可经胃管注入液状石蜡、花生油或通便泻下的中药，疼痛剧烈患者可应用解痉剂。

2.手术疗法

绞窄性肠梗阻、肿瘤及先天性肠道畸形引起的肠梗阻，以及非手术治疗无效患者均应手术治疗。手术的原则和目的是：在最短的时间内，以最简单的方法解除梗阻或恢复肠腔的通畅。手术方式的选择应根据病因、病理变化、梗阻部位、梗阻程度和患者全身情况而定。手术可归纳为如下几种。

（1）解除引起梗阻的原因：如粘连松解术、肠套叠整复或肠扭转复位术等。

（2）肠切除吻合术：如肠管因肿瘤、炎症性狭窄等，或局部肠袢坏死，应行肠切除吻合术。梗阻原因解除后，判断肠管有无生机至关重要。如果肠壁已呈暗红色，失去光泽和弹性，无蠕动能力，对刺激无收缩反应，肠系膜终末动脉无搏动，则表示已发生肠坏死，应行肠切除。如有可疑，可用 0.5％普鲁卡因或 0.5％利多卡因肠系膜根部封闭，温盐水纱布热湿敷，将其放入腹腔 20～30 分钟，若见肠壁颜色和光泽好转，肠系膜终末动脉搏动出现，则说明肠管仍有生机。否则，即表明肠管已坏死。

（3）短路手术：当引起梗阻的原因既不能简单解除，又不能切除时，可行梗阻近端与远端肠袢的短路手术。

（4）肠造口或肠外置术：如患者病情危重，不能耐受复杂手术，可用此类术式解除梗阻。该手术主要适用于低位肠梗阻，如急性结肠梗阻，一般采用梗阻近侧肠造口，以解除梗阻；也适用于麻痹性或痉挛性肠梗阻，蛔虫或粪块堵塞引起的肠梗阻，炎症引起的不完全性肠梗阻，肠套叠早期等。在治疗过程中，应严密观察，如症状、体征不见好转或反而加重，应改为手术治疗。除前述基础疗法外，还包括中药治疗、口服或胃肠道灌注植物油、针刺疗法，以及根据不同病因采用低压空气或钡灌肠，经乙状结肠镜插管，颠簸疗法等各种方法。

二、粘连性肠梗阻

粘连性肠梗阻比较常见，占全部肠梗阻病例的 40％～50％。其中先天性腹腔内粘连（如美克耳憩室的系带、胎粪性腹膜炎）所致者极少，而以后天性腹腔内粘连为最多，好发于腹腔内手术、感染、肿瘤、腹部损伤，腹内出血或异物残留最多见。

(一)临床表现

粘连性肠梗阻大多有腹部手术史,发生时间可以在术后几周到数年之久,有的甚至数十年。可有多次反复发作。大部分粘连性肠梗阻发生在回肠且为单纯性,临床表现同一般小肠梗阻。

(二)诊断要点

(1)多有腹腔手术、创伤或感染病史。

(2)以往有慢性肠梗阻症状和多次急性发作史。

(3)突发性典型的机械性肠梗阻表现。

值得注意的是手术后早期(5～7天)即可出现粘连性肠梗阻,应与术后肠麻痹恢复期的肠蠕动功能失调相鉴别。其鉴别要点:术后肠麻痹是术后的持续表现,多在术后3～4日内恢复,当自肛门排气排便后,症状便自行消失。而粘连性肠梗阻则常常先有肛门排便排气后又停止,并伴有绞痛和肠鸣音亢进。腹部X线,肠麻痹时全部肠道均有积气,而粘连性梗阻积气积液仅限于梗阻以上的肠管。

(三)治疗

粘连性肠梗阻应尽量避免反复手术治疗。若是单纯性梗阻,应首先选择基础治疗,如基础治疗无效或怀疑有绞窄时,宜及时做手术探查。

(1)全面探查,不满足于一处或几处梗阻的发现。

(2)以钝性分离为主,减少损伤。

(3)对于粘连广泛,分离后有较多粗糙面者,可行部分或全部小肠排列术。手术方式可根据病变情况采用粘连松解或束带切断术,有肠坏死者,应行肠切除吻合术。

(四)注意事项

1.粘连性肠梗阻

多数为单纯性肠梗阻,一般采用禁食、胃肠减压、输液、防治感染等非手术方法,尽可能避免手术治疗,以减少手术后再粘连。

2.腹腔内粘连

腹腔内粘连是浆膜对损伤和炎症正常生理反应,故在腹腔手术中采用一些方法尽可能减少损伤和炎症,以减少粘连性肠梗阻的发生。手术中仔细止血。不做大块结扎,防止浆膜面暴露干燥和异物残留等。

3.使用抗粘连药物或材料

如胰蛋白酶、右旋糖酐、透明质酸酶等。

4.加强术后处理,促使肠功能恢复

如早期下床活动,使用促进肠蠕动药物。

第十二节　腹腔镜肝门部胆管癌根治术

一、腹腔镜外科肝门部胆管癌的诊治策略

(一)早期腹腔镜理念优势不明显

肝门部胆管癌(HCCA)是指发生于左肝管、右肝管、左右肝管分叉处及胆总管上段的胆管黏膜上皮恶性肿瘤,占胆管恶性肿瘤的 50%~75%,其发病多与肝胆管结石、原发性硬化性胆管炎、先天性胆管囊性扩张症以及乙型、丙型肝炎感染等有关。近年来,虽然 HCCA 的诊断及治疗已有很大进步,但外科手术治疗仍是目前唯一能提高 HCCA 远期生存率的治疗方式。以往腹腔镜技术仅用于 HCCA 的腹腔探查和分期。在腹腔镜技术已经应用于几乎所有腹部外科手术的今天,由于涉及腹腔镜下肝门部肿瘤切除、肝十二指肠韧带"骨骼化"、联合肝叶切除以及肝肠吻合等复杂操作,完全腹腔镜下肝门部胆管癌切除的报道仍十分少见。

(二)术前分型及评估

HCCA 以进行性加重的黄疸、皮肤瘙痒等临床表现为主要症状,超声、CT 与 MRCP 等影像学检查相结合可作为 HCCA 术前评估的常规方式。术前 HCCA 的分型也依赖于 CT、MRCP 等影像学检查,这对于 HCCA 手术方式的选择十分重要,但目前尚无统一标准,一般仍以改良 Bismuth-Corlette 分型为基础。Ⅰ型:肿瘤位于胆总管上端;Ⅱ型:肿瘤位于左右肝管分叉部;Ⅲa 型:肿瘤累及肝总管、汇合部和右肝管;Ⅲb 型:肿瘤累及肝总管、汇合部和左肝管;Ⅳ型:肿瘤累及肝总管、汇合部和同时累及左右肝管。

(三)腹腔镜在复杂手术中的探索

由于其创伤小、恢复快、美观等诸多优点,腹腔镜技术已应用于多种疾病的诊断与治疗中。但其操作烦琐、技术难度大,使得腹腔镜在复杂手术中应用的安全性和可行性一直令不少学者质疑。然而随着腹腔镜脾切除术、腹腔镜直肠癌根治术等复杂手术报道的不断增多,腹腔镜技术可安全应用于较复杂手术的观点已被学者们接受。而且,如腹腔镜直肠癌根治术从初期的质疑到被 NCCN 指南列为与开腹手术地位相同的一线治疗方式所经历的历程一样,腹腔镜肝门部胆管癌切除术也可能经历这样的过程并最终走向成熟。实际上,越是传统意义。上的复杂手术(如肝门胆管癌切除术),越能显示腹腔镜技术的优势,其在手术各个部分(精细分离、保护重要血管等)累加的微创优势也较"初级手术"(如胆囊切除术)更为明显。而且对于全身状态差、合并心肺疾病较为复杂的病例,腹腔镜技术很可能将原本致命的创伤减少到患者所能承受的范围内,而使手术顺利进行。因此,探索腹腔镜技术如何在复杂手术中安全应用是必要的。

(四)腹腔镜在 HCCA 手术中的优势

实践中我们发现腹腔镜在 HCCA 切除中具有一定优势:

1.腹腔镜的放大作用及近距离直视操作,使血管鞘、血管分支及周围神经结缔组织结构更清晰。分离"裸化"肝动脉、门静脉及其分支时可紧贴血管壁(超声刀功能面远离管道),"裸化"更彻底,也使原本出血风险较大的肝十二指肠韧带"骨骼化"更加安全、细致从容。

2.腹腔镜灵活多变的视野可避开肝门部血管的阻碍。如在游离一、二级胆管时,30°腹腔镜探进狭小的肝门区内后可向内侧旋转,这样往往不需要刻意牵拉即可得到清晰满意的视野。

(五)腹腔镜在 HCCA 手术中的难点及处理方式

腹腔镜下肝肠吻合难度较大,往往需要视角、器械角度和持针角度均合适的情况下完成每一步缝合。目前 Bismuth Ⅰ、Ⅱ型可采用全腹腔镜下吻合。应用 3-0 可吸收线间断外翻缝合,缝合时先缝合肠壁后缝合胆管。这样符合由下至上的视角方便操作。先吻合肝管后壁,再向两侧延伸,最后吻合前壁。Bismuth Ⅲ、Ⅳ型由于胆管断端位置高,有时甚至需劈开肝脏才能游离足够用于吻合的断端,困难且费时;且多联合肝叶切除,在取出标本时往往需 4.0～6.0cm切口。因此取右上腹小切口手助或直视下完成肝肠吻合较为合适。这样不仅没有增加体表瘢痕而且降低显露和吻合难度,节省手术时间,也使吻合更加安全确切。

(六)联合肝叶切除的争议

切除已受侵的尾状叶可以做到 R0 切除从而提高远期生存率,已被广大学者接受。然而,对于未证实或可疑受侵的尾状叶的 Bismuth Ⅰ、Ⅱ型胆管癌,是否需联合尾状叶切除,意见仍不统一。多数学者认为:尾状叶距肿瘤近,癌细胞极有可能通过浸润尾状叶胆管以及经血管分支弥散等方式侵袭尾状叶,尤其是累及左右胆管分叉部的(Bismuth Ⅱ型及以上)HCCA,只有切除尾状叶才能获得 R0 切除。虽然仍有少数不同观点,但是基于目前研究,Bismuth Ⅱ型应切除尾状叶已趋于共识。然而,尾状叶紧邻下腔静脉、肝静脉和门静脉等重要血管,开腹手术中视野容易受限,特别是处理肝短静脉时更易造成下腔静脉的撕裂,而引起难以控制的出血。因此,目前所见报道中,腹腔镜多用于 Bismuth Ⅰ型及Ⅱ型病例的,局部切除,Bismuth Ⅱ型完全腹腔镜下联合尾状叶切除只有少数报道。腹腔镜近距离多变的视角和放大作用可以在不受肝门部血管遮挡的情况下清晰、确切地观察第三肝门,极大地增加了离断肝短静脉的安全性,在保证 R0 切除的同时兼顾了腹腔镜的微创优点,具备施行 Bismuth Ⅱ型完全腹腔镜下联合尾状叶切除的可行性。

二、手术步骤及方法

腹腔镜 Bismuth Ⅱ型肝门部胆管癌根治联合尾状叶切除术:

手术方式:全麻仰卧分腿位,术者位于患者两腿之间。脐部置 10mm 套管针(Tmcar)为观察孔;剑突下及右侧锁骨中线处各置 12mm 及 5mmTrocar 为主、副操作孔;右上腹分别置 5mm 及 10mmTrocar 为辅助操作孔。分离肝脏周围腹膜,于胰腺上缘剪开肝十二指肠韧带,确定肝动脉位置后打开肝动脉鞘,游离肝动脉至分叉处。于十二指肠后方游离并低位横断胆总管,远端夹闭离断,提起近端,由下向上(或上下同时)裸化肝十二指肠韧带,尽量超过门静脉及肝动脉分叉部,同时,离断并结扎肝动脉及门静脉通往尾状叶的分支。游离胆囊并向上提起,沿胆总管向上分离,同时切开并顺势切除肝门板,充分显露左右肝管。若肿瘤位置较高,可切除部分左内叶及右前叶肝组织或劈开肝脏,以保证左右肝管及其右前叶和左内叶分支的显露。距肿瘤约 10cm 切断左右肝管,远端及近端切缘送冷冻病理检查。继续上下同时切除肿物,将肝门区内除门静脉和肝动脉外,肝十二指肠韧带以及肝门部纤维结缔、神经组织整块切除。切除肝门部肿瘤后,上挑尾状叶暴露第三肝门,将腹腔镜视角置于下腔静脉和尾状叶之间,由近及远逐个离断肝短静脉。LigaSure 离断尾状叶腔静脉旁部,牵拉尾状突至肝门左侧并离断 Spigel 叶,将全部尾状叶切除。胆道重建时,先用 5-0 可吸收线将肝管断端间断缝合为一较大的管腔即"盆式"成形,距离蔡氏韧带 20.0cm 处离断空肠。右上腹两 Trocar 之间取 4.0~6.0cm 切口,直视下完成肝肠 Roux-en-Y 吻合。吻合口周围共置引流管 2 根,由 Trocar 孔及右上腹切口旁引出体外。

三、并发症预防

(一)术中主要并发症

Bismuth Ⅱ 型肝门部胆管癌常需行规则性肝切除,方法是:首先解剖第一肝门,待确认肿瘤与血管间关系后将其充分游离,然后离断患侧肝动脉、门静脉主支及进入尾状叶的分支,根据健侧胆管情况选择适当平面断肝,并完整去除病灶,最后将尾状叶分离切除。不同部位的出血仍然是该手术中最主要的并发症。此外,对与胆肠重建有关的问题也需引起重视。

1.门静脉出血

由于瘤体在第一肝门处,紧邻肝动脉和门静脉,血管受浸润甚至被包绕的情况并不罕见,在分离过程中稍有不慎,即可造成血管破裂出血,从而严重干扰后续操作。术中以紧贴血管壁进行分离更为安全;确有必要时,切除受累的肝动脉一般无大碍,但对门静脉受侵者应倍加小心。先稍靠近肿瘤,电钩分离瘤体及血管,再酌情处理门静脉壁浸润灶,这样较为稳妥。发生门静脉破裂出血时不应盲目钳夹,可先阻断入肝血流,即可暂时将其控制,看清破损处后缝合修补即可止血。

2.肝脏切面肝静脉出血

肝静脉撕裂是其主要原因,多与操作不当有关,其中以结扎夹撕脱和血管钳直接穿通肝静脉主干较为常见。断肝时应逐一结扎离断肝静脉的主要属支,并注意动作轻柔;在距第二肝门 1~2cm 处的肝实质内完整游离患侧肝静脉主干,比在其与下腔静脉交汇处进行操作更为安全实用,因为一旦发生问题,即能避免肝静脉回缩并可利用存留的肝实质直接缝合止血。肝内段肝静脉主干侧壁的出血用无损伤线缝补即可。肝门部胆管癌的肝切面由于比较宽大或需保留切面处胆管行胆肠重建,一般不宜将前后切缘全部对拢缝合,因此对切面上的肝动脉和门静脉分支也要妥善止血,以减少术后发生出血及膈下积液和感染的机会。

3.肝短静脉出血

切除尾状叶时,往往必须处理数支肝短静脉。一旦发生血管破裂出血常甚为凶猛,直接缝合出血处下腔静脉壁可能是唯一确切的止血方法。肝门部胆管癌附加肝脏切除时,很少按常规做全肝血流阻断准备,此时处理肝短静脉出血的难度和风险均较大,应最大限度地避免其发生。细心游离各肝短静脉支,紧靠下腔静脉套线结扎后再将之切断,是一切实可行的方法。全尾状叶切除颇具挑战性,国内尚未普遍开展。作者仍以为,是否有必要按常规切除整个尾叶,尚有商榷之处。作者体会:离断患侧门静脉干后将分叉部及健侧肝外段主支充分游离并牵向外下方,对显露尾状叶极有帮助;术中根据尾叶胆管受累的实际情况主要切除患侧尾状叶,可有效减少术中出血的机会和手术风险。

(二)胆道并发症

中晚期肿瘤所致的阻塞性黄疸、胆总管囊肿以及大部分胆总管结石的病例,胆管备用吻合口口径较大,胆肠吻合后基本不会出现吻合口狭窄。但在肝门部胆管癌及胆道损伤时,由于残留胆管位置较高,或肝管无扩张时,需要对肝门部胆管做盆式成形,以扩大吻合口径,为胆肠吻合提供方便和预防吻合口狭窄的发生。盆式成形有3种方式:

(1)残留胆管于左右肝管汇合处远端,或胆管损伤近期,胆管尚未扩张时,由于胆管口径小,不易吻合,且吻合后易发生吻合口狭窄,可将肝管侧管壁纵向剪开约3mm,然后以5-0可吸收线行胆肠吻合。

(2)残留肝管为左右肝管,其间已分离,但左右肝管容易拉近时,则分别剪开其内侧壁,然后,用5-0可吸收线分别缝合剪开的左右肝管上及下缘,最后适当剪开左右肝管外侧壁,进一步扩大吻合口直径,成形后肝管成盆状。

(3)残留肝管为左右肝管,其间已分离,但距离较远时,则应适当切除左右肝管间肝组织,然后用5-0可吸收线缝合左右肝管内侧壁,并适当剪开左右肝管外侧壁,达到扩大吻合口直径的目的,成形后肝管成哑铃形。

(三)肠离断及肠间吻合后并发症

一般在距Treitz韧带15～20cm处切断空肠,此处肠系膜血管只有初级弓,且由血管弓发出的直支较长,在处理肠系膜时应特别注意,尽量平行于小肠动脉血管及由血管弓发出的直支血管,避免损伤血管,造成肠管缺血坏死。空肠间吻合应使用Endo-GIA采用侧-侧吻合的方式,吻合后用3-0可吸收线缝合戳口,然后以3-0普立灵(Prolene)线连续将肌层包埋缝合。

行此操作时由右侧腹插入腹腔镜,剑突下插入Endo-GIA,左侧腹置入肠钳,向上方牵拉横结肠,避开横结肠及其系膜的影响,利于吻合的操作。

(四)吻合后并发症的预防

胆肠吻合时应尽量减少吻合口张力,以免发生胆漏。在肥胖或胰头癌患者时,应将大网膜剪开,使其在胆支空肠袢的两侧分开,以减少吻合口张力;胆肠吻合时要根据胆管的口径选择用线及缝合方法,口径较细者选用5-0可吸收线,采用间断结节缝合,否则可使用3-0可吸收线,采用间断与连续缝合结合的方法进行缝合;所有吻合均采用外翻缝合。

通过以上操作可以有效预防胆漏并发症的发生。

(五)反流性胆管炎的预防

胆肠Roux-en-Y吻合术后可因食物反流引起反流性胆管炎,反复发作逆行胆管感染会导致病情恶化、手术失败。由于吻合口处各段肠管肌组织及神经组织均不连续,各段肠管之间的运动难以协调一致,运动、紊乱时常发生,食糜、胆汁流动难以顺畅,所以反流不可避免。为避免反流有人将胆支肠袢留到60～100cm,然而事实表明,盲目延长肠袢并不能防止反流,而且肠袢越长越易发生扭曲、粘连,使肠内容物滞留、细菌更容易定植和繁殖,更易发生反流性胆管炎。Kasi曾首先指出Roux-en-Y吻合时胆支输出袢(侧)与肠支袢(端)之间的吻合应成Y形,以有利于胆汁及胃内容的输出。我们的经验认为,术中胆支肠袢保留45cm,在空肠间侧-侧吻合后,于吻合口上方将肠管并行缝合3针,使胆支输出袢(侧)与肠支袢(侧)之间的吻合呈Y形,可以有效预防反流性胆管炎的发生。另外,吻合口足够大时,即使有食物反流至胆管,因食物不在胆管内留存,也不会引起反流性胆管炎。

(六)术后肝衰竭

得到临床诊断的肝门部胆管癌均有不同程度的梗阻性黄疸,受肝功能损害、消化吸收功能障碍等因素影响,合并低蛋白血症者甚多。此时接受附加肝脏切除的重大手术,因创伤、出血、应激及功能性肝实质骤然减少而于术后出现肝衰竭,是住院患者术后死亡的主要病因之一。做者有 2 例患者术后 3 个月和 5 个月死于慢性肝衰竭的经验。由于对肝衰竭缺乏有效的常规治疗手段,故重点还在于预防。尽管多项研究均未显示,术前减黄与术后并发症及预后之间有关联,但仍有学者发现,黄疸程度较轻者接受肝脏切除和根治性手术的比率明显高于黄疸较重者(以 181pmol/L 为界),认为减轻黄疸有助于改善患者全身情况,并对医师最终决定实施何种手术有一定影响。对于术前减黄,做者持保留态度,因为术前减黄不仅未能对术后并发症及预后产生实质性影响,而且还可能引发诸多其他 并发症,并延误确定性治疗的实施。经验性的因素对其取舍可能起着决定性作用,而实际上手术切除肿瘤才是真正意义上的彻底减黄。对低蛋白血症,必须重视和积极纠正;减少术中出血,尽量缩短手术时间,加强围术期护肝治疗等,对防治肝衰竭也有积极意义。近年,国外采用术前经皮经肝患侧门静脉栓塞使拟切除部位的肝脏萎缩、健侧肝实质增生,从而降低肝门部胆管癌肝切除后因功能性肝实质不足而导致的肝衰竭;也有人强调,应根据胆管癌的确切范围只切除必须切除的肝段,保留其他 功能性肝实质。这些治疗观念和策略上的改变很有启迪性,但目前国内未见到类似的工作总结。

(七)术后肾衰竭

胆道梗阻时间长、黄疸程度重的病例容易合并肾功能损害,常同时存在低蛋白血症及电解质紊乱,对肾脏排泄功能也有一定影响,在麻醉、出血、有效循环血量不足、手术创伤、应激反应和炎性递质等多种因素作用下,可能出现术后肾衰竭。做者曾遇单纯非手术减黄诱发急性肾衰竭的病例,其原因未明。重视围术期肾功能维护的意义,毋庸置疑,对有明显肾功能损害者,应限制或放弃手术。术中注意补充胶体,维持适当尿量,术后重视对尿量、尿比重、各种生化及肾功能指标的监测,这些均属不容忽视的具体工作。一旦出现肾衰竭,就只有求助于透析治疗,但有一定风险,而且预后通常欠佳。肾脏科的专业援助极具实际意义,可使治疗更趋合理化。

(八)术后胆漏

术后胆漏一般均发生于胆肠吻合口处,与手术切面胆管条件、胆肠吻合具体操作细节、术后营养状况及组织愈合情况有关;在切除肿瘤、解除胆道梗阻之后,肝切面细小胆管很少发生漏胆。经胆肠吻合口内衬置管引流,有可能减少胆漏发生的机会,但这不是决定是否出现胆漏的必要条件。做者体会,技术操作的细节才是最主要的影响因素,门径恰当、缝合确实、对合完整和没有张力的胆肠吻合几乎不会胆漏。如果胆管条件不理想或胆肠吻合有不满意之处,行吻合口内衬引流是明智的选择。胆管切缘阳性时置放导管,更侧重于其支撑作用,而不仅仅是考虑预防胆漏。术后胆漏的治疗以通畅引流、防治感染、营养支持和促进愈合为原则。目前,至于生长激素类促合成代谢制剂是否加速肝门门部胆管癌的进展或复发,尚无定论,但其对良性疾病合并胆漏的治疗确有很大帮助,必要时可谨慎使用。

(九)腹腔感染

由于与手术野污染、创面渗出、膈下或肝下积液、胆漏、术后引流不畅和免疫功能下降等因素有关,术前有胆道感染者更易出现腹腔感染。相应的防治措施主要包括:术前控制胆道感染,重视抗生素的合理应用,手术创面彻底止血,按常规于肝切面及胆肠吻合口下方置放引流并维持通畅、适当行营养支持和免疫增强治疗等。对已形成腹腔脓肿者,原则上需行穿刺置管引流或再手术引流。

(十)其他

肝门部胆管癌附加肝脏切除还可能出现术后继发性出血、ARDS、上消化道出血、胸腔积液、严重低蛋白血症和腹腔积液等并发症,与其他 重大肝胆系统手术有类似之处,需有针对性地分别采取防治措施,尽量减少或避免发生更严重的后果。

腹腔镜下肝门部胆管癌根治术,尤其是附加肝脏切除的腹腔镜手术,难度大、风险高、并发症多,实践中需严格掌握适应证,并由相对专业化的手术组完成操作。对明显无法达到根治性切除的病例,不宜强行实施该术式。

四、对腹腔镜治疗 Bismuth Ⅰ 型肝门部胆管癌的分析

Bismuth Ⅰ 型肝门部胆管癌根治术中是否应联合尾状叶切除一直是讨论的热点。切除已受侵的尾状叶可以做到 R0 切除从而提高远期生存率,已被广大学者接受。然而,对于未证实或可疑受侵的尾状叶的 Bismuth Ⅱ 型胆管癌,是否需联合尾状叶切除,意见仍不统一。多数学者认为:尾状叶距肿瘤近,癌细胞极有可能通过浸润尾状叶胆管以及经血管分支弥散等方式侵袭尾状叶,尤其是累及左右胆管分叉部的(Bismuth Ⅱ 型及 Bismuth Ⅰ 型以上)肝门部胆管癌,只有切除尾状叶才能获得 R0 切除。日本学者观点更为激进,他们认为只有切除尾状叶才能保证肝门部胆管癌的根治性治疗。虽然仍有少数不同观点,但是基于目前研究,Bismuth Ⅱ 型应切除尾状叶已趋于共识。然而,尾状叶紧邻下腔静脉、肝静脉和门静脉等重要血管,开腹手术中视野容易受限,特别是处理肝短静脉时更易造成下腔静脉的撕裂,而引起难以控制的出血。目前腹腔镜下 Bismuth Ⅱ 型肝门部胆管癌根治联合尾状叶切除未见报道。完全腹腔镜下完成联合尾状叶切除中我们体会到,腹腔镜近距离多变的视角和放大作用可以在不受肝门部血管遮挡的情况下清晰、确切的观察第三肝门,极大地增加了离断肝短静脉的安全性,在保证 R0 切除的同时兼顾了腹腔镜的微创优点。由于肝门部胆管断端位置往往较高,常需要胆管成形后再进行胆肠或肝肠吻合,难度较大。

右上腹小切口直视下吻合可以缩短吻合时间,增加吻合成功率。但是也应在吻合口周围常规放置引流管,以便胆瘘发生后能尽快引出。

第二章　心胸外科疾病

第一节　气胸

胸膜腔内积气称为气胸。多由于肺组织、气管、支气管、食管破裂,空气逸入胸膜腔,或因胸壁伤口穿破胸膜,外界空气进入胸膜腔所致。根据胸膜腔压力情况,气胸可以分为闭合性气胸、开放性气胸和张力性气胸三类。游离胸膜腔内积气都位于不同体位时的胸腔上部,当胸膜腔因炎症、手术等原因发生粘连,胸腔积气则会局限于某些区域,出现局限性气胸。

一、闭合性气胸

胸膜腔内压仍低于大气压。胸膜腔积气量决定伤侧肺萎陷的程度。伤侧肺萎陷使肺呼吸面积减少、将影响肺通气和换气功能,通气血流比例也失衡。伤侧胸内负压减少可引起纵隔向健侧移位。根据胸膜腔内积气的量与速度,患者轻可无明显症状,重者有呼吸困难。体检可能发现伤侧胸廓饱满,呼吸活动度降低,气管向健侧移位,伤侧胸部叩诊呈鼓音,呼吸音降低。胸部 X 线检查可显示不同程度的胸膜腔积气和肺萎陷,伴有胸腔积液时可见液平面;但其显示的胸内积气征象,往往比实际气胸量程度轻。一旦确定气胸,需积极进行胸膜腔穿刺术,或闭式胸腔引流术,尽早排出胸膜腔积气,促使肺早期膨胀。

二、开放性气胸

开放性气胸时外界空气随呼吸经胸壁缺损处自由进出胸膜腔。呼吸困难的严重程度与胸壁缺损的大小密切相关,胸壁缺损直径＞3cm 时,胸膜腔内压与大气压相等。由于伤侧胸膜腔内压显著高于健侧,纵隔向健侧移位,使健侧肺扩张也明显受限。呼气、吸气时,两侧胸膜腔压力出现周期性不均等变化,吸气时纵隔移向健侧,呼气时又回移向伤侧。这种纵隔扑动和移位会影响腔静脉回心血流,引起循环障碍。

(一)临床表现

主要为明显呼吸困难、鼻翼扇动、口唇发绀、颈静脉怒张。伤侧胸壁有随气体进出胸腔发出吸吮样声音的伤口,称为吸吮伤口。气管向健侧移位,伤侧胸部叩诊鼓音,呼吸音消失,严重者伴有休克。胸部 X 线片显示伤侧胸腔大量积气,肺萎陷,纵隔移向健侧。

(二)急救处理要点

将开放性气胸立即变为闭合性气胸,赢得时间,并迅速转送。使用无菌敷料或清洁器材制作不透气敷料和压迫物,在伤员用力呼气末封盖吸吮伤口,并加压包扎。转运途中如伤员呼吸困难加重,应在呼气时开放密闭敷料,排出高压气体后再封闭伤口。

(三)医院的急诊处理

给氧,补充血容量,纠正休克;清创、缝合胸壁伤口,并做闭式胸腔引流;给予抗生素,鼓励患者咳嗽排痰,预防感染;如疑有胸腔内脏器严重损伤或进行性出血,应开胸探查。

（四）闭式胸腔引流术的适应证

①中量、大量气胸，开放性气胸、张力性气胸；②胸腔穿刺术治疗下肺无法复张者；③需使用机械通气或人工通气的气胸或血气胸者；④拔除胸腔引流管后气胸或血胸复发者；⑤剖胸手术：根据临床诊断确定插管的部位，气胸引流一般在前胸壁锁骨中线第2肋间隙，血胸则在腋中线与腋后线间第6肋间隙或第7肋间隙。取半卧位，消毒后在胸壁全层做局部及润麻醉，切开皮肤，钝性分离肌层，经肋骨上缘置入带侧孔的胸腔引流管。引流管的侧孔应深入胸腔内2~3cm。引流管外接闭式引流装置，保证胸腔内气体、液体克服3~4cmH$_2$O的压力能通畅引流出胸腔，而外界空气、液体不会吸入胸腔。术后经常挤压引流管以保持管腔通畅，定时记录引流液量。引流后肺复张良好，已无气体和液体排出，可在患者深吸气后屏气时拔除引流管，并封闭伤口。

三、张力性气胸

气管、支气管或肺损伤处形成活瓣，气体随每次吸气进入胸膜腔并积累增多，导致胸膜腔压力高于大气压，又称为高压性气胸。伤侧肺严重萎陷，纵隔显著向健侧移位，健侧肺受压，导致腔静脉回流障碍。由于胸膜腔内压高于大气压，使气体经支气管、气管周围疏松结缔组织或壁层胸膜裂伤处进入纵隔或胸壁软组织，形成纵隔气肿或面、颈、胸部的皮下气肿。

气胸患者表现为严重或极度呼吸困难、烦躁、意识障碍、大汗淋漓、发绀。气管明显移向健侧，颈静脉怒张，多有皮下气肿。伤侧胸部饱满。叩诊呈鼓音。听诊呼吸音消失。胸部X线检查显示胸腔严重积气。肺完全萎陷、纵隔移位，并有纵隔气肿和皮下气肿征象。胸腔穿刺时高压气体可将针芯向外推移。不少患者有脉搏细快、血压降低等循环障碍表现。

张力性气胸是可迅速致死的危急重症。院前或院内急救需迅速使用粗针头穿刺胸膜腔减压，在紧急时可在针柄部外接剪有小口的柔软塑料袋、气球或避孕套等，使胸腔内高压气体易于排出，而外界空气不能进入胸腔。进一步处理应安置闭式胸腔引流，使用抗生素预防感染。闭式引流装置的排气孔外接可调节恒定负压的吸引装置，可加快气体排出，促使肺复张。待漏气停止24小时后，X线检查证实肺已复张，方可拔除胸腔引流管。持续漏气而肺难以复张时，需考虑开胸手术探查或电视胸腔镜手术探查。

第二节　血胸

胸膜腔积血称为血胸，与气胸同时存在称为血气胸。胸腔内任何组织结构损伤出血均可导致血胸。体循环动脉、心脏或肺门部大血管损伤可导致大量血胸，其压迫伤侧肺，推移纵隔挤压健侧肺，影响肺扩张及呼吸功能。由于血容量丢失，胸腔负压减少和纵隔推移所致腔静脉扭曲，阻碍静脉血回流，都会影响循环功能。当胸腔内迅速积聚大量血液，超过肺、心包和膈肌运动所起的去纤维蛋白作用时，胸腔内积血发生凝固。形成凝固性血胸。凝血块机化后形成纤维板，限制肺与胸廓活动，损害呼吸功能。血液是良好的培养基，经伤口或肺破裂口侵入的细菌，会在积血中迅速滋生繁殖，引起感染性血胸，最终导致脓血胸。持续大量出血所致胸膜腔积血称为进行性血胸受伤一段时间后,因活动致肋骨骨折处的断端移位刺破肋间血管或血管破裂处血凝块脱落而出现的胸腔内积血,称为迟发性血胸。

一、临床表现

与出血量、速度和个人体质有关。一般而言,成人血胸量≤0.5L 为少量血胸;0.5～1.0L 为中量血胸;＞1.0L 为大量血胸。伤员会出现不同程度的面色苍白、脉搏细速、血压下降和末梢血管充盈不良等低血容量性休克表现;并有呼吸急促,肋间隙饱满,气管向健侧移位,伤侧叩诊浊音和呼吸音减低等表现。立位胸部 X 线片可发现 200mL 以上的血胸,卧位时胸腔积血≥1000mL 也容易被忽略。B 超、CT 对血胸诊断很有帮助。胸膜腔穿刺抽出不凝固的血可明确诊断。进行性血胸的诊断:①持续脉搏加快,血压降低,经补充血容量血压仍不稳定;②闭式胸腔引流量每小时超过 200mL,持续 3 小时;③血红蛋白量、红细胞计数和血细胞比容进行性降低。引流胸腔积血的血红蛋白量和红细胞计数与周围血相接近。感染性血胸的诊断:①有畏寒、高热等感染的全身表现;②抽出胸腔积血 1mL,加入 5mL 蒸馏水,无感染呈淡红色透明状,出现混浊或絮状物提示感染;③胸腔积血无感染时红细胞计数/白细胞计数比例应与周围血相似,即 500∶1,感染时白细胞计数明显增加,比例达 100∶1;④积血涂片和细菌培养发现致病菌。当闭式胸腔引流量减少,而体格检查和影像学检查发现血胸仍存在,应考虑凝固性血胸。

二、治疗

非进行性血胸可根据积血量多少,采用胸腔穿刺或闭式胸腔引流术治疗。原则上应及时排出积血,促使肺复张,改善呼吸功能,并使用抗生素预防感染。由于血胸持续存在会增加发生凝固性血胸或感染性血胸的可能性,因此闭式胸腔引流术的指征应放宽。

进行性血胸应及时开胸探查手术。凝固性血胸应尽早手术,清除血块,剥除胸膜表面血凝块机化而形成的包膜。感染性血胸应保证胸腔引流通畅,排尽积血、积脓;若无明显效果或肺复张不良,应尽早手术清除感染性积血,剥离脓性纤维膜。近年来电视胸腔镜已用于凝固性血胸、感染性血胸的处理,具有手术创伤小、疗效确切、术后患者恢复快等优点。

第三节　肺损伤

肺脏对穿透性损伤(除高速投射物外)相对容易耐受,肺实质有很好的修复能力,除非肺门结构受损,一般肺组织的漏气和出血很快会停止,周围部分的实质损伤很少需要切除;另一方面,钝性肺损伤虽然造成较小程度的局部损伤,但由于多发性损伤的总面积加大和继发反应性改变,它能导致较严重、甚至危及生命的并发症。

一、分型

肺损伤有各种表现,临床分型是人为的,因为它们经常合并出现。此外,除肺爆震伤外,非穿透性损伤引起的肺实质损伤,经常合并有胸内脏器的损伤。

(一)局部肺挫伤

这是肺损伤最常见的类型,由于从破裂血管流出的血液充满肺泡及其周围的肺间质,临床表现为咯血。它只是一个孤立的损伤,并无重要的临床意义。即使血液流入支气管内导致远段肺组织实变,如无重大的肺实质破裂,血块很快被吸收,肺复张。

(二)肺实质撕裂

使血管和支气管破裂,如与胸膜腔相通,可引起血胸、气胸或血气胸。血气胸在穿透性损伤时最常见,而钝性损伤所造成的肺实质撕裂多位于深部,所产生的淤血和气体分别积聚在某处,不是形成血肿就是气腔。

(三)肺血肿

与肺挫伤后因支气管被血液堵塞后并发的肺实变不同,肺血肿是由于肺实质撕裂所产生的淤血积聚形成。临床表现为胸痛、中度咯血、低热和呼吸困难,通常持续1周后逐渐缓解,肺血肿在初期的X线胸片上,其阴影的轮廓模糊,由于其周围积血被吸收,轮廓逐渐分明,直径2~5cm。肺血肿所处的特殊地位,使人认为钝性损伤引起的肺血肿,是由于反作用力机制在肺实质深部产生剪切力造成。如无伤前X线胸片对比,小的肺血肿难以与肺原有的球形病灶相鉴别,此问题有待此病灶阴影是否很快消失。假如3周内阴影还不吸收,应考虑切除活检,以明确诊断。

(四)创伤性肺气腔

肺气腔较罕见。胸部损伤如只撕破1根小的细支气管,而无细血管损伤,则空气积存在实质深部,形成1个气腔,一般无继发感染,1周内自行消退。偶尔,如有一较粗的支气管破裂,形成1个大气腔,则难以消退,需手术缝扎支气管的残端,控制气体的来源,使气腔萎陷,解除对周围肺组织的挤压。

二、治疗

(一)局限性肺挫伤

肺血肿和创伤性肺气腔的患者,如有呼吸困难,在急诊检查患者时,应用鼻导管或面罩氧吸入,同时给予镇痛药以减轻胸痛,有利于呼吸。经X线胸片证实诊断后,收住院进一步诊治,为预防肺挫伤后并发炎症,应给予抗生素治疗1周左右。严密观察病情变化,重复X线胸片,观察肺部阴影的变化,血肿和气腔阴影是否吸收或是否出现弥散性绒毛状阴影,预示有发展为呼吸窘迫综合征的可能。肺内血肿大多在胸部X线检查时发现,表现为肺内圆形或椭圆形、边缘清楚、密度增高的团块状阴影,常在2周至数月自行吸收。肺挫伤患者表现为呼吸困难、咯血、血性泡沫痰及肺部啰音,重者出现低氧血症,常伴有连枷胸。X线胸片出现斑片状浸润影,一般伤后24~48小时变得更明显,检查准确率较高。治疗原则:①及时处理合并伤;②保持呼吸道通畅;③氧气吸入;④限量晶体液输入;⑤给予肾上腺皮质激素;⑥低氧血症者使用机械通气支持。

对肺实质撕裂伤的并发症(血胸、气胸或血气胸)做相应的处理。漏气严重或大量出血、经各种措施无反应、生命体征不稳且病情逐渐恶化的病例,应立即做开胸探查,缝扎漏气的支气管和出血的血管,然后缝合撕裂的肺组织,尽可能保留肺组织,对广泛撕裂破碎的肺组织只做局部切除。术毕置胸腔闭式引流,继续观察。

（二）呼吸治疗

肺组织对其各种损伤的反应都相同，其结果是吸收康复，并发感染或是实变，最终造成肺间质纤维性变。肺损伤如治疗不当，引起呼吸衰竭，导致低氧血症及呼吸性碱中毒，继而发展为组织缺氧和代谢性酸中毒，严重者致死。

为预防低氧血症，提高血的氧合，呼吸治疗是一个有效的方法。一系列动脉血氧分析和每天X线胸片所提供的资料，结合临床症状和体征的变化，可以决定开始和停止使用呼吸治疗。

第四节　气管与主支气管损伤

钝性气管、主支气管损伤的可能机制为：①胸部受压时骤然用力屏气，气管和主支气管内压力骤增引发破裂；②胸部前后方向挤压使两肺移向侧方，气管分叉处强力牵拉导致主支气管起始部破裂；③减速和旋转产生的剪切力作用于肺门附近主支气管，产生破裂；④头颈部猛力后仰，气管过伸使胸廓入口处气管断裂。穿透性气管、支气管损伤直接与伤道或弹道路径有关，穿透性颈部气管伤常伴有甲状腺、大血管与食管损伤，胸内气管、主支气管损伤常伴有食管和血管损伤。气管插管、气管切开、内镜检查和异物摘取都可能引起气管或主支气管损伤。

一、主支气管损伤

多发生在跟隆突2～3cm的主支气管。左主支气管较长，损伤机会较多。纵隔内主支气管断裂而纵隔胸膜完整时，表现为严重纵隔与皮下气肿；胸腔内主支气管断裂或纵隔胸膜破损时，则表现为张力性气胸。完全断裂的主支气管，可借助于黏膜回缩、血凝块和增生肉芽而封闭残端，导致远端肺完全不张，由于细菌不能经支气管进入远端肺，因而较少继发感染。部分断裂的残端可因纤维组织增生导致管腔瘢痕狭窄和肺膨胀不全，细菌进入引流不畅的支气管内，容易继发感染，甚至导致支气管扩张与肺纤维化。

（一）临床表现

表现为咳嗽、咯血、呼吸困难、纵隔气肿和皮下气肿、张力性气胸或张力性血气胸。具备以下情况之一者应怀疑存在主支气节损伤：①胸部损伤存在严重纵隔气肿和皮下气肿；②张力性气胸；③安置闭式胸腔引流后持续漏气且肺不能复张；④胸部X线正位片显示肺不张，肺尖降至主支气管平面以下，侧位片发现气体聚积在颈深筋膜下方。纤维支气管镜检查有助于确定诊断和判断损伤部位。

（二）治疗

首先应保持呼吸道通畅、纠正休克和缓解张力性气胸。应尽早开胸探查，行支气管修补成形手术。早期手术有助于肺复张、防止支气管狭窄，而且手术操作较容易。

晚期手术患者都存在肺不张，能否保留肺的关键在于远端肺能否复张，对于不能复张的肺应做肺叶切除或全肺切除。手术并发症为气管、支气管再狭窄，支气管胸膜瘘和脓胸。

二、气管损伤

颈前部钝性暴力可导致喉气管分离、气管破裂或断裂，也可引起多个气管软骨环破坏，致气骨软化而发生窒息。胸骨骨折断端向后移位可刺伤胸内气管段。最常见的穿透性损伤是刎颈引起气管部分断裂或完全断裂。气管损伤常合并颈椎、甲状腺、食管和颈部大血管损伤。

(一)临床表现

钝性气管损伤的临床表现为咳嗽、喘鸣、呼吸困难、发音改变、咯血、颈部皮下气肿或纵隔气肿。有的患者伴有胸骨骨折,穿透性气管损伤可发现颈胸部的伤道和弹道,伤口处常可有气体随呼吸逸出,患者常有咯血、颈部皮下气肿和纵隔气肿。

(二)治疗

应紧急行气管插管,阻止血液与分泌物流入远端气管,保持呼吸道通畅。气管横断或喉气管分离时远端气管可能回缩入胸腔,需紧急做颈部低位横切口,切开气管旁筋膜,手指探查后用组织钳夹住远断端,插入气管导管。气管插管困难时可插入纤维支气管镜,再引入气管插管。麻醉插管时以及彻底清除呼吸道分泌物之前,忌用肌肉松弛剂。修补吻合时如有气管壁严重挫伤。可切除2～4个气管环,再做吻合手术。

第五节　膈肌损伤

根据致伤暴力不同,膈肌损伤可分为穿透性膈肌损伤或钝性膈肌损伤。穿透性膈肌损伤多由火器或刃器致伤,伤道的深度和方向直接与受累的胸腹脏器有关,多伴有失血性休克。钝性膈肌损伤的致伤暴力大,损伤机制复杂,常伴有多部位损伤,膈肌损伤往往被其他重要脏器损伤的表现所掩盖而漏诊,甚至数年后发生膈疝才被发现。

一、穿透性膈肌损伤

下胸部或上腹部穿透性损伤都可累及膈肌,造成穿透性膈肌损伤。穿透性暴力同时伤及胸部、腹部内脏和膈肌,致伤物入口位于胸部,称为胸腹联合伤;致伤物入口位于腹部称为腹胸联合伤受损胸部脏器多为肺与心脏,受损腹部脏器右侧多为肝、左侧常为脾,其他依次为胃、结肠、小肠等。火器伤动能大、穿透力强、多造成贯通伤,甚至造成穹隆状膈肌多处损伤;刀器则多导致非贯通伤。穿透性暴力所致单纯膈肌损伤较为少见。胸腹联合伤或腹胸联合伤除了躯体伤口处大量外出血、失血性休克等临床表现外,一般多同时存在血胸、血气胸、心包积血,腹腔积血、积气和空腔脏器穿孔所致的腹膜炎体征。床旁B超检查可快速、准确地判断胸腹腔积血情况。胸腔穿刺术和腹腔穿刺术是判断胸腹腔积血简单而有效的措施。胸腹部X线检查和CT检查丛然有助于明确金属异物存留、血气胸、腹内脏器疝入胸腔、膈下游离气体和腹腔积血,但检查需耗费时间和搬动患者,伤情危重者需慎重选择。

穿透性膈肌损伤应急症手术治疗:首先处理胸部吸吮伤口和张力性气胸,输血补液纠正休克,并迅速手术。根据伤情与临床表现选择经胸切口或经腹切口,控制胸腹腔内出血,仔细探查胸腹腔器官,并对损伤的器官与膈肌予以修补。

二、钝性膈肌损伤

多由于膈肌附着的胸廓下部骤然变形和胸腹腔之间抓力梯度骤增引起膈肌破裂。交通事故和高处坠落是导致钝性膈肌损伤最常见的原因,随着汽车速度增加与安全带的使用,钝性膈肌损伤口更多见。约90％的钝性膈肌损伤发生在左侧,可能与位于右上腹的肝减缓暴力作用和座椅安全带的作用方向有关。钝性损伤所致膈肌裂口较大,有时达10cm以上,常位于膈肌中心健和膈肌周边附着处。腹内脏器很容易通过膈肌裂口疝入胸腔,常见疝入胸腔的腹内脏器依次为胃、脾、结肠、小肠和肝。严重钝性暴力不但可致膈肌损伤,还常导致胸腹腔内脏器挫裂伤,并常伴有颅脑、脊柱、骨盆和四肢等多部位伤。血气胸和疝入胸腔的腹腔脏器引起肺受压和纵隔移位,导致呼吸困难、伤侧胸部呼吸音降低,叩诊呈浊音或鼓音等。疝入胸腔的腹内脏器发生嵌顿与绞窄,可出现腹痛、呕吐、腹胀和腹膜刺激征等消化道梗阻或腹膜炎表现。值得注意的是,膈肌破裂后初期可能不易诊断,临床体征和胸部X线检查结果均缺乏特异性,CT检查有助于诊断。由于进入肠道的气体和造影剂可将疝入肠襻的部分梗阻转变为完全梗阻,故禁行肠道气钡双重造影检查。膈疝患者应慎做胸腔穿刺或闭式胸腔引流术,因为可能伤及疝入胸腔的腹内脏器。怀疑创伤性膈疝者,禁用充气的军用抗休克裤,以免增加腹内压。

一旦高度怀疑或确诊为创伤性膈破裂或膈疝,而其他脏器合并伤已稳定者,应尽早进行膈肌修补术。视具体伤情选择经胸手术径路或经腹手术径路。无论选择何种手术径路,外科医师均应准备两种不同径路的手术野,以备改善术中显露之需。仔细探查胸腹腔内脏器,并予以相应处理。使用不吸收缝线修补膈肌裂口,清除胸腹腔内积液,并置闭式胸腔引流。

第六节　创伤性窒息

创伤性窒息是钝性暴力作用于胸部所致的上半身广泛皮肤、黏膜的末梢毛细血管淤血及出血性损害。当胸部与上腹部受到暴力挤压时,患者声门紧闭,胸膜腔内压骤然剧增,右心房血液经无静脉瓣的上腔静脉系统逆流,造成末梢静脉及毛细血管过度充盈扩张并破裂出血。

一、病因

常见的致伤原因有坑道塌方、房屋倒塌和车祸等挤压。当胸部和上腹部遭受暴力挤压时,伤者声门突然紧闭,气管及肺内空气不能外溢,两种因素同时作用引起胸膜腔内压骤然升高,压迫心脏及大静脉。由于上腔静脉系统缺乏静脉瓣,这一突然高压使右心血液逆流而造成末梢静脉及毛细血管过度充盈扩张,并发广泛的毛细血管破裂和点状出血,甚至小静脉破裂出血。

二、临床表现

临床表现为面、颈、上胸部皮肤出现针尖大小的紫蓝色瘀点和瘀斑,以面部与眼眶部为明显。口腔、球结膜、鼻腔黏膜瘀斑,甚至出血。视网膜或视神经出血可产生暂时性或永久性视力障碍。鼓膜破裂可致外耳道出血、耳鸣,甚至听力障碍。伤后多数患者有暂时性意识障碍、烦躁不安、头昏、谵妄,甚至四肢痉挛性抽搐,瞳孔可扩大或极度缩小,上述表现可能与脑内轻微点状出血和脑水肿有关。若有颅内静脉破裂,患者可发生昏迷,甚至死亡。创伤性窒息所致的出血点及瘀斑,一般于 2～3 周后自行吸收消退。

三、辅助检查

(一)X 线胸片

X 线胸片是诊断肺挫伤的重要手段。其改变约 70% 病例在伤后 1 小时内出现,30% 病例可延迟到伤后 4～6 小时出现,范围可由小的局限区域到一侧或双侧,程度可由斑点状浸润、弥散性或局部斑点融合浸润以致弥散性单肺或双肺大片浸润或实变阴影。经治疗后一般在伤后 2～3 天开始吸收,完全吸收需 2～3 周以上。

(二)CT 检查

对肺挫伤提出新的病理观点,X 线平片上所显示的挫伤表现在 CT 片上是肺实质裂伤和围绕裂伤周围的一片肺泡积血而无肺间质损伤。

四、治疗

对单纯创伤性窒息者仅需在严密观察下给予对症治疗,半卧位休息、保持呼吸道通畅、吸氧、适当止痛和镇静,以及应用抗生素预防感染等。一般应限制静脉输液量和速度。皮肤黏膜的出血点或淤血斑无须特殊处理,2～3 周可自行吸收消退。对于合并损伤应采取相应的急救和治疗措施,少数伤员在压力移除后可发生心跳、呼吸停止,应做好充分抢救准备。创伤性窒息本身并不引起严重后果,其预后取决于胸内、颅脑及其他脏器损伤的严重程度。

第七节　外伤性食管穿孔

颈、胸部外伤患者中,钝性或穿透性暴力自食管腔外作用于食管而使之发生穿孔(破裂)者,称为外伤性食管穿孔,是严重胸部创伤之一,具有潜在的致命性。在本节中,不讨论医源性、异物、化学腐蚀以及自发性食管穿孔。

一、临床表现

外伤性食管穿孔的主要症状有胸痛、呕血、呕吐、吞咽困难和呼吸困难等;体征有发热、皮下气肿、心动过速,患侧胸部叩诊呈过清音或浊音,听诊发现呼吸音减弱或消失,有时能闻及 Hamman 摩擦音。临床表现视穿孔部位而异。

(一)颈段食管穿孔

该段食管缺乏骨性胸廓的保护,容易受到锐器的伤害而发生穿孔,而且多合并气管损伤。典型症状为:①颈部疼痛,吞咽困难,咳嗽,声音嘶哑及呕血等;②穿透性损伤患者查体可见颈部伤道与伤道内食管内容物流出;颈部有触痛和捻发感,屈颈受限。

(二)胸段食管穿孔

1.症状

胸痛和高热是常见而重要的症状。胸痛部位一般与食管的走行方向一致,在吞咽或屈颈时加重;有时疼痛局限于胸骨后、背部或上腹部,亦可从上腹部转移到胸部。在纵隔和(或)胸腔感染加重时,患者有呼吸困难。

2.体征

①颈根部皮下气肿;②Hamman 摩擦音:心包周围有积气时、心脏听诊可闻及收缩期纵隔摩擦音与心音同步出现,又称为 Hamman 征;③食管穿孔处的气体与腐蚀性污染液体经纵隔漏入胸腔后,查体可发现液气胸体征,颈部皮下气肿更为明显;④纵隔积气弥散到鼻腔后,患者说话时有鼻音或声音嘶哑;⑤病程晚期,患者有高热不退、呼吸困难、发绀、低血压、少尿或无尿等心肺功能衰竭表现。

(三)腹段食管穿孔

受伤早期多无症状。几小时后出现气腹、腹腔内出血或急性腹膜炎的症状和体征。

二、诊断

胸部穿透性损伤的伤道通过后纵隔或颈部时,要注意食管穿孔的可能;胸部创伤患者在24 小时内出现无法解释的发热时,要警惕食管穿孔。

(一)胸部 X 线片 检查

典型的 X 线征象为:①纵隔气肿,可有或无皮下气肿;②气胸或液气胸(一般在左侧);③食管后缘有积气或纵隔阴影增宽。

(二)颈椎侧位 X 线片 检查

显示咽后间隙有积气或积液,是颈段食管穿孔的典型征象。

(三)胸腔穿刺术

胸部 X 线片 检查显示有胸腔积液或液气胸的病例,患侧胸腔穿刺术发现胸腔积液内有消化道内容物或食物残渣,或者嘱患者口服亚甲蓝溶液 $50\sim100mL$ 后胸腔穿刺液中有亚甲蓝,可确诊为食管外伤性穿孔。

(四)食管 X 线造影检查和食管镜检查

二者对食管外伤性穿孔的诊断敏感性为 $60\%\sim70\%$,常与食管穿孔的部位、大小及检查者的技术水平有关。食管 X 线造影检查宜用水溶性碘造影剂,若发现食管腔外一纵隔内或胸腔内有造影剂阴影,即证实食管穿孔,并可了解穿孔的部位与大小。此项检查方法的假阴性率约为 10%。如有可疑之处,应做床旁食管镜检查,可显著提高诊断准确率。

(五)食管 CT 扫描

主要 CT 图像如下:①食管穿孔处纵隔内有积气;②毗邻食管穿孔部位的纵隔或胸腔内有异常间隙;③含气的食管腔与邻近纵隔内的气液腔相互沟通。

三、治疗

基本原则为:①消灭感染(污染源);②进行正确的胸腔闭式引流术;③用广谱抗生素控制纵隔和胸腔感染,提高患者抵抗力;④维持患者的营养;⑤关键在于通过外科手术修补穿孔,切断感染源。

(一)食管穿孔修补术

(1)胸段食管外伤性穿孔 $24\sim48$ 小时内的患者,剖胸后找到食管穿孔部位,用可吸收缝线先后缝合关闭穿孔处的黏膜层和肌层,再先用邻近的胸膜瓣、心包片或带蒂肋间肌瓣等覆盖、缝合固定在穿孔处,预防及降低术后食管胸膜瘘的发生率。

(2)食管下段穿孔病例,可用带蒂膈肌瓣或采取 Nissen 胃底折叠术加固修补穿孔处。之后冲洗胸腔、安装胸腔闭式引流管;胸内感染严重者,应另行安装胸腔冲洗管,供术后进行胸腔冲洗。

（3）颈段食管穿孔发病在24～48小时内的患者,可行食管穿孔Ⅰ期修补术,并用颈部带蒂肌瓣加强修补穿孔部位。病史超过48小时的患者,可行食管穿孔处造瘘术或引流术。

（4）晚期胸段食管穿孔病史超过72小时的患者,剖胸探查证实胸膜、纵隔感染不重,穿孔处食管壁仍有生机,可以考虑施行1期食管穿孔修补术,同时用带蒂组织瓣进行加强。

（二）其他 手术方法

包括食管外置术、Mengny法、Urschel法及Abbott法等。

第八节 胸内大血管损伤

胸内大血管指心包内血管(升主动脉、主肺动脉、上下肺静脉及部分上腔静脉等)和心包外血管(主动脉弓、部分升主动脉、无名动脉、左颈总动脉、降主动脉、部分上腔静脉、无名静脉和锁骨下动静脉等)。任何类型的胸部创伤导致上述血管的损伤及出血,称为胸内大血管损伤。肋间动脉、奇静脉或乳内动脉在外伤后胸内出血量达300mL/min时,亦称为胸内大血管损伤。这类患者常因无法控制的大出血而死亡。如果大血管的伤口较小,或大血管穿透伤不在血管壁的同一平面时,可形成较少见的动脉夹层,即受伤动脉血管内的血液经血管壁伤口的外膜与内膜或中层与内膜之间沿血管长轴的远近两端弥散、扩展,其外径逐渐扩大而呈瘤状。若延误诊治,患者因动脉夹层自行破裂出血而死亡。胸内大血管损伤的发生率占全部血管损伤病例的11.5％左右。

一、临床表现与诊断

在受伤现场或急诊科(室)对患者进行迅速、简便易行和正确的检查,快速诊断,快速治疗。

（一）查体

除注意观察患者的生命体征之外,要仔细检查与胸内大血管损伤有关的症状和体征:①胸部创伤的部位、性质和范围;②有无低血压、呼吸困难、发绀、反常呼吸和皮肤黏膜苍白;③心包内血管损伤的患者常有心脏压塞体征(颈静脉怒张,奇脉,心音减弱或不能闻及,中心静脉压升高,心率加快和血压下降等);④胸部触诊可能有浮动胸壁、肋骨和(或)胸骨骨折的体征;⑤锁骨下动脉或无名动脉断裂时,伤侧桡动脉搏动减弱甚至消失;⑥检查胸廓上口处有无血肿;⑦在伤侧肩胛骨内侧或肩胛间区听诊,注意有无血管杂音;⑧胸部叩诊、听诊,注意有无胸内积血和气胸的体征。

（二）胸部 X 线片 检查

此项检查对胸内大血管损伤的诊断具有重要价值,有时可替代血管造影检查。凡临床诊断怀疑有胸内大血损伤的病例,若其病情和血流动力学较为稳定,应争取胸部 X 线片 检查。

胸部穿透性损伤病例,拍摄胸部 X 线片时,可在伤口的入口和出口处置一不透 X 线的标志物,有助于分析、判断伤道(弹道)的走行方向和可能损伤的胸内大血管。

在胸部 X 线平片上,提示胸内大血管损伤的 X 线征象主要有:①血胸或血气胸征象;②胸内有金属异物(弹丸或弹片),或弹道接近胸内大血管;③将胸内金属异物及其周围组织结构的 X 线阴影进行对照时,如发现金属异物的中心相对较为模糊者,多提示该异物在心脏内或心壁内;④弹道入口与弹丸在胸内的位置不一致(如伤口在腹股沟而弹丸在胸内),提示弹丸经周围大静脉随血流移至胸内大血管;⑤火器所致胸部非贯通伤患者,在其胸部 X 线平片上未见金属异物(弹丸或弹片)阴影,要考虑到此类异物经胸内大血管中的血流进入远处动脉血管并造成栓塞的可能。认真阅读胸部创伤患者的胸部 X 线平片,其中有些异常 X 线征象可提示胸内大血管损伤的可能。

在上述 X 线胸片所显示的异常征象中,最重要而又可靠的征象为主动脉弓(结)模糊不清、大量血胸、纵隔明显增宽以及纵隔阴影"外观奇特"。胸廓上口处纵隔阴影增宽和气管左移征象常提示无名动脉(头臂干)损伤出血。火器或刃器伤穿透纵隔者,多导致胸内大血管、心脏、食管、气管以及脊髓损伤,患者多死于大出血或急性心脏压塞,生存概率极小。

主动脉弓(结)阴影模糊不清(多提示降主动脉损伤)

纵隔阴影增宽并大于 8cm(提示主动脉弓损伤)

左主支气管受压下移,与气管形成的夹角＞140°(提示主动脉弓损伤后形成血肿)

胸椎周围胸膜反折阴影消失

主动脉阴影内显示钙化层

纵隔阴影"外观奇特"

食管内胃管阴影有异常移位(胃管明显凸向右后纵隔,气管明显向右侧移位,提示主动脉弓峡部破裂并形成血肿)

气管向前移位

主动脉窗阴影消失

其他

胸顶胸膜血肿阴影或胸顶帽状阴影

严重钝性膈肌损伤阴影(征象)

侧位 X 线胸片

(三)胸部 CT 扫描

胸部 X 线片 检查怀疑有胸内大血管损伤、患者血流动力学稳定时,胸部增强 CT 扫描可显示胸内大血管的基本形态与结构、大血管壁受伤后出现的异常征象、纵隔血肿和胸内其他重要脏器损伤的情况。有些病例经胸部 CT 扫描,可代替血管造影检查而做出诊断。

(四)血管造影检查

某些严重胸部创伤,特别是胸部穿透伤病例,有时经胸内大血管造影检查才能确诊。

二、胸内主要大血管损伤手术切口的选择

手术切口的选择主要取决于损伤血管的解剖部位及相关血管损伤的情况。临床工作中常用的手术切口有下列几种。

(一)胸骨正中劈开切口

其优点为能够直接显露受伤的升主动脉、上腔静脉与胸内下腔静脉。为了控制合并的无

名动(静)脉、左颈总动脉近端或锁骨下动脉出血,可将该切口向上延长到左或右颈部。

(二)左前外侧剖胸切口

适用于主动脉弓和降主动脉损伤的病例。将这一切口在同一一肋间向右延长并横断胸骨,使之呈双侧前外侧剖胸切口,则可满足心脏和全部胸内大血管损伤出血患者的手术治疗。若术中发现左锁骨下动脉的损伤位于胸廓上口处,应将左前外侧剖胸切口改为前胸部"活板门"状切口。

(三)右第 3 肋间前外侧切口

用于经胸骨正中切口难以显露奇静脉损伤导致大出血的病例。

(四)左后外侧部胸切口

降主动脉损伤病例,应选择左后外侧剖胸切口经第 4 肋床或肋间进胸。术中发现降主动脉有上、下两处损伤出血时,可用同一皮肤切口并经第 6 或第 7 肋间的对口切开进胸,改善手术显露。

三、升主动脉损伤的诊治

升主动脉损伤为致命性大血管损伤,45%的病例死于大出血,个别病例形成血肿,经主动脉造影、CT 扫描或手术探查而确诊。若升主动脉穿透性损伤的伤口很小,可采用单纯主动脉缝合修补术;钝性胸部创伤所致升主动脉损伤患者,需要在体外循环下行升主动脉重建术。

四、主动脉弓损伤

(一)损伤机制

在汽车交通事故中最为常见,85%左右的病例在就诊前已经死亡。其钝性损伤机制为:①90%以上的主动脉弓损伤发生于峡部。因为该部有左锁骨下动脉与动脉韧带的限制而较为固定,峡部以下的主动脉则相对较为活动。快速减速或加速运动使胸部受到强烈震动时,较为活动的主动脉,上部突然向前移位并在峡部发生旋转与扭转,造成主动脉弓损伤出血,是典型的钝性损伤机制;②作用于胸部的钝性暴力直接撞击胸部,使纵隔结构在胸椎之间受到骨性挤压,导致主动脉弓损伤。

(二)临床表现

主动脉弓损伤的幸存患者临床所见的病状和体征有:①休克、呼吸困难,左侧血胸体征;②因上、下肢动脉压悬殊而引起的急性主动脉缩窄综合征;③胸部听诊可闻及因主动脉血流紊乱而产生的血管杂音。主动脉弓损伤后形成动脉夹层或者其内膜破裂的病例,是患者生存的"黄金时间",也是进行诊治的"黄金时间"。

(三)胸部 X 线平片所见

98%的主动脉弓及降主动脉损伤破裂的病例,其胸部 X 线平片上都有异常改变,敏感性>85%,特异性<45%。具有诊断意义的 X 线征象为:①主动脉轮廓模糊不清;②虽无胸椎骨折,但胸片可见左或右侧椎旁胸膜阴影增宽;③放置胃管的患者可见胃管向右胸移位;④主肺动脉窗阴影加重;⑤纵隔阴影宽度>8cm,或纵隔/胸腔比率>0.25。

(四)胸部 CT 扫描

(五)主动脉造影检查

主动脉造影检查是诊断主动脉损伤的金标准,能显示主动脉损伤形成的异常 X 线表现、主动脉内膜撕裂伤或者假性动脉瘤。

（六）治疗

参见降主动脉损伤。

五、降主动脉损伤

胸部钝性或锐性创伤所致降主动脉损伤患者,约 85％的受伤后短时间内死于大出血。所余来医院就诊的病例,一般为伤口很小或伤口被周围组织暂时压迫、堵塞的患者,如在受伤后 24 小时内不进行手术治疗,约 50％的死于病房。胸部创伤患者通过询问病史和查体,有下列情况者应考虑到降主动脉损伤的可能。如病情允许,要准备主动脉造影检查。这种患者多合并有胸内其他 脏器损伤,还要高度警惕脊髓损伤可能。

（一）病史

（1）患者在汽车交通事故中从车内抛出后落地受伤者。

（2）行驶中的汽车车轮压伤胸部的病例。

（3）高处坠落伤病例或者骨性胸廓有骨折的患者。

（4）胸部创伤后无尿的患者等。

（二）查体

（1）火器或刃器伤病例,要注意伤口及伤道与主动脉解剖位置的关系;胸部刃器伤伤口、伤道接近主动脉时,要想到降主动脉损伤可能。钝性胸部创伤患者查体发现左侧多发肋骨骨折或有胸骨、锁骨或肩胛骨骨折合并左胸大量出血时,要注意主动脉损伤。

（2）上肢脉搏增强、血压升高,下肢脉搏减弱（消失）及血压降低。

（3）肩胛间区听诊时可闻及血管杂音。

（三）胸部 X 线片 检查、CT 扫描和主动脉造影

所见参看主动脉弓损伤。

（四）治疗

主动弓与降主动脉损伤患者的治疗依靠外科手术治疗。

（1）手术经左后外侧剖胸切口第 4 或第 5 肋间进胸。

（2）小而简单的主动脉伤口可直接缝合修补;大而严重、复杂的损伤,可根据具体病例与病情选择低温阻断、左心转流或全身体外循环,进行补片修补或主动脉血管移植术。

（3）其他可供选择的治疗方法有非手术疗法和（或）延期手术治疗（药物治疗结合严密的胸部 X 线随诊检查）以及主动脉内血管支架疗法等。

六、左颈总动脉近端和无名动脉损伤

多继发于胸部钝性创伤,容易形成血肿,就诊前出血死亡的病例不多。无论穿透性或钝性胸部创造成的左颈总动脉抑或无名动脉损伤,其手术治疗方法为:在主动脉弓凸侧与损伤动脉远端之间进行血管移植术。一般不需要低温麻醉或体外循环。

七、锁骨下动脉和静脉损伤

常在胸廓上口处形成比较大的血肿,大部分患者需要外科手术治疗。手术时,在进入血肿之前首先要控制受伤血管近端的血流（出血）,即压迫锁骨上窝。

（一）手术切口

行胸骨正中劈开切口或伤侧前外侧剖胸切口显露锁骨下动脉及其损伤部位,据具体情况施行伤口侧壁缝合修补术或 Dacron 片修补术,或行血管移植术。

（二）手术方法

(1)锁骨下静脉损伤病例应酌情行静脉侧壁缝合修补术或将其结扎。

(2)锁骨下动脉质地较脆弱,侧支血管较多,术中要避免广泛游离,同时要注意不能损伤前斜角肌处的膈神经,亦要预防误伤臂丛。

患者入院时生命体征平稳者,病死率为 4.7%～10%。但合并臂丛损伤及长期并发症的发生率较高。

八、上腔静脉和奇静脉损伤

（一）病理生理

上腔静脉损伤病例中,约 50% 死于大出血。奇静脉虽不属于胸内大血管,但其口径较粗,血流量较大,损伤后仍有潜在致命危险。右侧胸廓上口处的穿透伤可累及奇静脉、无名动脉、气管、右主支气管或上腔静脉,患者病死率高。

（二）治疗

(1)上腔静脉损伤:一般采用修补术或血管移植术。个别病例在修补.上腔静脉时,可暂时行血管内分流术。

(2)奇静脉损伤:直接结(缝)扎止血。

九、肺动脉和肺静脉损伤

术前诊断困难,病死率在 30% 以上。

(1)主肺动脉损伤出血患者,病死率在 70% 以上。就诊时有抢救时机的病例,应进行手术治疗。

(2)手术切口视损伤机制和伤情而定,可行胸骨正中劈开切口或后外侧剖胸切口进行探查。肺静脉损伤常合并肺动脉、主动脉、心脏或食管损伤。

(3)经剖胸探查证实为主肺动脉、肺动脉或肺静脉损伤出血者,首先控制出血并尽量解剖、显露出血的血管后进一步控制出血。

(4)主肺动脉前壁的简单创口,可直接缝合修补;肺动、静脉损伤病例,如有可能,应缝合修补受伤的血管或施行肺叶切除术;肺门损伤合并肺动、静脉损伤的病例,常需要行一侧全肺切除术。

(5)有时肺动脉与肺静脉的显露十分困难,因此,手术需要在体外循环下进行。主肺动脉后壁损伤的显露与修补也要在体外循环下进行。

十、乳内动脉和肋间动脉损伤出血

这两种血管不属于胸内大血管,但在胸部创伤引起的血胸中也是常见原因之一。

（一）乳内动脉损伤

正常年轻人乳内动脉的血流量,300mL/min,损伤后往往导致外伤性血胸,重症病例甚至出现心脏压塞症状,类似心脏损伤。其术前诊断困难,一般在剖胸探查过程中得以确诊,行结扎或结缝扎后即能达到可靠的止血目的。若无其他 脏器损伤,患者术后恢复顺利。

（二）肋间动脉损伤

可导致顽固性血胸，单纯胸腔闭式引流术常难以治愈，需要剖胸止血。肋间动脉是胸主动脉的分支，在肋骨小头处分为前支和后支，在很多情况下不易显露清楚，也不易确切钳夹后缝扎止血。因此，多需要在其起始部环绕出血部位的肋骨上、下缘大块缝扎才能控制其出血。有时，剖胸后也难以诊断确切的出血点，在清除胸内积血及血凝块后，出血亦随即停止。

第九节　非特异性肋软骨炎

非特异性肋软骨炎是肋软骨非化脓性炎症，临床较为常见。1921 年 Tietze 首先报道此病，故又称 Tietze 病。好发于青壮年，女性略多于男性。多发于一侧的 2～4 肋软骨，亦可为双侧，偶可发生于肋弓。病因目前尚不明确，可能与病毒感染、胸肋关节韧带损伤及内分泌异常有关。病理切片肋软骨组织结构大多正常，只是发育较粗大。

一、临床表现及诊断

局部肋软骨轻度肿大、凸起，有疼痛及压痛，咳嗽、上肢活动及转身时疼痛加重。病程长短不一，多数患者症状可在 2～3 个月内逐渐缓解或消失，亦可时轻时重，反复发作，迁延数月或数年之久。诊断主要根据临床表现和体征，X 线检查及实验室检查多无异常发现。但可排除胸内病变、肋管结核及肋骨骨髓炎等。

二、治疗

本病用抗生素及各种理疗效果均不明显，一般采用对症治疗。疼痛较重者可用止痛剂、1%～2% 普鲁卡因或加泼尼松龙做局部痛点封闭等，有一定效果；中药治疗亦有一定疗效。因本病多呈良性经过，多数患者可以自行缓解，只有局部凸起明显，疼痛较重而长期不缓解，且患者心理负担较重，或不能排除恶性肿瘤时，才考虑手术治疗。但广泛的肋软骨炎不宜采用手术治疗。

第十节　胸壁结核

胸壁结核是指胸壁软组织、肋骨或胸骨结核杆菌感染而形成的脓肿或慢性窦道。多见于 20～40 岁的中青年人。

一、病因及病理

胸壁结核多继发于肺结核或胸膜结核。结核杆菌主要通过以下途径侵及胸壁：①淋巴途径，肺结核、胸膜结核或脊柱结核，结核杆菌通过胸膜淋巴管累及肋间、肋骨旁或胸椎旁淋巴结，引起干酪样病变，然后穿过肋间组织，蔓延至胸壁软组织中形成脓肿；②直接扩散，浅表的肺结核或胸膜结核病灶，通过胸膜粘连直接扩散至胸壁；③血行途径，结核杆菌经血液循环进入肋骨或胸骨骨髓腔,形成结核性骨髓炎,穿破骨皮质而累及胸壁软组织,这一途径较少见。胸壁结核与原发结核灶可同时存在,原发结核灶也可能成为陈旧病灶,如继发于结核性胸膜炎,胸膜炎可能已愈或仅留下胸膜增厚改变。

胸壁结核好发于腋后线前方的第3～7肋骨部,结核病灶常穿透肋间肌,在肋间肌里、外各形成一个脓腔,中间有窦道相通呈哑铃状;有的脓腔经数条不规则的窦道通向四方,并在其远端形成小的脓腔;有的窦道可途经2～3根肋骨下而延伸至较远部位,形成胸部的广泛病灶。由于重力坠积作用,发生于后胸壁的结核,脓液可向下向外流注而表现为侧胸壁或脊柱旁脓肿;发生于前胸壁者,则可出现上腹壁脓肿。脓肿如有继发感染,则可自行破溃,也可因穿刺或切开引流形成经久不愈的窦道。

二、临床表现及诊断

胸壁结核多无明显的全身症状,若原发结核病变尚有活动,可有低热、乏力、盗汗及消瘦等症状。大多数患者只有局部无红、热、痛的脓肿,故谓之冷脓肿;合并化脓菌感染时,可出现急性炎症的局部表现及全身反应;脓肿穿破皮肤将形成经久不愈的窦道,排出稀薄、混浊、无臭味的脓液,可伴有干酪样物质。

胸壁出现无痛性肿块,局部可触及波动和轻压痛,或肿块穿破皮肤形成经久不愈的窦道,应首先考虑胸壁结核。包块穿刺抽出无臭味脓汁或混有干酪样物质,涂片及细菌培养阴性,多可确定诊断。已形成胸壁窦道者,取窦道肉芽组织活检,常能证实有结核病变。X线检查除可发现肺结核、胸膜结核病变外,尚可发现肋骨或胸骨骨质破坏及软组织阴影。若无骨质破坏或仅有肋软骨破坏,X线检查无异常发现,因此,X线检查亦不能排除胸壁结核的诊断。对胸壁结核患者应注意脊柱检查及摄片,以排除脊柱结核所致的流注脓肿。

胸壁结核因其窦道曲折,分支多,病变范围多难明确。有的病灶在背侧上方,而脓肿或窦道口可在前胸、腋下,甚至胸骨旁,即使造影亦难以显示脓肿或窦道的全部范围。

三、治疗

胸壁结核为全身结核的一部分,故应重视全身性治疗,加强营养、休息及全身抗结核治疗。有结核活动者,应待病情稳定后再行胸壁结核病灶清除术。对未合并细菌感染的胸壁结核,禁忌行脓肿切开引流。只有伴混合感染时,才可行脓肿切开引流。脓肿较小或年老体弱的患者,可试行穿刺排脓后注入链霉素0.5g,并加压包扎,每2～3天重复1次,部分患者可获得治愈。若胸壁结核病灶范围大,药物治疗效果不佳,或已形成窦道而反复继发感染,应在原发病灶稳定的情况下施行胸壁结核病灶清除术。其手术要点是:①切除病变的皮肤及窦道口;②彻底清除脓肿、肉芽组织及窦道,若窦道行至肋骨后方时,应切除该段肋骨将其清除;若病灶通向胸膜腔或肺,应开胸处理;③胸壁创面切取周围肌瓣填塞以消灭残腔;④放置引流条,并加压包扎伤口,术后应继续抗结核治疗半年至1年以防复发。

第十一节 胸壁肿瘤

胸壁肿瘤是指发生在胸壁深层组织的肿瘤,如骨骼、骨膜、肌肉、血管及神经等组织肿瘤,不包括皮肤、皮下组织及乳腺肿瘤。胸壁肿瘤分为原发性和继发性两大类。原发性肿瘤又分为良性及恶性两种。原发性良性肿瘤以纤维瘤、神经纤维瘤、神经鞘瘤、骨纤维结构不良、骨纤维瘤,软骨瘤、骨软骨瘤及骨囊肿为常见;原发性恶性肿瘤以纤维肉瘤、神经纤维肉瘤、血管肉瘤,横纹肌肉瘤,骨软骨肉瘤、软骨肉瘤、骨肉瘤及恶性骨巨细胞瘤为多见。继发性胸壁肿瘤几乎都是由其他部位的恶性肿瘤转移而来,常转移至肋骨,造成肋骨局部破坏或病理性骨折,其肿块多不明显。

一、临床表现及诊断

临床表现取决于肿瘤部位、大小、生长速度及对邻近器官的压迫程度,最常见的症状是胸壁包块和局部疼痛、良性肿瘤生长缓慢,除在胸壁查到包块外,一般无症状。肿瘤生长速度快,且有严重持续疼痛者多为恶性,或良性肿瘤有恶性变的征兆。诊断主要依据病史、症状、体征和肿块的特点,X线、CT、超声及实验室检查,如肋骨骨髓瘤患者尿本周蛋白阳性;有广泛骨质破坏的恶性肿瘤,血清碱性磷酸酶增高亦有助于诊断。

必要时可行肿瘤穿刺或切取部分组织做病理检查,以明确诊断。

二、治疗

原发性胸壁肿瘤无论良性或恶性,只要条件许可均应尽早手术治疗,转移性胸壁肿瘤若原发病已行切除,亦可行手术治疗。手术原则是:①良性肿瘤可行局部切除,但某些具有易复发及恶性变的良性肿瘤,如纤维瘤、软骨瘤、骨软骨瘤、骨巨细胞瘤等应适当扩大切除范围:②恶性肿瘤必须行胸壁大块组织切除,包括肌层、肋间组织及壁层胸膜;③胸壁大块组织缺损必须修补,目的是闭合胸膜腔及维持胸壁的稳定恶性胸壁肿瘤切除后,仍应联合化疗及放射治疗,以期提高治疗效果。

第十二节 脓胸

脓胸是指胸膜腔内的化脓性感染根据致病菌不同分为化脓性脓胸、结核性脓胸及特异病原性脓胸;根据病变范围分为全脓胸和局限性脓胸,后者亦称包裹性脓胸;根据病理发展过程分为急性脓胸和慢性脓胸。脓胸可发生于任何年龄,但以幼儿及年老体弱者多见。

常见的致病菌为肺炎双球菌、链球菌、葡萄球菌等,随着抗生素的广泛应用,金黄色葡萄球菌和革兰氏阴性杆菌明显增多;结核杆菌和真菌仍较少见。多数脓胸为数种细菌混合感染,伴有厌氧菌感染者称为腐败性脓胸。致病菌可通过以下途径进入胸膜腔:

①肺部化脓感染,特别是靠近胸膜的病变,直接扩散到胸膜腔。因支气管肺炎常为双肺分

布,故可发生双侧脓胸;②胸部开放伤、肺损伤、气管及食管伤;③邻近感染灶扩散,如纵隔感染、膈下脓肿、化脓性心包炎等;④败血症或脓毒血症患者,细菌经血液循环到达胸膜腔;⑤胸腔手术污染,术后发生血胸感染、支气管胸膜瘘、食管吻合口瘘等;⑥其他,如自发性气胸闭式引流或反复穿刺,纵隔畸胎瘤继发感染、破裂等。脓胸的病理过程可分为三个时期:渗出期(Ⅰ期):胸膜明显肿胀,有大量渗出,脓液稀薄,胸膜表面有较薄的纤维蛋白沉积,早期血管母细胞和成纤维细胞开始增生,并从胸膜向外扩展。此期若排尽脓液,肺可完全膨胀。纤维化脓期(Ⅱ期):随着病程发展,脓细胞及纤维蛋白增多,积液由浆液性转为脓性,且易分隔形成多个脓腔,成为多房性脓胸。此期虽有大量纤维蛋白沉积于脏层胸膜、壁层胸膜表面,以壁层胸膜明显;脏层胸膜纤维蛋白沉积使肺活动度受限,若及时清除脓液及纤维蛋白后,肺仍可再膨胀。以上两期病理变化基本属于临床的急性期。机化期(Ⅲ期):在壁层胸膜及脏层胸膜表面,大量成纤维细胞生长及胶原纤维形成,随之毛细血管长入纤维板中,增厚的纤维板束缚肺的活动,如不进行纤维板剥脱术,肺就无法膨胀。此时临床.上已进入慢性脓胸期。脓胸的病理变化虽有不同时期之分,但并无明确的时间界限,临床表现也不尽一致。因此,综合判断脓胸的不同时期有利于治疗方案的确定。

一、急性脓胸

(一)临床表现及诊断

急性脓胸患者常有高热、脉速、食欲减退等,胸痛、咳嗽、咳痰及全身不适,胸腔积脓较多时,患者感胸闷、呼吸急促等,严重者可伴有发绀和休克,患侧呼吸运动减弱,肋间隙饱满,叩诊呈浊音,纵隔向健侧移位,呼吸音减弱或消失。局限性脓胸,在病变部位可出现相应体征,但位于肺裂间隙及纵隔部的局限性脓胸,多无阳性体征发现。X线检查可见患侧胸腔呈均匀一致的密度增高影,站立位时,少量积液显示肋膈角变钝;中等量以上积液则显示内低外高的弧形致密影,呈典型的S形(Ellis线);积液患侧呈大片致密阴影;如伴有支气管瘘、食管瘘,可出现气液平面,局限性脓胸于相应部位呈包裹阴影。CT检查有助于判断脓腔大小、部位及对少量脓胸的显示。超声波检查可帮助确定胸腔积液部位及范围、以助于脓胸穿刺定位。胸腔穿刺抽出脓液可确立诊断,将脓液送镜检,进行细菌培养和药物敏感试验,不仅可明确诊断,亦可为细菌定性和选用有效抗生素提供依据。

(二)治疗

急性脓胸的治疗原则是控制感染;积极排尽胸膜腔积脓,尽快促使肺膨胀及支持治疗。

1.支持治疗

给予高维生素、高蛋白饮食,对于体质衰竭及贫血患者,可少量多次输新鲜血,这不仅可矫正贫血,亦可增加机体抵抗力。

2.控制感染

选用有效、足量的抗生素控制感染,并根据细菌培养及药物敏感试验,及时调整抗生素。

3.排出胸腔积脓促使肺复张

及时排出胸腔积脓促使肺复张是急性脓胸治疗的关键,不仅可以减轻感染中毒症状,而且可促使肺膨胀,对恢复肺功能具有积极作用。常用方法有:①胸腔穿刺:适用于脓胸渗出期,其脓汁稀薄,易于抽出。抽脓后可注入一定量抗生素液。如为腐败性脓胸,为避免脓液经穿刺创道进入胸壁软组织,引起广泛蜂窝织炎,穿刺后应立即行胸腔闭式引流;②胸腔闭式引流:经多次胸腔穿刺抽脓无明显好转、积脓有增加或脓液黏稠不易抽出者,腐败性脓胸或脓气胸,穿刺抽脓有困难的包裹性脓胸,宜行胸腔闭式引流。

于脓腔最低部位,经肋间置入闭式引流管,并保持引流通畅;③早期脓胸廓清术:经胸腔闭式引流不,见好转或脓腔分隔形成多房性脓胸,可行早期脓胸廓清术。除常规剖胸手术外,目前多采用电视胸腔镜手术,完全清除胸腔内积脓和脓块,打开脓腔分隔及剥脱肺表面的纤维索膜,彻底冲洗胸腔,在脓腔最低处放置胸腔闭式引流。

二、慢性脓胸

急性脓胸和慢性脓胸没有截然的分界线,一般急性脓胸的病程不超过 3 个月,否则即进入慢性脓胸期。形成慢性脓胸的主要原因有:①急性脓胸引流不及时,引流部位不当,引流管过细,插入深度不恰当,或过早拔出引流管,使脓液未能排尽;②异物存留于胸膜腔内,如弹片、布屑及死骨碎片等,多见于枪伤及爆炸伤,尤其是非贯通伤;③伴有支气管胸膜瘘或食管瘘;④特发性感染,如结核、真菌及寄生虫等;⑤邻近组织有慢性感染,如肋骨骨髓炎、膈下脓肿、肝脓肿等。

(一)临床表现及诊断

患者因长期慢性感染及消耗,多有全身中毒症状及营养不良,如低热、乏力、消瘦、贫血及低蛋白血症,可有气促、咳嗽、咳脓痰等症状。体检可见患侧胸廓塌陷,肋间隙变窄,呼吸运动减弱,叩诊浊音,呼吸音明显减弱或消失、气管及纵隔偏向患侧,部分患者有杵状指(趾)。X 线胸片可见胸膜增厚,肋间隙变窄及大片密度增强模糊阴影,膈肌升高,纵隔移向患侧。必要时应做 CT 扫描和 MRI 检查,以进一步明确脓腔大小、部位及肺内有无病变。未做胸腔引流的脓胸,应行脓腔穿刺,抽出脓液进行实验室检查,并做细菌培养及药敏试验。脓胸穿破形成瘘者,应了解瘘管与脓腔的关系,必要时可行瘘管及脓腔造影,为进一步治疗提供依据。

(二)治疗

慢性脓胸的治疗原则是:①改善营养,提高机体抵抗力;②去除造成慢性脓胸的病因,清除感染,闭合脓腔;③尽可能保存和恢复肺功能。

1.加强营养支持治疗

可进高蛋白、高维生素饮食,对有贫血和低蛋白血症者,可少量多次输入新鲜血或血浆。

2.脓腔引流

已行胸腔闭式引流者,若脓腔大、脓液黏稠、胸腔闭式引流通畅性差,胸腔粘连、纵隔固定,方可改为胸腔插管开放引流。待脓腔容积测定少 10mL 时,可拔出引流管,瘘管自然愈合。原有脓腔引流不畅或引流部位不当的患者,应重新调整引流,以排出胸腔积脓,为以后手术创造条件,少数患者还可因引流改善后而使脓腔闭合。

3.手术治疗

常用的手术方法有:①胸膜纤维板剥离术:剥离壁层及脏层增厚的纤维板,消除脓腔,恢复胸壁呼吸运动,并使肺重新膨胀。这是慢性脓胸较理想的治疗方法,仅适用于肺内无病变,剥离后肺能够膨胀的病例;②胸廓成形术:手术切除与脓腔相应的肋骨,切除壁层纤维板进入脓腔,清除脏层胸膜上的肉芽组织和脓苔。如有支气管胸膜瘘,游离瘘口,切除不健康的残端,用细丝线缝闭;切除相应的肋骨使胸壁塌陷;若脓腔较大,应游离胸壁带蒂肌瓣或(和)带蒂大网膜填塞,消灭脓腔。这一手术适用于病程长,肺组织有纤维化,肺内有活动性结核病灶或存在支气管胸膜瘘者;③胸膜肺切除术:慢性脓胸伴有肺内广泛病变,如肺脓肿、支气管扩张或支气管胸膜瘘,应根据病变范围,将脓胸纤维板与病肺一并切除。此手术较复杂、出血多、手术风险性较大,应严格掌握适应证并做好充分的准备。

第十三节　胸膜肿瘤

胸膜肿瘤分为原发性和转移性两大类。转移性胸膜肿瘤约占胸膜肿瘤的 95%,常见的有肺癌、乳腺癌、胃癌、胰腺癌及恶性子宫肿瘤胸膜转移。原发性胸膜肿瘤较为少见,其中以胸膜纤维瘤和恶性胸膜间皮瘤为多见,其他更少见的胸膜肿瘤有脂肪瘤、内皮瘤、血管瘤和囊肿,但这些肿瘤大多数是起源于胸膜下组织而不是胸膜本身。因此本节只介绍胸膜纤维瘤和恶性胸膜间皮瘤。

一、胸膜纤维瘤

胸膜纤维瘤过去被认为是局限性胸膜间皮瘤,现证实该类肿瘤起源于胸膜间皮层下间隙的间叶细胞,而不是来源于胸膜间皮细胞,故应为胸膜纤维瘤。胸膜纤维瘤有良、恶性之分。

(一)良性胸膜纤维瘤

多发生于脏层胸膜,少数来自壁层胸膜,大多数肿瘤有蒂,并长入胸膜腔。肿瘤也可无蒂而附着于胸膜,大小、形态各异,可小如结节,大到充满一单侧胸腔,但大多小于 10cm,其病因与接触石棉无关。常见于 50～60 岁,女性稍多于男性。

孤立的纤维瘤常无症状,于 X 线胸部检查时发现。30%～40% 的患者有咳嗽、胸痛、呼吸困难,无任何感染指征的发热约占全部有症状病例的 25%。良性胸膜纤维瘤常伴有两组类新生物综合征,即肥大性肺性骨关节病和低血糖,多数患者在切除肿瘤后此综合征可以缓解。值得注意的是,部分良性胸膜纤维瘤可产生血性胸液,肿瘤完全切除后可消失。胸部 X 线片和CT 检查可见圆形或分叶状肿块,常位于肺的周边或叶间隙投影部,与胸膜相连,边界清楚。若肿瘤有蒂,肿瘤可随体位变化而改变。

良性胸膜纤维瘤应予手术治疗,对有蒂孤立肿瘤,可行局部切除。若肿瘤位于壁层胸膜、纵隔、膈肌等部位,应尽可能广泛切除;若肿瘤位于肺实质内,应行肺切除术。

良性胸膜纤维瘤切除预后甚佳。

(二)恶性胸膜纤维瘤

在临床上与良性胸膜纤维瘤常难以区别。一般恶性胸膜纤维瘤患者常有胸痛、咳嗽、发热及气短,低血糖比良性者更多见,但很少发生骨关节病。X 线及 CT 检查所见与良性胸膜纤维瘤相似,当肿瘤侵犯胸壁造成骨质破坏时有助于诊断。

治疗原则是尽可能彻底切除肿瘤,切除彻底与否直接影响其预后。完全切除者,术后可不必行化疗或放疗;切除不彻底者,术后仍应辅以放疗及化疗。

二、弥散型恶性胸膜间皮瘤

弥散型恶性胸膜间皮瘤是一种少见但恶性程度极高的胸部疾病，多发于 65 岁以上的老年人，40 岁以下乃至儿童仍有发病，男性多于女性。其病因与接触石棉有关，从接触石棉到发病有 20～40 年的潜伏期。此外，尚与长期接触放射线、猿病毒感染、胸膜腔填塞治疗后的胸膜瘢痕、特发性等因素有关。

（一）病理

沿胸膜表面生长，可发生于壁层胸膜、脏层胸膜及纵隔胸膜，呈多发扁平结节，多见于胸膜腔下部。肿瘤常直接侵及肺间质，形成结节状肿块。肿瘤多呈灰白色，部分因局部坏死而发黄，质地坚硬。常转移至肺门淋巴结及纵隔淋巴结，亦可通过血行转移至肺、肝、脑及肾上腺。由于间皮组织学的多样化，因而其组织学特征及分类亦较复杂。

通常将其分为上皮型、肉瘤样型（纤维型）和混合型三种类型。单用光学显微镜检查常难以将上皮型胸膜间皮瘤与转移型肺腺癌等区分开来。采用免疫组化及电镜检查有助于鉴别。胸膜间皮瘤低分子量角蛋白染色阳性，可可将其与肉瘤分开；胸膜间皮瘤不能被 CEA（癌胚抗原）染色，这可与腺癌区别。如果免疫组化结果与其他 肿瘤相同，电镜通常可确诊。胸膜间皮瘤最显著的特点是有许多弯曲的微绒毛，而腺癌微绒毛短直，且上面覆盖一层多糖蛋白质复合物。

（二）临床表现及诊断

早期多无特殊临床症状，病情常在不知不觉中加重。主要症状有咳嗽、胸痛、气短及消瘦，亦可有发热、杵状指（趾）及肥大性关节炎。大多数患者有胸腔积液。X 线胸片及 CT 扫描可见胸膜明显增厚、结节状块影及胸腔积液征。有胸腔积液者可穿刺抽液，胸液呈黄色或血性，突出的特点为黏稠性，甚至可拉成条状或堵塞针头，胸膜穿刺活检对诊断有重要意义。对以上检查难以明确诊断的病例，现多主张行胸腔镜检查，除可大体观察外，切取的标本可行组织学、免疫组化及电镜检查以明确诊断。

除明确诊断及病变范围外，尚需根据肿瘤所累及的结构进行分期，对拟订治疗方案及预测预后有重要意义。Butchart 建议将其分为 5 期。

（三）治疗

弥散型恶性胸膜间皮瘤由于病变广泛，多难以彻底切除，目前任何治疗均为姑息性治疗，目的是缓解症状、延长生命。对 1 期患者，身体情况良好者，可行胸膜切除术或胸膜外全肺切除术，术后辅以放疗、化疗或免疫治疗，有利于延长患者的生存时间。对其他 各期的治疗，应采用多种模式，放疗或化疗除对手术有辅助作用外，对不能手术的病例亦有一定疗效。

第十四节　肺气肿和肺大疱

肺气肿是常见的严重危害人类健康的慢性阻塞性肺疾病（COPD），其病理特征为终末细支气管远端气腔的永久性异常性扩张，伴有气腔壁的破坏而无明显的纤维化。病变肺组织回缩力降低,呼吸时小气道塌陷造成阻塞。肺泡壁破坏使肺组织内形成直径>1cm 的充气空腔称为肺大疱,也称大泡性肺气肿。

一、病因、病理及分型

肺气肿和肺大疱的病因很多,如反复发作的肺、支气管感染、支气管哮喘、吸烟、长期吸入粉尘或有害气体、大气污染以及遗传性疾病、α−抗胰蛋白酶缺乏症等。

上述病因所致的炎症、支气管痉挛等造成小气道的狭窄和活瓣性气道梗阻,致使肺泡过度充气膨胀;由于气道压力升高,使气道壁毛细血管供血减少,引起营养障碍,使气道壁弹性减退,气道壁组织破坏,终末细支气管塌陷,又进一步促进了肺气肿的形成。

由于小支气管活瓣性梗阻造成部分肺组织的肺泡高度膨胀,肺泡壁破坏,肺泡互相融合,形成充气的空腔,即为肺大疱。

按照终末细支气管与肺泡组织病理变化,可将肺气肿分为:肺泡中央型、全肺泡型、肺泡远端型、人大疱型肺气肿四种基本类型和许多不同病因的亚型。肺大疱的病理形态可分为 3 型:Ⅰ型,狭颈肺大疱;Ⅱ型,宽基底部表浅肺大疱;Ⅲ型,宽基底部深部肺大疱。

临床上通常将肺气肿分为 3 类:①代偿性肺气肿,肺泡组织无破坏,不是真正的肺气肿,只是部分肺组织的过度膨胀,以充填肺不张或肺手术后遗留的空腔;②弥散性肺气肿即真性肺气肿,为常见的慢性阻塞性肺疾病;③大疱性肺气肿即肺大疱,患者可无弥散性肺气肿,肺组织相对较正常,也可合并弥散性肺气肿。

肺气肿时肺泡腔扩大,肺弹性回缩力降低,患者呼气气流速率降低,肺容量增加,肺顺应性下降,气道阻力增加;由于肺泡−毛细血管大量破坏,通气血流比例失调,无效腔最增加,CO_2 排出受阻而致 CO_2 潴留;肺泡弥散功能下降,导致低氧血症,造成慢性呼吸功能不全。如有感染或其他 诱因,最终可导致呼吸衰竭。由于肺血管床而积减少,肺血管收缩而致肺动脉高压,右心负担加重,导致肺源性心脏病(肺心病)。患者胸部呈桶状扩张,膈肌下降,呼吸肌负荷增加,引起呼吸肌疲劳。以上的病理生理改变导致患者进行性呼吸困难,活动能力下降,进一步加重肺源性心脏病和呼吸衰竭,严重威胁患者的健康和生命。

二、临床表现

肺气肿的典型表现为逐渐加重的呼吸困难,低氧血症,CO_2 潴留,肺源性心脏病及呼吸衰竭。

单个小的肺大疱,可无症状;体积大的多发性肺大疱则可产生不同程度的呼吸困难。

肺大疱破裂合并自发性气胸,可产生严重的呼吸困难和胸痛。肺大疱合并感染可有咳嗽、发热、肺部阴影等表现。

三、诊断

胸部 X 线检查是诊断肺气肿、肺大疱的基本方法。弥散性肺气肿的 X 线胸片可见肺野透亮度增加,肺容量扩大,肋间隙增宽,膈影下降,膈穹隆变平。CT 显示小范围组织破坏,其中有小的透亮区,血管纹理变细。

肺大疱的 X 线胸片表现为大小不一、圆形或椭圆形的透亮空腔,较大的肺大疱中有时可见横贯的间隔。多个肺大疱靠拢在一起可呈多面状,一般不与较大支气管直接相连,无液面,支气管造影剂也不能进入。由于肺大疱有一定的张力,其周围的肺组织受压而致部分肺不张,肺纹理聚拢,透亮度减低。肺大疱可以相互融合形成占位很大的空腔,需与局限性气胸相鉴别,CT可以清楚地显示肺大疱的形状、内部间隔情况及与周围肺组织的关系,并可发现小的肺大疱(直径约为1cm)。

肺大疱破裂发生自发性气胸,可见肺组织被不同程度地挤压向肺门。

肺功能检查呈阻塞性通气功能障碍,如肺容积扩大、残气量增加、第一秒用力呼气量和最大通气量下降等。

重症患者血气分析可发现动脉血氧分压下降、CO_2潴留、血氧饱和度降低等。

四、治疗

弥散性肺气肿主要采用内科治疗,如吸氧、控制支气管感染、应用支气管解痉药物等,以缓解和减轻临床症状,减慢和防止发生呼吸衰竭;但目前临床上尚缺乏特效的药物和内科治疗方法。20世纪60年代,肺移植技术的成功为弥散性肺气肿、呼吸功能不全的治疗带来了希望,但早期的肺移植术由于严重的排斥反应、感染、支气管吻合瘘,呼吸衰竭等原因,成功率很低。20世纪80年代末Cooper等人对肺移植进行了大规模的临床试验,得到了大量经验,取得了重大进展,使肺移植患者有可能获得长期生存。后来,他们又将1957年Brantigan首创的肺减容手术进行了改进,成功地应用于终末期肺气肿患者的外科治疗,取得了良好的效果。

肺气肿肺减容手术通过切除病变最严重的部分肺组织,一般为一侧肺容积的20%～30%,恢复剩余肺组织的弹性回缩力,减轻胸廓内压,改善呼吸功能。经国内外临床应用,肺减容手术近期效果良好,一般可维持2年,远期效果不是十分满意。

肺大疱体积大,占据一侧胸腔的30%～50%,临床上有症状,而肺部无其他病变的患者,手术切除肺大疱,可以使受压肺组织复张。呼吸面积增加,气道阻力减低,通气量增加,动脉血氧饱和度增加,呼吸困难症状缓解和改善。手术应尽量保留健康的肺组织,一般宜行肺大疱切除缝合术或部分肺切除术。手术可常规剖胸或经电视胸腔镜施行。

肺大疱合并自发性气胸,可以经胸腔穿刺、胸腔闭式引流或电视胸腔镜行肺大疱切除、肺大疱结扎以及胸膜粘连术而治愈。

第十五节　支气管扩张

支气管扩张是由于支气管壁和周围肺组织的炎症性破坏所致。

一、病因与病理

多由后天性疾病引起,如幼儿期的百日咳、麻疹、支气管肺炎、肺结核常常诱发支气管扩张。感染与支气管阻塞两种互为因果的因素在支气管扩张的形成与发展中起着主要的作用。严重的肺炎和反复感染引起支气管纤毛、黏膜、平滑肌、弹力组织,以及软骨发生破坏;继而支气管壁发生纤维化、失去弹性;由于支气管周围组织的炎症、皱缩和牵拉而导致支气管扩张。由于支气管内分泌物、脓块的阻塞及支气管旁炎性肿大淋巴结及其他病变的压迫,造成支气管的阻塞,又加重了感染,使支气管进一步扩张。

先天性支气管壁软骨和支持组织发育不良的患者,更易发生感染和支气管扩张,如常染色体隐性纤毛运动功能不良综合征,即内脏器官转位、鼻窦炎和支气管扩张三联症;免疫球蛋白缺乏症及α-抗胰蛋白酶缺乏症等。

支气管扩张最常发生于肺段第3~4级支气管支。根据扩张的形态可分为柱状扩张、囊状扩张和混合型扩张。管腔和囊腔内淤积着感染性分泌物,有的支气管还可因炎症瘢痕纤维化皱缩而狭窄或闭塞,造成肺不张或肺内多发性小脓肿。通常,支气管扩张在下叶比上叶多见。先天性缺陷者多为弥散性支气管扩张。

二、临床表现与诊断

临床表现主要为咳痰、咯血,反复发作呼吸道感染和肺部感染。患者排痰量多,为黄绿色黏液脓性痰,甚至有恶臭。体位改变,尤其是清晨起床时可能诱发剧烈咳嗽,大量咳痰,这可能是由于扩张的支气管内积存的痰液引流到近端气道,引起刺激所致。有时痰中带血或大量咯血。病程久者可有贫血、营养不良、杵状指(趾)等征象。肺部听诊常可闻及局限的湿啰音和呼气性啰音。

通过病史、体检、X线胸片和特异诊断方法,可以明确支气管扩张的诊断,以及支气管扩张的部位、范围和程度。支气管造影是特异性诊断方法之一,检查前应加强体位引流和抗生素治疗,在检查中需要良好的局部麻醉,可以获得清晰的支气管影像。目前,支气管造影临床已较少应用。高分辨率、薄层(1.5~5mm)CT及支气管影像重建对支气管扩张及支气管周围炎症有很高的诊断价值。

三、外科治疗

手术是治疗支气管扩张的主要手段。

(一)手术适应证

一般情况较好,心、肝、肾等重要器官功能均无异常者,可按下列情况选择不同手术方式:①病变局限于一段、一叶或多段者,可做肺段或肺叶切除术;②病变若侵犯一侧多叶甚至全肺,而对侧肺的功能良好,可做多叶甚至一侧全肺切除术;③双肺病变,若一侧肺的肺段或肺叶病变显著,而另一侧病变轻微,估计咳痰或咯血主要来自病重的一侧,可做单侧肺段或肺叶切除术;④双侧病变,若病变范围占总肺容量不超过50%,切除后不致严重影响呼吸功能者,可根据情况对双侧病变行一期或分期手术;一般先切除病重的一侧,分期间隔时间至少半年;⑤双侧病变范围广泛,一般不宜进行手术治疗:但若反复咯血不止,积极内科治疗无效,能明确出血部位,可进行支气管动脉栓塞等介入治疗,或切除出血的病肺以抢救生命。

(二)手术禁忌证

①一般情况差,心、肺、肝、肾功能不全。不能耐受手术者:②病变范围广泛,切除病肺,后可能严重影响呼吸功能者;③合并肺气肿、哮喘或肺源性心脏病者。

(三)术前准备

1.术前检查

除按大手术常规检查外,需做痰培养和药物敏感试验,以指导临床用药。术前应根据支气管造影或CT检查决定手术范围和一期或分期手术。但应待造影剂基本排净后才能进行手术。为了观察咯血来源,或明确有无肿瘤、异物等,必要时可考虑做纤维支气管镜检查。心肺功能检查属于重要检查项目。临床上一般可按活动能力登楼高度及运动使心跳加速后的恢复时间等粗略估计心功能,再结合心电图、超声心动图等进行综合分析。做肺通气功能,如肺活量、最大通气量、时间肺活量和血气分析等检查,了解肺功能和组织供氧情况。

2.控制感染和减少痰量

为了防止术中、术后并发窒息或吸入性肺炎,应在术前应用有效抗生素。尽可能将痰液控制在 50mL/d 以下。指导患者行体位引流及抗生素超声雾化吸入,有利于排痰。咯血患者不宜做体位引流术。

3.支持疗法

由于患者慢性消耗,常有营养不良,故宜给予高蛋白、高维生素饮食;纠正贫血;清除其他慢性感染灶,以防诱发呼吸道感染。

(四)手术方法

手术在全麻气管插管下进行,为防术中患侧支气管扩张囊腔中的痰液溢入健侧,造成窒息或健侧肺不张和感染等,必须采用双腔支气管插管,术中加强监护,经常吸痰。

支气管扩张肺切除的方法与一般肺切除术相同。但由于支气管周围炎症及肺感染造成明显的粘连,有时分离肺血管和支气管有一定困难,渗血较多。术中应仔细分离,避免损伤肺叶血管造成大出血;还应注意防止肺实质中支气管扩张囊腔破裂造成术野感染。近年来,对于病变局限、感染较轻的患者,有人主张行病变肺段的支气管剔除术,此法技术要求高,但可较多地保留患者的肺组织。

(五)术后处理

在完全苏醒前和苏醒后 6～12 小时应有专人护理。24～48 小时内应细致观察血压、脉搏、呼吸变化;详细记录胸液引流量、尿景和体温。特别注意胸膜腔引流管通畅情况、肺复张后的呼吸音和是否有缺氧现象。常规给予吸氧。术后 24 小时内,胸膜腔引流液量一般为 500mL 左右。如有大量血性液体流出,或每小时超过 100mL,应考虑胸腔内有活动性出血,应给予紧急处理,包括再次开胸止血等措施。

帮助改变体位和咳嗽排痰。早期雾化吸入抗生素和溶解、稀释痰液的药物,有助于痰的液化咳出。呼吸道内有分泌物不能排出时,可插鼻导管吸痰,防止肺不张。若采用上述排痰方法无效,必要时可用纤维支气管镜吸痰,甚至做气管切开。有严重呼吸功能不全时,可用呼吸机施行人工辅助呼吸。

支气管扩张手术切除后,疗效多较满意。症状消失或明显改善者约占 90%。术后有残余症状者、多为残留病变,或因术后残腔处理不当,残留的肺叶或肺段支气管发生扭曲,致支气管扩张复发。

第十六节　肺脓肿

肺脓肿系肺组织感染化脓,形成含有脓液的空腔。

一、病因与病理

分为原发性和继发性两类,前者见于各种细菌或口鼻咽部化脓病灶的脓液,在睡眠、昏迷、全麻时经气道吸入,引起肺组织感染化脓;或严重的肺炎(如坏死性肺炎)形成脓肿。后者见于邻近器官的感染或脓肿,如膈下脓肿、肝脓肿等破入肺内而形成脓肿,或血行感染等在肺内形成脓肿,如脓毒症的迁徙性肺脓肿等。病原菌可以是金黄色葡萄球菌、铜绿假单胞菌(绿脓杆菌)、肺炎球菌、溶血性链球菌、大肠埃希菌、肺炎克雷白杆菌等。病理可见肺组织感染、化脓、坏死、液化,周围肺组织及胸膜炎性病变,小支气管阻塞及支气管扩张;随着病程的延长,肺组织中可形成含气液的空腔。

二、临床表现与诊断

急性期肺脓肿患者,可有高热、寒战、咳嗽、咳出脓痰、血痰或咯血、胸痛等症状。若急性期感染未能控制,脓液未能全部引流或吸收,症状可持续存在,逐步转入慢性期,通常6～12周左右,患者仍有一定程度的发热、咳嗽、咳脓痰,或大咯血,并有消瘦、贫血、营养不良和杵状指(趾)等全身消耗症状。

X线胸片可见肺内致密阴影中有1个或数个空腔,形成透亮区或气液面,个别患者仅有肺部致密阴影。

根据病史及X线征象,肺脓肿诊断一般无困难病程长,慢性脓肿,症状不典型者需与肺癌形成空洞、结核空洞、肺囊肿继发感染等相鉴别,需进一步做胸部CT、痰液的结核杆菌检查、支气管镜检查等。

三、治疗

急性肺脓肿通常经内科治疗即可治愈。针对细菌培养选择敏感抗生素;体位引流,促进排痰;辅以支气管镜吸痰、胸部物理治疗以及支持治疗等。少数患者,如抗生素治疗无效,张力性肺脓肿等可采用经皮穿刺导管引流术。

慢性肺脓肿多数需行手术治疗。通常行肺叶切除术,有时粘连紧密,需从胸膜外游离,行胸膜肺切除术。手术适应证:①慢性肺脓肿经内科治疗超过3个月,症状或X线表现未见改善;②不能排除癌肿形成肺脓肿;③有大咯血史,为防止再次咯血窒息者。

术前应进行充分的准备,应用大剂量敏感广谱抗生素控制感染,积极体位引流排痰,尽量将痰液控制在每天50mL以下,避免手术中痰液堵塞大支气管或流入健肺。加强营养,详细了解心、肺、肝、肾、脑等重要器官功能,并予支持治疗;纠正凝血机制紊乱等。

常规采用全身麻醉双腔支气管插管进行手术,以免术中翻身时痰液溢入健肺。术中应小心分离粘连,勿损伤邻近肺叶的血管及胸内其他器官。

早年肺切除术治疗肺脓肿病死率较高。随着抗生素的发展,适应证掌握良好,麻醉和手术技术的提高,术前准备和术后处理的完善,手术病死率已很低,手术效果满意。

第十七节 肺结核

肺结核是由结核杆菌引起的肺部感染,是常见的慢性传染病,其传染途径为飞沫吸入呼吸道。

肺结核外科治疗的选择主要依赖于病变的性质和患者的具体情况。外科治疗是肺结核综合治疗的一个组成部分。术前、术后必须应用有效抗结核药配合治疗,同时采用各种支持疗法,增强患者的抵抗力,防止和减少手术并发症和病变的复发。目前常用的外科治疗措施为肺切除术和胸廓成形术。肺切除术可以切除肺结核病灶,是最为有效的治疗方法。胸廓成形术是将不同数目的肋骨节段行骨膜下切除,使该部分胸壁下陷后靠近纵隔,并使其下面的肺得到萎陷,因而是一种萎陷疗法。它的主要作用:①使病肺松弛和压缩,减小该部分呼吸运动幅度,从而使病肺得到休息;②萎陷使空洞壁靠拢,消灭空腔,促进愈合;③压缩减缓该部分的血液和淋巴回流,减少毒素吸收,同时使局部缺氧,不利于结核菌繁殖。手术可一期或分期完成。如需切除肋骨的数目多和范围较大,应分期手术,以避免术后发生胸壁反常呼吸运动造成有害的生理变化。

近30年来,由于胸廓成形术治疗肺结核的局限性和术后并发脊柱畸形等缺点,目前已很少采用;而肺切除术已经普及,且疗效更满意。但对于一些不宜做肺切除术的患者,或无条件做开胸手术的基层单位,胸廓成形术仍不失为一种可供选择的外科疗法。此外,它还可为某些患者创造接受肺切除术的条件。

一、肺切除术

(一)适应证

1.肺结核空洞

①厚壁空洞,内层有较厚的结核肉芽组织,外层有坚韧的纤维组织,不易闭合;②张力空洞,支气管内有肉芽组织阻塞,引流不畅;③巨大空洞,病变广泛,肺组织破坏较多,空洞周围纤维化并与胸膜粘连固定,不易闭合;④下叶空洞,萎陷疗法不能使其闭合。

2.结核性球形病灶(结核球)

直径大于2cm的干酪样病灶不易愈合,有时溶解、液化成为空洞,故应切除。有时结核球难以与肺癌鉴别,或并发肺泡癌或瘢痕癌,故应及早做手术切除。

3.毁损肺

肺叶或一侧全肺毁损,有广泛的干酪样病变、空洞、纤维化和支气管狭窄或扩张。肺功能已基本丧失,药物治疗难以奏效;或已成为感染源,反复发生化脓菌或真菌感染。

4.结核性支气管狭窄或支气管扩张

瘢痕狭窄可造成肺段或肺叶不张。结核病灶及肺组织纤维化又可造成支气管扩张,继发感染,引起反复咳痰、咯血。

5.反复或持续咯血

经药物治疗无效,病情危急,经纤维支气管镜检查确定出血部位,可将出血病肺切除以挽救生命。

6.其他

如胸廓成形术后仍有排菌,有条件者可考虑切除治疗;诊断不确定的肺部块状阴影或原因不明的肺不张。

(二)禁忌证

①肺结核正在扩展或处于活动期,全身症状重,血沉等基本指标不正常;②一般情况和心肺代偿能力差;③合并肺外其他 脏器结核病,经过系统的抗结核治疗,病情仍在进展或恶化者。

(三)术前准备与术后处理

除按一般肺切除术的处理外,还应注意:

1.由于多数患者已长期应用多种、大量抗结核药物,因而需要详细询问、统计、分析病情后再定出初步手术时机和方案。有耐药性的患者,应采用新的抗结核药物做术前准备,必要时静脉滴注。

2.痰菌阳性者应做支气管镜检查,观察有无支气管内膜结核。有内膜结核者应继续抗结核治疗,直到病情稳定。

3.术后继续抗结核治疗至少 6～12 个月。若肺切除后有胸内残腔,而余肺内尚有残留病灶,宜考虑同期或分期加做胸廓成形术。

(四)术后并发症

肺结核手术治疗可能发生一些并发症,尤其在抗结核药物治疗不充分或术前准备不当时,更易发生。

1.支气管胸膜瘘

结核病患者的发生率显然比非结核病者为高,原因有:①支气管残端有内膜结核,导致愈合不良;②残端有感染或胸膜腔感染侵蚀支气管残端,引起炎性水肿或缝线脱落致残端裂开;③支气管残端处理不当,如残端周围组织剥离过多致供血受损,或残端缝合后未妥善覆盖有活力的带蒂软组织促进闭合,或残端过长,导致分泌物潴留感染,或术后残腔未妥善处理,或支气管残端闭合不良,导致发生残端瘘。

若胸膜腔内有空气液平,经排液 10～14 天后仍持续存在,加上患者有发热、刺激性咳嗽,术侧在上卧位时加剧,咳出血性痰液,应疑为并发支气管胸膜瘘。向胸膜腔内注入亚甲蓝液 1～2mL后,如患者咳出蓝色痰液即可确诊。

瘘的处理取决于术后发生瘘的时间。早期可重新手术修补瘘口,先将残端解剖游离,将支气管瘘口的上皮去除干净,缝合新鲜的残端,再妥善包埋在附近的组织下。较晚者宜安置闭式引流,排空感染的胸膜腔内液体。若引流 4～6 周瘘门仍不闭合,需按慢性脓胸处理。

2.顽固性含气残腔

大多不产生症状。空腔可保持无菌,可严密观察和采用药物治疗,数月后逐渐消失。少数有呼吸困难、发热、咯血或持续肺泡漏气等征象,可按支气管瘘处理。

3.脓胸

结核病的肺切除后遗留的残腔易并发感染引起脓胸,其发病率远较非结核病者为高。诊治原则同一般脓胸。

4.结核播散

若在术前能采用有效的抗结核药物做术前准备,严格掌握手术适应证和手术时机,特别是痰菌阴性者,本并发症并不多见。相反,痰菌阳性,痰量多,活动性结核未能有效控制,加上麻醉技术、术后排痰技术不当以及并发支气管瘘等因素,均可导致结核播散。

上述各并发症常互相影响,较少单独发生。故应注意结核病治疗的整体性,方能获得较好的疗效。

二、胸廓成形术

(一)适应证

①上叶空洞,患者一般情况差,不能耐受肺叶切除术者;②巨叶空洞,但下叶亦有结核病灶,若做全肺切除,则损伤太大,肺功能丧失过多;若仅做上叶切除,术后中下肺叶可能代偿性膨胀,致残留病灶恶化;可同期或分期加做胸廓成形术;③一侧广泛肺结核灶,痰菌阳性,药物治疗无效,一般情况差不能耐受全肺切除术,但支气管变化不严重者。

(二)禁忌证

①张力空洞、厚壁空洞以及位于中下叶或靠近纵隔的空洞;②结核球性病灶或结核性支气管扩张;③青少年患者,因本手术后可引起胸廓或脊柱明显畸形,应尽量避免施行。

(三)方法

胸廓成形术应自上而下分期切除肋骨,每次切除肋骨不超过 3～4 根,以减少反常呼吸运动。每期间隔 3 周左右每根肋骨切除的范围,后端包括胸椎横突,前端在第 1～3 肋应包括肋软骨,以下逐渐依次缩短,保留靠前面部分的肋骨。切除肋骨的总数应超过空洞以下 2 肋。

每次手术后应加压包扎胸部,避免胸廓出现反常呼吸运动。

三、胸膜剥脱术

临床上慢性结核性脓胸常为结核性胸膜炎未及时治疗或治疗不当造成,进入慢性脓胸期后常表现为包裹性胸腔积液,限制肺的膨胀。按其病理过程可分为渗出期、纤维素期及机化期,前两期临床归为急性期,病程多在 6 周以内,以内科治疗为主。当病程进入 6 周以后,常需要结合外科治疗,通过手术剥除增厚的纤维板,使肺尽快复张膨胀,恢复肺功能,同时消灭脓腔,防止支气管胸膜瘘、脓胸外穿胸壁的严重并发症发生。但疾病进展无明显的分界,决定了外科手术治疗的介入时间的选择,选择何时手术对患者创伤最小、同时术后患者肺功能可以得到最大的恢复,成为临床胸外科医生必须而对的问题。传统观点认为行胸膜纤维板剥脱术前,应在系统、规则抗结核治疗 3 月后进行,但经过 3 个月抗结核治疗后,往往增厚的胸膜纤维板已出现机化,钙质沉积,肺受压时间久,出现纤维化,手术中难以完整剥除,损伤大,手术难度大,对粘连异常致密而剥离困难的纤维板采用片状保留而不予剥离,遗留纤维板仍限制肺的复张,剥离后肺创面漏气严重,经丝线缝扎修补后,肺进一步膨胀受限,致使剥除后患肺常常无法完全复张,胸腔内仍有残腔存在,难以根本达到脓胸治疗口的,成为脓胸治疗失败的隐患。同时胸廓已明显塌陷畸形,手术后的并发症多,难以达到理想的效果。近年来,由于抗结核药物化疗效果的加强,胸膜纤维板剥脱手术适应证有扩大趋势。给予系统、规则抗结核治疗 6 周后,使用胸腔镜对早期结核性脓胸实施胸膜纤维板剥脱术。

胸膜纤维板剥脱术是将增厚的纤维板从胸壁和肺组织表而剥离下来,解除纤维板对肺组织的束缚和对胸壁的固定,使受到束缚的肺组织恢复扩张从而使肺的通气功能得到恢复,胸廓的呼吸运动得以恢复,保持胸廓的正常形态。慢性脓胸行胸膜纤维板剥除最佳时期为胸膜纤维板刚形成,尚未成为致密斑块粘连,此时可行整块纤维板及脓腔剥除,操作简单,效果确切。由于结核性脓胸起病7~10天,胸膜中成纤维细胞生长,纤维素沉着机化,在4~6周时已可形成纤维板,包裹肺组织,形成难以吸收的增厚纤维板。

故对于病程少于6周的患者,此时为急性脓胸期,胸腔内炎症反应严重,纤维板虽已部分形成,限制肺膨胀,但纤维板较薄,因炎症存在,组织发脆,剥除时困难,难以成片剥除,剥除过程中出血多,易引起肺组织破损、漏气,术后并发症发生概率高,故应以内科规则抗结核治疗,控制结核病稳定至疾病转为慢性期后考虑手术。对于病程为6周至3个月的慢性结核性脓胸患者,术中观察纤维板形成完整,较厚,剥除相对容易,并且剥除较彻底,创面出血较少;同时病程相对短,早期肺复张好,为手术的最佳时机。

而病程大于3月的患者,慢性结核性脓胸后炎症反应使增厚胸膜开始机化,钙质沉积,使得和肺表面粘连。同时,肺组织受压时间较久,纤维化术后膨胀差;剥脱胸膜后的残腔大,并发症发生的概率高,通常仅仅通过胸膜纤维板剥脱术难以达到消灭脓腔的治疗效果,常必须附加胸廓改型术、带蒂大网膜充填术等,达到治疗目的。通过对慢性脓胸期的2个阶段手术病例的对比,指导临床医生在JR性脓胸患者治疗过程中,对于抗结核治疗后,病史超过6周的慢性结核性脓胸患者在规则抗结核治疗后即可考虑手术治疗。

在临床工作中常常面临一个胸腔积液患者在抗结核治疗前,经各方面检查无法从病理学角度明确结核性胸膜炎的诊断,给予诊断性抗结核治疗强化阶段2个月后,胸腔积液未见明显吸收,胸膜增厚明显;或是虽已病理明确为结核性胸膜炎,但抗结核治疗后胸膜仍增厚明显,伴胸廓塌陷;青少年患者由于壁层纤维板的纤维收缩必将使胸廓塌陷、变形、脊柱侧弯、膈肌固定,呼吸功能严重受损,严重阻碍身体发育。对于这些患者,应选择早期给予胸膜纤维板剥脱术,首先通过手术可明确诊断,防止误诊的发生;同时可通过剥除壁层胸膜,阻止胸廓畸形的发展,能较好地保持胸廓的完全性,最大限度地保护和改善肺功能。

第十八节 肺肿瘤

肺肿瘤包括原发性和转移性肿瘤。肺原发性肿瘤中多数为恶性肿瘤,最常见的是肺癌,肉瘤则较少见。肺良性肿瘤也较少见。肺转移性瘤中,绝大多数为其他器官组织的恶性肿瘤经血行播散到肺部。

一、肺癌

肺癌大多数起源于支气管黏膜上皮,因此也称为支气管肺癌。肺癌的发病率和病死率正在迅速上升,而且是世界性的趋势。据统计,在发达国家和我国大城市中,肺癌的发病率已居男性各种肿瘤的首位。肺癌患者,男女之比为3∶1~5∶1,但近年来女性肺癌的发病率也明显增加;发病年龄大多在40岁以上。

（一）病因

至今不完全明确。大量资料说明,长期大量吸烟是肺癌的一个致病因素。纸烟燃烧时释放致癌物质,多年每天吸烟40支以上者,肺鳞状细胞癌和小细胞癌的发病率比不吸烟者高4~10倍。

某些工业部门和矿区职工,肺癌的发病率较高,可能与长期接触石棉、铬、镍、铜、锡、砷、放射性物质等致癌物质有关。城市居民肺癌的发病率比农村高,可能与大气污染和烟尘中致癌物质较高有关。因此,应该提倡不吸烟,并加强工矿和城市环境保护工作。

人体内在因素如免疫状态、代谢活动、遗传因素、肺部慢性感染等,也可能对肺癌的发病有影响。

近来,在肺癌分子生物学方面的研究表明,癌基因,如Ras家族、MYC家族;抑癌基因,如p53;以及其他 基因。如表皮生长因子及其受体转化生长因子B1基因、nm23－H1基因等表达的变化及基因突变与肺癌的发病有密切的关系。

（二）病理

肺癌起源于支气管黏膜上皮。肿瘤可向支气管腔内或（和）邻近的肺组织生长,并可通过淋巴、血行或经支气管转移扩散。肿瘤的生长速度和转移扩散的情况与肿瘤的组织学类型、分化程度等生物学特性有一定关系。

右肺肺癌多于左肺,上叶多于下叶。起源于支气管、肺叶支气管的肺癌,位置靠近肺门者称中心型肺癌;起源于肺段支气管以下的肺癌,位于肺周围部分者称周围型肺癌。

1.分类

1998年7月国际肺癌研究协会（IASLC）与世界卫生组织（WHO）对肺癌的病理分类进行了修订,按细胞类型将肺癌分为9种:①鳞状细胞癌;②小细胞癌;③腺癌;④大细胞癌;⑤腺鳞癌;⑥多型性、肉瘤样或含肉瘤成分癌;⑦类癌;⑧唾液腺型癌;⑨未分类癌。

临床上最常见的肺癌主要分为两大类:非小细胞肺癌（NSCLC）和小细胞肺癌（SCLC）。非小细胞肺癌又分为3种主要组织学类型:即鳞状细胞癌、腺癌和大细胞癌。这种分类方法十分重要,因为两类肺癌的治疗方法是不同的。

（1）非小细胞肺癌。

鳞状细胞癌（鳞癌）:患者年龄大多在50岁以上,男性占多数。大多起源于较大的支气管,常为中心型肺癌、虽然鳞癌的分化程度不一,但生长速度较缓慢,病程较长。对放射疗法和化学疗法较敏感。通常先经淋巴转移,血行转移发生较晚。

腺癌:发病年龄较小,女性相对多见。多数起源于较小的支气管上皮,多为周围型肺癌;少数则起源于大支气管。早期一般无明显临床症状,往往在胸部X线检查时发现,表现为圆形或椭圆形分叶状肿块。一般生长较慢,但有时在早期即发现血行转移,淋巴转移则较晚发生。

细支气管肺泡癌是腺癌的一种类型,起源于细支气管黏膜上皮或肺泡上皮发病率低,女性较多见,常位于肺野周围部分。分化程度较高,生长较慢,癌细胞沿细支气管、肺泡管和肺泡壁生长,而不侵犯肺泡间隔。淋巴转移和血行转移发生较晚,但可侵犯胸膜或经支气管播散到其他 肺叶。在X线形态上可分为结节型和弥散型两类。前者可以是单个结节或多个结节,后者形态类似支气管肺炎。

大细胞癌:此型肺癌甚为少见。细胞大,胞质丰富,胞核形态多样,排列不规则。大细胞癌分化程度低,常在发生脑转移后才被发现。预后很差。

(2)小细胞肺癌(未分化小细胞肺癌):发病率比鳞癌低,发病年龄较轻,多见于男性。一般起源于大支气管,大多为中心型肺癌。细胞形态与小淋巴细胞相似,形如燕麦穗粒,因而又称为燕麦细胞癌。小细胞肺癌恶性程度高,生长快,较早出现淋巴转移和血行广泛转移。对放射疗法和化学疗法虽较敏感,但在各型肺癌中预后最差。

此外,少数肺癌病例同时存在不同类型的肿瘤组织,如腺癌内有鳞癌组织,鳞癌内有腺癌组织或鳞癌与小细胞肺癌并存。这一类肿瘤称为混合型肺癌。

2.转移

肺癌的扩散和转移,有下列几种主要途径。

(1)直接扩散:肺癌形成后,肿瘤沿支气管壁并向支气管腔内生长,可以造成支气管部分或全部阻塞肿瘤可直接扩散侵入邻近肺组织,病变穿越肺叶间裂侵入相邻的其他 肺叶。肿瘤的中心部分可以坏死液化形成癌性空洞。此外。随着肿瘤不断地生长扩大,还可侵犯胸内其他组织器官。

(2)淋巴转移:是常见的扩散途径。小细胞肺癌在较早阶段即可经淋巴转移。鳞癌和腺癌也常经淋巴转移扩散。癌细胞经支气管和肺血管周围的淋巴管道,先侵入邻近的肺段或肺叶-支气管周围的淋巴结,然后根据癌所在部位,到达肺门或气管隆嵴下淋巴结,或侵入纵隔淋巴结和支气管淋巴结,最后累及锁骨上前斜角肌淋巴结和颈部淋巴结。纵隔淋巴结和支气管淋巴结以及颈部淋巴结转移一般发生在肺癌同侧,但也可以在对侧,即所谓交叉转移。肺癌侵入胸壁或膈肌后,可向腋下淋巴结或上腹部主动脉旁淋巴结转移。

(3)血行转移:血行转移是肺癌的晚期表现。小细胞肺癌和腺癌的血行转移较鳞癌更为常见。通常癌细胞直接侵入肺静脉,然后经左心随着大循环血流而转移到全身各处器官和组织。常见的有肝、骨骼、脑、肾上腺等。

(三)临床表现

肺癌的临床表现与肿瘤的部位、大小、是否压迫或侵犯邻近器官以及有无转移等情况有着密切的关系。早期肺癌特别是周围型肺癌往往无任何症状,大多在胸部X线检查时发现。肿瘤在较大的支气管内长大后,常出现刺激性咳嗽,极易误认为伤风感冒。当肿瘤继续长大影响引流,继发肺部感染时,可以有脓性痰液,痰量也较前增多。另一个常见症状是血痰,通常为痰中带血点、血丝或断续地小量咯血,大量咯血则少见。有的肺癌患者,由于肿瘤造成较大的支气管不同程度的阻塞,发生阻塞性肺炎和肺不张,临床上出现胸闷、哮喘、气促、发热和胸痛等症状。

晚期肺癌压迫、侵犯邻近器官和组织或发生远处转移时,可以产生下列征象:①压迫或侵犯膈神经,引起同侧膈肌麻痹;②压迫或侵犯喉返神经,引起声带麻痹、声音嘶哑;③压迫上腔静脉,引起面部、颈部、上肢和上胸部静脉怒张,皮下组织水肿,上肢静脉压升高;④侵犯胸膜,可引起胸腔积液,往往为血性、大量积液,可以引起气促;有时肿瘤侵犯胸膜及胸壁,可以引起持续性剧烈胸痛;⑤肿瘤侵入纵隔,压迫食管,可以引起吞咽困难;⑥上叶顶肺癌,也称Pancoast肿瘤,可以侵入纵隔和压迫位于胸廓上口的器官或组织,如第1肋骨、锁骨下动脉和锁骨下静脉、臂丛神经、颈交感神经和脊椎等,产生剧烈胸肩痛、上肢静脉怒张、水肿、臂痛和上肢运动障碍,同侧上眼睑下垂、瞳孔缩小、眼球内陷、面部无汗等颈交感神经综合征(Horner综合征)。

肺癌血行转移后,按侵入的器官而产生不同症状。

少数肺癌病例,由于肿瘤产生内分泌物质,临床上呈现非转移性的全身症状:如骨关节病综合征(杵状指、骨关节痛、骨膜增生等)、Cushing综合征、重症肌无力、男性乳腺增大、多发性肌肉神经痛等。这些症状在切除肺癌后可能消失。

(四)诊断

早期诊断具有重要意义。只有在病变早期得到诊断和治疗,才能获得较好的疗效。

为此,应当广泛进行防癌的宣传教育,劝阻吸烟,建立和健全肺癌防治网。对40岁以上人群,定期进行胸部X线检查。中年以上久咳不愈或出现血痰,应提高警惕,并做检查。如胸部X线检查发现肺部有肿块阴影时,应首先考虑到肺癌的诊断,应做进一步检查,不能轻易放弃肺癌的诊断或拖延时间,必要时应剖胸探查。目前,80%的肺癌病例在明确诊断时已失去外科手术的机会。因此,如何提高早期诊断率是一个十分迫切的问题。诊断肺癌的主要方法有:

1.X线检查和CT

大多数肺癌可以经胸部X线片和CT检查获得临床诊断。中心型肺癌早期胸部X线片可无异常征象。当癌肿阻塞支气管,排痰不畅,远端肺组织发生感染,受累的肺段或肺叶出现肺炎征象。若支气管管腔被肿瘤完全阻塞,可产生相应的肺叶不张或一侧全肺不张。当癌肿发展到一定大小,可出现肺门阴影,由于肿块阴影常被纵隔组织影所遮盖、需做胸部CT检查才能显示清楚。

肿瘤侵犯邻近的肺组织和转移到肺门淋巴结及纵隔淋巴结时,可见肺门区肿块,或纵隔阴影增宽,轮廓呈波浪形肿块形态不规则,边缘不整齐,有时呈分叶状。转移至纵隔淋巴结压迫膈神经时,可见膈肌抬高,透视可见膈肌反常运动。气管隆嵴下肿大的转移淋巴结,可使气管分叉角度增大,相邻的食管前壁,也可受到压迫。晚期病例还可看到胸腔积液或肋骨破坏。

CT可显示薄层横断面结构图像,避免病变与正常组织互相重叠,密度分辨率很高,可发现一般X线检查隐藏区(如肺尖、膈上、脊椎旁、心后、纵隔等处)的早期肺癌病变,对中心型肺癌的诊断有重要价值。CT可显示位于纵隔内的肿瘤阴影、支气管受侵的范围、肿瘤的淋巴结转移以及对肺血管和纵隔内器官组织侵犯的程度,并可作为制订中心型肺癌的手术或非手术治疗方案的重要依据。

周围型肺癌最常见的X线表现,为肺野周围孤立性圆形或椭圆形块影,直径从1~2cm到5~6cm或更大。块影轮廓不规则,可呈现小的分叶或切迹,边缘模糊毛糙,常显示细短的毛刺影。周围型肺癌长大阻塞支气管管腔后,可出现节段性肺炎或肺不张。癌肿中心部分坏死液化,可示厚壁偏心性空洞,内壁凹凸不平,很少有明显的液平面。

结节型细支气管肺泡癌的X线表现,为轮廓清楚的孤立球形阴影,与上述周围型肺癌的表现相似。弥散型细支气管肺泡癌的表现为浸润性病变,轮廓模糊,自小片到一个肺段或整个肺叶,类似肺炎。

由于CT检查的分辨率高,可清楚显示肺野中直径1cm以上的肿块阴影,因此可以发现一般胸部X线平片容易遗漏的较早期周围型肺癌。对于周围型肺癌肺门及纵隔淋巴结转移的情况,是否侵犯胸膜、胸壁及其他 脏器,少量的胸膜腔积液,癌肿内部空洞情况等都可提供详细的信息。因此,CT 检查对周围型肺癌的诊断和治疗方案的选择也具有重要价值。

2.痰细胞学检查

肺癌表面脱落的癌细胞可随痰液咳出。痰细胞学检查找到癌细胞,可以明确诊断,多数病例还可判别肺癌的病理类型。痰细胞学检查的准确率为 80%以上。起源于较大支气管的中心型肺癌,特别是伴有血痰的病例,痰中找到癌细胞的机会更多。临床上对肺癌可能性较大者,应连续数天重复送痰液进行检查。

3.纤维支气管镜检查

对中心型肺癌诊断的阳性率较高,可在支气管内直接看到肿瘤,并可采取小块组织(或穿刺病变组织)做病理切片检查,亦可经支气管刷取肿瘤表面组织或吸取支气管内分泌物进行细胞学检查。

4.纵隔镜检查

可直接观察气管前隆嵴下及两侧支气管淋巴结情况,并可采取组织做病理切片检查,明确肺癌是否已转移到肺门淋巴结和纵隔淋巴结,协助进行肺癌的分期。中心型肺癌纵隔镜检查的阳性率较高。检查呈阳性者,一般说明病变范围广,多不宜手术治疗。

5.正电子发射断层扫描(PET)

利用 18 氟－脱氧葡萄糖(FDG)作为示踪剂进行扫描显像。由于恶性肿瘤的糖酵解代谢高于正常细胞,FDG 在肿瘤内聚集程度大大高于正常组织,肺癌 PET 显像时表现为局部异常浓聚。可用于肺内结节和肿块的定性判断,并能显示纵隔淋巴结有无转移。

近年来,将 PET 与 CT 结合为种检查手段,称为 PET/CT。目前,PET/CT 是肺癌定性诊断和分期的最好、最准确的无创检查。

6.经胸壁穿刺活组织检查

这个方法对周围型肺癌阳性率较高,但可能产生气胸、胸膜腔出血或感染,以及癌细胞沿针道播散等并发症,故应严格掌握检查适应证。

7.转移病灶活组织检查

晚期肺癌病例,已有锁骨上、颈部、腋下等处淋巴结转移或出现皮下转移结节者,可切取转移病灶组织做病理一切片检查,或穿刺抽取组织做涂片检查,以明确诊断。

8.胸腔积液检查

抽取胸腔积液经离心处理后,取其沉淀做涂片检查,寻找癌细胞。

9.剖胸探查

肺部肿块经多种方法检查,仍未能明确病变的性质,而肺癌的可能性又不能排除时,如果患者全身情况许可,应做剖胸探查术。术时可根据病变情况或活检结果,给予相应治疗,以免延误病情。

(五)肺癌的 TNM 分期

肺癌的分期对临床治疗方案的选择具有重要指导意义。世界卫生组织按照肿瘤的大小(T)、淋巴结转移情况(N)和有无远处转移(M)将肺癌加以分类,为目前世界各国所采用,现介绍如下。

2009 年国际抗癌联盟(UICC)新的肺癌 TNM 分期(第 7 版)

T 分期

Tx:未发现原发肿瘤,或者通过痰细胞学检查或支气管灌洗发现癌细胞,但影像学及支气管镜无法发现

TO:无原发肿瘤证据

Tis:原位癌

T1:肿瘤最大径≤3cm,周围包绕肺组织及脏层胸膜,支气管镜见肿瘤侵及叶支气管,未侵及主支气管

T1a:最大径≤2cm,T1b:肿瘤最大径>2cm,≤3cm

T2:肿瘤最大径>3cm 且≤7cm;侵及主支气管,但距气管隆嵴 2cm 以外;侵及脏层胸膜;有阻塞性肺炎或部分肺不张,不包括全肺不张。符合以上任何一个条件即归为 T2。

T2a:肿瘤最大径>3cm 且≤5cm,T2b:肿瘤最大径>5cm 且≤7cm。

T3:肿瘤最大径>7cm;直接侵犯以下任何个器官,包括:胸壁(包含肺上沟瘤)、膈肌、膈神经、纵隔胸膜、心包;距气管隆嵴<2cm(不常见的表浅扩散型肿瘤,无论体积大小,侵犯限于支气管壁时,虽可能侵犯上支气管,仍为 T1),但未侵及气管隆嵴;全肺不张或者阻塞性肺炎;同一肺叶出现孤立性癌结节。符合以上任何一个条件即归为 T3。

T4:无论大小,侵及以下任何一个器官,包括纵隔、心脏、大血管、气管隆嵴、喉返神经、气管、食管、椎体;同侧不同肺叶内孤立性癌结节。

N 分期

Nx:区域淋巴结无法评估

NO:无区域淋巴结转移

N1:同侧支气管周围和(或)同侧肺门淋巴结以及肺内淋巴结有转移,包括直接侵犯而累及的。

N2:同侧纵隔内和(或)气管隆嵴下淋巴结转移

N3:对侧纵隔、对侧肺门、同侧或对侧斜角肌及锁骨下淋巴结转移

M 分期

Mx:远处转移不能被判定

MO:无远处转移

ML:远处转移

MLa:胸膜播散(恶性胸腔积液、心包积液或胸膜结节)以及对侧肺叶出现癌结节(许多肺癌胸腔积液是由肿瘤引起的,少数患者胸腔积液多次细胞学检查阴性,既不是血性也不是渗液,如果各种因素和临床判断认为渗液与肿瘤无关,那么不应该把胸腔积液考虑入分期的因素内,患者仍应分为 $T_{1\sim3}$)

MLb:肺及胸膜外的远处转移

(六)鉴别诊断

肺癌病例按肿瘤发生部位、病理类型和病程早晚等不同情况,在临床上可以有多种表现,易与下列疾病混淆。

1.肺结核

①肺结核球易与周围型肺癌混淆。肺结核球多见于青年,一般病程较长,发展缓慢。病变常位于上叶尖后段或下叶背段。在 X 线片上块影密度不均匀,可见到稀疏透光区和钙化点,肺内常另有散在性结核病灶;②粟粒性肺结核易与弥散型细支气管肺泡癌混淆。

粟粒性肺结核常见于青年,全身毒性症状明显,抗结核药物治疗可改善症状,病灶逐渐吸收;③肺门淋巴结结核在 X 线上肺门块影可能误诊为中心型肺癌,肺门淋巴结结核多见于青少年,常有结核感染症状,很少有咯血。

应当指出,肺癌可以与肺结核合并存在。二者的临床症状和 X 线征象相似而易被忽视,以致延误肺癌的早期诊断。对于中年以上的肺结核患者,在原有肺结核病灶附近或其他肺内出现密度较浓的块状阴影、肺叶不张、一侧肺门阴影增宽,以及在抗结核药物治疗过程中肺部病灶未见好转,反而逐渐增大等情况时,都应引起对肺癌的高度怀疑,必须进步做痰细胞学检查和纤维支气管镜检查。

2.肺部炎症

①支气管肺炎:早期肺癌产生的阻塞性肺炎,易被误诊为支气管肺炎。支气管肺炎发病较急,感染症状比较明显。X 线片表现为边界模糊的片状或斑点状阴影,密度不均匀,且不局限于 1 个肺段或肺叶。经抗生素药物治疗后,症状迅速消失,肺部病变吸收也较快;②肺脓肿:肺癌中央部分坏死液化形成癌性空洞时,X 线片表现易与肺脓肿混淆。肺脓肿在急性期有明显感染症状,痰量多,呈脓性;X 线片空洞壁较薄,内壁光滑,常有液平面。脓肿周围的肺组织或胸膜常有炎性变。支气管造影多可见空洞充盈,并常伴有支气管扩张。

3.肺部其他肿瘤

①良性肿瘤:如错构瘤、纤维瘤、软骨瘤等有时需与周围型肺癌相鉴别。一般肺部良性肿瘤病程长,生长缓慢,临床上大多没有症状。X 线片呈现接近圆形的块影,密度均匀,可以有钙化点,轮廓整齐,多无分叶状;②支气管腺瘤:是一种低度恶性的肿瘤。

发病年龄比肺癌轻,女性发病率较高。临床表现可以与肺癌相似,常反复咳血。X 线表现有时也与肺癌相似。经支气管镜检查,诊断未能明确者应尽早行开胸探查术。

4.纵隔淋巴肉瘤

可与中心型肺癌混淆。纵隔淋巴肉瘤生长迅速。临床上常有发热和其他部位表浅淋巴结肿大。在 X 线上表现为两侧气管旁淋巴结和肺门淋巴结肿大。对放射疗法高度敏感,小剂量照射后即可见到块影缩小。纵隔镜检查亦有助于明确诊断。

(七)治疗

目前对肺癌主要采取以外科手术为主的综合治疗。首选疗法是外科手术,它是唯一可能将肺癌治愈的方法。然而,肺癌是一种全身性疾病,单纯手术治疗并不能完全解决问题,必须与化疗、放疗及其他治疗联合应用,进行综合治疗。遗憾的是,80％的肺癌患者在明确诊断时已失去手术机会,仅约 20％的病例可手术治疗。目前手术的远期(5 年)生存率最好仅为30％～40％,效果不能令人满意。因此,必须提高对肺癌的警惕性,早诊早治,进一步探讨新的有效治疗方案和方法;此外,对现行的各种治疗方法必须恰当地联合应用,进行综合治疗,这样才有可能提高肺癌的治疗效果。具体的治疗方案应根据肺癌的 TNM 分期、细胞病理类型、患者的心肺功能和全身情况以及其他 有关因素等,进行认真详细地综合分析后,确定个体化的治疗方案。

非小细胞肺癌和小细胞肺癌在治疗方面有很大的不同。一般来讲,非小细胞肺癌 T1 或 T2N0M0 病例以完全性切除手术治疗为上;而Ⅱ期和Ⅲ期患者则应加做术前后化疗、放疗等综合治疗,以提高疗效。ⅢB 期与Ⅳ期患者则以非手术治疗为主。

小细胞肺癌常在较早阶段就已发生远处转移,手术很难治愈。可采用化疗→手术→化疗、化疗→放疗→手术→化疗或化疗→放疗→化疗,以及附加预防性全脑照射等积极的综合治疗,已使疗效比过去有明显提高:

1.手术治疗

(1)目的:是彻底切除肺部原发癌肿病灶和局部淋巴结及纵隔淋巴结,并尽可能保留健康的肺组织。肺切除术的范围,决定于病变的部位和大小。对周围型肺癌,一般施行肺叶切除术;对中心型肺癌,一般施行肺叶切除术或一侧全肺切除术。有的病例,癌肿位于一个肺叶内,但已侵及局部主支气管或中间支气管,为了保留正常的邻近肺叶,避免做一侧全肺切除术,可以切除病变的肺叶及一段受累的支气管,再吻合支气管上下切端,临床上称为支气管袖状肺叶切除术。如果相伴的肺动脉局部受侵,也可同时做部分切除,端端吻合,称为支气管袖状肺动脉袖状肺叶切除术。肺切除的同时,应进行系统性肺门淋巴结和纵隔淋巴结清除术。

对于已侵犯胸膜、胸壁、心包、大血管或其他 邻近器官组织(T3、T4)而淋巴结分期为 N0 或 N1 者,可根据情况(如能切除者)进行扩大的肺切除术,例如联合胸壁切除及重建术、心包部分切除术、胸膜剥脱术、左心房部分切除术、大血管部分切除重建术等,扩大肺癌切除手术的范围大、损伤重,故在病例选择方面应特别慎重。

(2)治疗结果:非小细胞肺癌(T1 或 T2N0M0)病例经手术治疗后,约有半数的人能获得长期生存,有人报道其 5 年生存率可达 70% 以上。Ⅱ期及Ⅲ期病例生存率则较低。据统计,我国目前的肺癌手术的切除率为 85%～97%,术后 30 天病死率在 2% 以下,总的 5 年生存率为 30%～40%。影响远期疗效的主要因素有:肿瘤的病理类型、肿瘤的大小和侵犯范围、有无淋巴结转移、手术方式、支气管切缘是否有癌残留、年龄以及患者的全身情况和免疫状态等。

(3)禁忌证:①远处转移,如脑、骨、肝等器官转移(即 ML 病例);②心、肺、肝、肾功能不全,全身情况差的患者:③广泛肺门淋巴结、纵隔淋巴结转移,无法清除者;④严重侵犯周围器官及组织,估计切除困难者;⑤胸外淋巴结转移,如锁骨上淋巴结(N3)转移等,是否行肺切除,应慎重考虑。

2.放射治疗

放射治疗是局部消灭肺癌病灶的一种手段。在各种类型的肺癌中,小细胞肺癌对放射治疗(放疗)敏感性较高,鳞癌次之,腺癌和细支气管肺泡癌最低。据统计,单独应用放射治疗 3 年生存率约为 10%。临床上也采用手术后放疗。对肿瘤或肺门转移病灶未能彻底切除的病例于手术中在残留癌灶区放置小的金属环或金属夹做标记,便于术后放疗时准确定位。一般在术后 1 个月左右患者健康状况改善后开始放疗,剂量为 40～60Gy,疗程约为 6 周。有的病例应在手术前先做放疗,使肿瘤缩小,可提高肺癌病灶的切除率。

目前放疗方法进展很快,如适形放疗、立体定向放疗(γ刀及调强放疗等。晚期肺癌病例,伴有限塞性肺炎、肺不张、上腔静脉阻塞综合征或骨转移引起剧烈疼痛以及肿瘤复发者,也可进行姑息性放疗,以减轻症状。

放疗可引起疲乏、食欲减退、低热、骨髓造血功能抑制、放射性肺炎、肺纤维化和癌肿坏死液化形成空洞等放射反应和并发症,应给予相应处理。

下列情况不宜行放射治疗:①健康状况不佳,呈现恶病质;②高度肺气肿放射治疗后将引起呼吸功能代偿不全;③全身或胸膜、肺广泛转移;④癌变范围广泛,放射治疗后将引起广泛肺纤维化和呼吸功能代偿不全;⑤癌性空洞或巨大肿瘤,后者放射治疗将促进空洞形成。

对于肺癌脑转移病例,若颅内病灶较局限,可采用 γ 刀放射治疗,有一定的缓解率。

3.化学治疗

对有些分化程度低的肺癌,特别是小细胞肺癌,疗效较好。化学治疗(化疗)作用遍及全身,临床上可以单独应用于晚期肺癌病例,以缓解症状,或与手术、放疗等疗法综合应用。以防治肿瘤转移复发,提高治愈率。

目前常用药物有:吉西他滨、紫杉醇、多西他赛、长春瑞滨、丙卡巴肼、顺铂、卡铂等。应根据肺癌的类型和患者的全身情况合理选用药物,并根据单纯化疗还是辅助化疗选择给药方法决定疗程的长短以及哪几种药物联合应用、间歇给药等,以提高化疗的疗效。近年来,根据分子生物学研究,针对肺癌发病的分子机制确定的治疗靶点,发展起来多种靶向治疗药物,如吉非替尼、厄洛替尼等,明显改进了化疗的疗效,正在临床应用与观察。需要注意的是,目前化学药物对肺癌疗效仍然较差,症状缓解期较短,不良反应较多。临床应用时,应掌握药物的性能和剂量,并密切观察不良反应。出现骨髓造血功能抑制、严重胃肠道反应等情况时要及时调整药物剂量或暂缓给药。

4.中医中药治疗

按患者临床症状、脉象、舌苔等表现,应用辨证论治法则治疗肺癌,一部分患者的症状可得到改善,寿命延长。

5.免疫疗法

近年来,通过实验研究和临床观察,发现人体的免疫功能状态与肿瘤的生长发展有一定的关系,从而促进了免疫疗法的应用。①特异性免疫疗法:用经过处理的自体肿瘤细胞或加用佐剂后,做皮下接种进行治疗。此外,尚可应用各种白介素、肿瘤坏死因子、肿瘤核糖核酸等生物制品;②非特异性免疫疗法:用转移因子、干扰素、胸腺素、香菇多糖等生物制品,激发和增强人体免疫功能。

二、支气管腺体肿瘤

这类肿瘤主要起源于支气管或气管黏膜腺体。男女之比约为 1:2。肿瘤生长缓慢,但可浸润扩展至邻近组织,发生淋巴结转移,甚至血行转移,因此应认为是一种低度恶性肿瘤。

(一)分类

可分为五种类型:

1.支气管类癌

最常见,约占 85%。起源于支气管壁黏膜分泌腺的嗜银细胞,电镜检查显示类癌细胞含有神经分泌颗粒。肿瘤突入支气管腔,质软,血管丰富,易出血,呈暗红色或红色,可带蒂或无蒂,表面有完整的黏膜覆盖。有的肿瘤部分在支气管内,另一部分向支气管壁外生长达肺组织内而呈哑铃状。一般与周围组织分界清楚或具有包膜。

2.支气管囊性腺样癌

亦称圆柱形腺瘤。起源于腺管或黏膜分泌腺。支气管囊性腺样癌常发生在气管下段或主支气管根部,恶性程度较高,常侵入邻近组织。偶有淋巴结转移和远处转移。肿瘤突入气管或支气带腔内,呈粉红色,表面黏膜完整。

3.支气管黏液表皮样癌

最少见。起源于肺叶支气管或主支气管黏膜分泌腺。恶性程度高低不一,大多数为低度恶性,常呈息肉样,表面黏膜完整。

4.支气管黏液腺腺瘤

发生于支气管的黏液腺,向管腔内生长,表面被覆完整的支气管上皮,可阻塞支气管,但不破坏软骨环,为良性肿瘤。

5.多形性混合瘤

为息肉状带蒂的肿瘤,也可为浸润性生长。

(二)临床表现

常见的症状为咳嗽、咯血或支气管阻塞引起的哮鸣、呼吸困难、反复呼吸道感染或肺不张。支气管类癌病例,有时有阵发性面部潮红、水肿、肠蠕动增加、腹泻、心悸、皮肤发痒等类癌综合征。

(三)诊断

胸部 X 线平片和断层摄片,可以显示肿瘤阴影,或肿瘤引起的支气管阻塞征象。但局限在支气管壁内较小的肿瘤,X 线检查可能为阴性,CT 或 MRI 有助于诊断。腺瘤生长缓慢,有的病例症状出现多年后,才能明确诊断。

支气管镜检查是重要的诊断方法,可直接观察到绝大多数支气管腺体肿瘤。由于腺体肿瘤血管丰富,容易出血,进行支气管镜检查时,应避免做活组织检查,以免导致大量咯血,支气管碘油造影可以显示支气管腔充盈缺损。

(四)治疗

支气管腺体肿瘤,如尚未发生远处转移,应在明确诊断后进行手术治疗,彻底切除肿瘤。发生于肺叶支气管的肿瘤,通常做肺叶切除术。发生于主支气管或气管的肿瘤,为了尽量保留正常肺组织,可以做气管或支气管袖状切除术,切除含有肿瘤的一段支气管或气管,做对端吻合术。局限于支气管壁的肿瘤,也可以切开支气管,摘除全部肿瘤后,再修复支气管。

全身情况禁忌手术或已有转移的患者,可施行放射治疗或药物治疗。

三、肺或支气管良性肿瘤

肺或支气管良性肿瘤比较少见。临床上较常见的有错构瘤、软骨瘤、纤维瘤、平滑肌瘤、血管瘤和脂肪瘤等。

肺错构瘤是由支气管壁各种正常组织错乱组合而形成的良性肿瘤,一般以软骨为主。此外,还可以有腺体、纤维组织、平滑肌和脂肪等。肿瘤具有完整的包膜,生长缓慢。大多发生在肺的边缘部分,靠近胸膜或肺叶间裂处。多见于男性青壮年。一般不出现症状,往往在胸部 X

线检查时发现。肿瘤呈圆形、椭圆形或分叶状块影,边界清楚,可以有钙化点。治疗方法是施行肺楔形切除术,对肺表浅部分较小的肿瘤,也可做肿瘤摘除术。

四、肺转移性肿瘤

原发于身体其他部位的恶性肿瘤,转移到肺的相当多见。据统计,在死于恶性肿瘤的病例中 20％～30％的有肺转移。原发恶性肿瘤常来自胃肠道、泌尿生殖系统、肝、甲状腺、乳腺、骨等器官。恶性肿瘤发生肺转移的时间早晚不一。大多数病例在原发肿瘤出现后 3 年内转移。有的病例可以在原发肿瘤治疗后 5 年、10 年以上才发生肺转移。少数病例,则在查出原发癌之前,先发现肺转移病变。多数病例为多发性、大小不一、密度均匀、轮廓清楚的圆形转移病灶。少数病例,肺内只有单个转移病灶,X 线表现与周围型肺癌相似。

(一)临床表现

大多数没有明显的临床症状,一般在随访原发肿瘤的患者中,进行胸部 X 线检查时始被发现。少数病例可以有咳嗽、咳血痰、发热和呼吸困难等症状。

(二)诊断

根据肺部 X 线表现,结合原发恶性肿瘤的诊断或病史,一般可诊断肺转移性肿瘤。痰细胞学检查,阳性率很低。支气管镜检查,对诊断无帮助。单个肺转移性肿瘤,很难与原发性周围型肺癌相区别。

(三)治疗

肺转移性肿瘤一般是恶性肿瘤的晚期表现。两侧肺出现广泛散在转移的患者,无外科手术的适应证。但对符合以下条件的患者,可以进行手术治疗,以延长患者的生存期:①原发肿瘤已得到比较彻底的治疗或控制,局部无复发;身体其他 部位没有转移;②肺部只有单个转移;或虽有几个转移病变,但均局限在一个肺叶或一侧肺内;或肺转移性肿瘤虽为两侧和多个,但估计可以做局限性肺切除术治疗;③患者的全身情况、心肺功能良好。

手术方法应根据情况选择肺楔形切除术、肺段切除术、肺叶切除术或非典型的局限性肺切除术;甚至经胸骨正中或分两期行双侧肺转移性肿瘤切除术;或用超声刀协助做局限性肺切除术;或冷冻切除术。由于肺转移性肿瘤手术达到根治目的较为困难,因而一般不做全肺切除术,对需做全肺切除术的患者应特别慎重。

肺部单发性转移性肿瘤病例手术切除后可有约 30％的患者生存达到 5 年以上;多发性转移性肿瘤手术后 5 年生存率也可达到 20％左右。若原发肿瘤恶性度较低,发生肺转移时间较晚,手术治疗效果更好。

第十九节　肺棘球蚴病

肺棘球蚴病,是细粒棘球绦虫的幼虫(棘球蚴)侵入肺所致,在肺组织中形成棘球蚴囊肿,并造成各种并发症。

细粒棘球绦虫的终宿主是犬类动物,成虫寄生在犬的小肠中,卵随粪便排出,污染食物,人

（或羊、牛、猪等）食入后，在上消化道中经胃液的消化，卵壳破裂孵化出蚴虫，即六钩蚴，经消化道黏膜侵入血管，至门静脉系统，多数（75％～80％）滞留在肝，少数（10％～15％）经循环进入肺内或其他 器官和组织。人（或羊、牛、猪等）为细粒棘球绦虫的中间宿主。

六钩蚴进入肺组织内，逐渐发育成棘球蚴囊肿即肺棘球蚴囊肿，往往在半年内长至 1～2cm，平均每年增大 1～2 倍；巨大者可达 20cm，内含囊液数千克。囊壁分为内囊和外囊。内囊是棘球蚴的固有囊壁，约 1mm 厚，可分为内层和外层，内层即生发层，分泌透明液体，并产生很多子囊和头节；外层似粉皮，具有弹性。外囊是人体反应形成的纤维组织包膜，厚度为3～5mm。内囊和外囊之间为潜在的间隙，互不粘连，肺棘球蚴囊肿多为单发性，多位于肺周边；右肺比左肺多见，下叶比上叶多见。

肺棘球蚴囊肿可压迫肺组织造成支气管狭窄、炎症、肺萎陷和移位及肺部感染；也可侵入支气管、胸膜腔，造成各种并发症。

一、临床表现

肺棘球蚴囊肿由于生长缓慢，如无并发症，可多年无症状。囊肿逐渐长大后，可以产生咳嗽、胸痛、咯血、气急等症状。囊肿穿破入支气管后，患者先有阵发性咳嗽，继而咯出大量透明黏液。内囊亦可随之分离，如被咳出，痰液中可找到头节。并发感染者则症状类似肺脓肿，出现发热、咳脓痰和咯血等。囊肿穿破入胸膜腔，则形成液气胸，继而成为脓胸。有些病例还可出现皮疹、发热、恶心、呕吐、腹痛、支气管痉挛和休克等过敏症状，严重者可以致死。

肺棘球蚴病的体征，在病变区叩诊呈浊音，呼吸音减低或消失。巨大囊肿可压迫纵隔，使心脏及其他 器官移位。

二、诊断

肺棘球蚴病的诊断依据以下四点：

1.患者居住在或到过肺棘球蚴病流行区，有牧犬接触史。

2.X 线胸片或 CT 表现为密度均匀、边界清楚的圆形或椭圆形阴影。如囊肿破裂分离后有如下征象：①外囊破裂，少量空气进入外囊与内囊之间，在囊肿顶部呈现新月形透亮区；②外囊、内囊都破裂，囊液部分排出，空气同时进入外囊及内囊，则囊内呈现液平面，其上方有两层弧形透明带；③外囊、内囊都破裂，且内囊陷落漂浮于囊液表层，则在液平面上呈现不规则的内囊阴影，犹如水上浮莲；④囊壁破裂，内容物全部排空，则呈现囊状透亮影，类似肺大疱。

3.超声检查显示肺内有囊性病变。

4.实验室检查

血常规显示嗜酸性粒细胞比例增高，有时可达 25％～30％，棘球蚴补体结合试验阳性；棘球蚴液皮内试验（Casoni 试验）阳性反应率可达 70％～90％。

怀疑肺棘球蚴病时，禁忌用穿刺作为诊断方法，以避免囊液外渗产生过敏反应和棘球蚴播散等并发症。

三、预防

在肺棘球蚴病流行区进行宣传教育，注意饮食卫生、饭前洗手和保护水源，调查掌握病变流行情况，对牧犬投驱虫药，加强对屠宰场管理等措施，可以减低发病率。

四、治疗

肺棘球蚴病目前尚无特效治疗药物,外科手术是治疗肺棘球蚴病唯一有效的方法。手术要求全部摘除内囊,并防止囊液外溢,以免引起过敏反应或肺棘球蚴头节播散。

手术方法有以下 3 种。

(一)内囊摘除术

适用于无并发症的肺棘球蚴囊肿。开胸显露囊肿后,用纱布垫遮盖囊肿周围的肺组织和胸膜腔,避免囊液外溢进入周围组织。用穿刺针抽出部分囊液后,注入少量 10％氯化钠溶液以杀死头节,15 分钟后切开外囊,将内囊完整全部取出。也可以不穿刺囊肿,小心地切开外囊,在沿外囊与内囊间隙扩大分离面,此时于气管内加压吹气使肺膨胀,内囊即可完整取出。然后剥离切除外囊壁,用细丝线缝合囊壁的细小支气管开口。

(二)囊肿摘除术

适用于较小的、无并发症的、位于肺组织深部的肺棘球蚴囊肿。将外囊与内囊一并摘除,然后缝合肺组织创面。

(三)肺叶或肺段切除术

适用于部分感染,造成周围肺组织病变的病例。

第二十节　心脏损伤

心脏损伤可分为钝性心脏损伤与穿透性心脏损伤。

一、钝性心脏损伤

多由胸前区撞击、减速、挤压、高处坠落、冲击等暴力所致,心脏在等容收缩期遭受钝性暴力打击最易致伤,其严重程度与钝性暴力的撞击速度、质量、作用时间、心脏舒缩时相和心脏受力面积有关。轻者多为无症状的心肌挫伤,重者甚至为心脏破裂。钝性心脏破裂伤员绝大多数死于事故现场,极少数可以通过有效的现场急救而成功地送达医院。临床上最常见的是心肌挫伤,轻者仅引起心外膜至心内膜下心肌出血、少量心肌纤维断裂;重者可发生心肌广泛挫伤、大面积心肌出血坏死,甚至心内结构,如瓣膜、腱索和室间隔等损伤。心肌挫伤后修复可能遗留瘢痕,甚至日后发生室壁瘤。严重心肌挫伤的致死原因多为严重心律失常或心力衰竭。

(一)临床表现及诊断

轻度心肌挫伤可能无明显症状,中度、重度挫伤可出现胸痛,并向肩部和肩胛间放射、心悸、气促,甚至心绞痛等。重症患者多数表现为出血性休克或心包压塞症状,病情危急。患者可能存在胸前壁软组织损伤和胸骨骨折。心肌挫伤的诊断主要依赖临床医师的警惕性与辅助检查。常用的辅助检查为:①心电图:可存在 ST 段抬高、T 波低平或倒置,房性、室性期前收缩或心动过速等心律失常;②超声心动图:可显示心脏结构和功能改变,食管超声心动图可减少胸部损伤时经胸探头检查的痛苦,还能提高心肌挫伤的检出率;③心肌酶学检测:传统的检测为磷酸肌酸激酶及其同工酶(CK、CK－MB)和乳酸脱氢酶及其同工酶(LDH、LDH－1、

LDH-2)的活性测定。

近年来已采用单克隆抗体微粒子化学发光或电化学法检查磷酸肌酸激酶同工酶(CK-MB-mass)的质量测定和心肌肌钙蛋白(cTn)I或T(cTnI or cTnT)测定。前者的准确性优于同工酶活性测定。后者仅存在于心房和心室肌内,不会因骨骼肌损伤影响检测值,特异性更高。

(二)治疗

主要为休息、严密监护、吸氧、镇痛等。临床特殊治疗主要针对可能致死的并发症,如心律失常和心力衰竭。这些严重并发症一般在伤后早期出现,但也有迟发者。心肌挫伤后是否会发生严重并发症常难以预测,如果患者的血流动力学不稳定、心电图异常或上述心肌标志物异常,应转入ICU监护治疗。

二、穿透性心脏损伤

多由火器、刀器或锐器致伤。火器导致心脏贯通伤时多数伤员死于受伤现场。低射速火伤常致非贯通伤,异物留存于心脏也较常见。窄而短刃的锐器致伤多为非贯通伤,常能送达医院救治。近年来心导管所致的医源性穿透性心脏损伤有所增多,穿透性心脏损伤好发的部位依次为右心室、左心室、右心房和左心房:此外,还可导致房间隔、室间隔和瓣膜装置损伤。

(一)临床表现及诊断

其病理生理及临床表现取决于心包、心脏损伤程度和心包引流情况。致伤物和致伤动能较小时,心包与心脏裂口较小,心包裂口易被血凝块阻塞而引流不畅,导致心脏压塞。表现为静脉压升高、颈静脉怒张、心音遥远、心搏微弱,脉压小、动脉压降低的贝克了联症。迅速解除心脏压塞并控制心脏出血,可以成功地挽救患者的生命。致伤物和致伤动能较大时,心包和心脏裂口较大。心包裂口不易被血凝块阻塞,大部分出血流入胸腔。导致失血性休克。即使解除心脏压塞,控制出血,也难迅速纠正失血性休克,抢救困难。少数患者由于伤后院前时间短,就诊早期生命体征尚平稳,仅有胸部损伤史与胸部心脏投影区较小的伤口,易延误诊断和抢救时机。

诊断要点:①胸部伤口位于心脏体表投影区域或其附近;②伤后时间短;③贝克三联症或失血性休克和大量血胸的体征。穿透性心脏损伤的病情进展迅速,依赖胸部X线、心电图、超声波、超声心动图,甚至心包穿刺术明确诊断都是耗时、准确性不高的方法。

对于伤后时间短、生命体征尚平稳、不能排除心脏损伤者,应在具备全身麻醉手术条件的手术室,在局麻下扩探伤道以明确诊断,避免延误抢救的最佳时机。

(二)治疗

已有心脏压塞或失血性休克者,应立即在急诊室施行开胸手术。在气管插管全身麻醉下,一切开心包缓解心脏压塞,控制出血。迅速补充血容量。大量失血者需回收胸腔内积血,经大口径输液通道回输。情况稳定后,采用无损伤带针缝线加垫修补心脏裂口、心脏介入诊治过程中发生的医源性心脏损伤,多为导管尖端戳伤。因其口径较小,发现后应立即终止操作、拔除心导管,给予鱼精蛋白中和肝素抗凝作用,进行心包穿刺抽吸积血,多能获得成功,避免开胸手术。

穿透性心脏损伤经抢救存活者,应注意心脏内有无残留的异物及其他病变,如创伤性室间隔缺损、瓣膜损伤、创伤性室壁瘤、心律失常、假性动脉瘤或反复发作的心包炎等。应重视对出院后的患者进行随访,及时发现心脏内的残余病变,做出相应的处理。

第二十一节 先天性心脏病

一、动脉导管未闭

动脉导管未闭(PDA),是常见的先天性心脏病(CHD),占 12%~15%。动脉导管是胎儿期血流经肺动脉至主动脉的通道。

动脉导管组织结构与动脉不同,主要由呈螺旋状排列的平滑肌细胞组成。足月产婴儿出生后,随着呼吸肺血管阻力降低,血液氧分压增高,前列腺素水平下降,缓激肽等物质的产生,导管平滑肌收缩,内膜增厚并向管腔内突入、阻断导管的血流,10~20 小时内导管呈功能性关闭。85%的足月产婴儿于出生后 4 周左右导管内膜纤维组织弥散性增生,逐渐纤维化至永久性闭塞,成为动脉韧带。早产儿由于出生后继续发育,导管自然闭合可能性大,但因对前列腺素敏感,闭合稍晚。由于某些原因逾期不闭合者即为动脉导管未闭。动脉导管未闭可单独存在或与主动脉缩窄、室间隔缺损、法洛四联症等并存。

(一)病理解剖

动脉导管通常位于主动脉峡部和左肺动脉起始处,其粗细、长短不一,一般长 2~10mm,直径 4~12mm,最粗可达 20mm。按其形态可分为:①管型:两端骨径均等;②漏斗型:主动脉端粗,肺动脉端细。形如漏斗;③窗型:主动脉、肺动脉紧连,导管粗而短;④动脉瘤型:导管中部呈瘤样膨大,管壁很薄;⑤哑铃型:两端粗、中间细。前两型多见,尤其是管型。

(二)病理生理

出生后主动脉压力升高,肺动脉阻力下降。无论收缩期或舒张期,主动脉压力均超过肺动脉,主动脉血经动脉导管持续流向肺动脉,形成左向右分流。分流量大小取决于主动脉和肺动脉之间的压力阶差和导管的粗细,可达左心排出量的 20%~70%。左心房回心血量增加。左心容量负荷加重,导致左心室肥厚、扩大,甚至左心衰竭。由于肺血量增加,肺循环压力升高,右心负担加重,甚至右心室肥大。肺小动脉长期承受大量主动脉血流而引起痉挛性收缩和继发性管壁增厚,肺循环阻力逐渐增高。当肺动脉压力等于主动脉舒张压时,仅收缩期存在分流,当其压力接近或超过主动脉压力,呈双向或逆向分流,临床上出现发绀和下半身重于上半身的分离性发绀,形成艾森门格综合征,终至右心衰竭。

(三)临床表现

与导管粗细、分流量大小和肺血管阻力有关导管细、分流量小,常无症状。导管粗、分流量大,症状明显。易发生肺部感染、气促、乏力,发育不良或反复心力衰竭。

1.体格检查

在胸骨左缘第 2 肋间可闻及连续性机器样杂音,收缩期增强,舒张期减弱,局部触及震颤。收缩压正常,舒张压降低,脉压增大。四肢动脉可触及水冲脉,股动脉可闻及枪击音。分流量大者,心尖部可闻及舒张期杂音。肺动脉高压者,仅有收缩期杂音或杂音消失,而肺动脉瓣第二音六进。

2.心电图

正常或左心室肥大。肺动脉压力增高,则左、右心室肥大。

3.X 线检查

分流量大者左心缘向左下延长,主动脉结突出,可呈漏斗状。肺血管影增多。透视下有舞蹈征象。

4.超声心动图

显示左心房、左心室增大,胸主动脉起始部与肺动脉间的动脉导管和经导管的血流信号,可测得导管的长度、内径和分流大小。

5.心导管检查

诊断不明确或病情重,需了解肺动脉压力和阻力时,行此检查。右心导管可通过动脉导管进入主动脉内,肺动脉内血氧增高。升主动脉逆行造影时主动脉峡部可显示动脉导管影和肺动脉影。

根据杂音的性质和位置、周围血管征,结合心电图、X 线胸片和超声心动图检查,一般不难诊断。但应与主动脉-肺动脉间隔缺损、主动脉窦动脉瘤破裂、冠状动静脉瘘和室间隔缺损伴主动脉瓣关闭不全等心脏病相鉴别。临床症状、体征不典型的病例,右心导管检查或逆行主动脉造影可确诊。

(四)手术治疗

1.手术适应证

早产儿、婴幼儿反复发生肺炎、呼吸窘迫和心力衰竭,药物难以控制,应及时手术。检查已提示左心容量负荷增加,肺血增多,或心导管检查 $Q_p/Q_s \geqslant 1.5$,应尽早手术。导管细、无症状,不影响发育者,多主张 4～5 岁时手术。随着麻醉、手术安全性的提高,亦有主张更早手术。严重肺动脉高压,呈双向分流或逆向分流,动脉导管已成为右心排血通道,不能阻断其血流。发绀型心脏病(如肺动脉闭锁、法洛四联症、大动脉错位等)所合并的动脉导管是低氧饱和度血进入肺内氧合的唯一或重要途径,除非同时行畸形矫治,不能单独阻断其血流。

Porstman 成功采用心导管封堵术治疗动脉导管未闭以来,其技术及填塞材料不断改进,以及 20 世纪 90 年代初开展起来的电视胸腔镜下导管结扎术,都因具有切口小、创伤轻、恢复快等优点,易为患者所接受。但因有各自的严格适应证、禁忌证,外科手术仍是动脉导管未闭的主要治疗方法。

2.手术方法

外科闭合动脉导管有结扎、切断缝合、体外循环下缝闭三种方法,手术路径有左侧胸切口和前胸正中切口两种,视病情和医生习惯而定。

(1)左侧胸切口:全麻插管后右侧胸 90°卧位,左后外侧第 4 肋间或第 5 肋床切口(亦有采用腋中线皮肤纵向切口)进胸,或胸膜外显露动脉导管三角区。①结扎术:纵行切开导管三角区纵隔胸膜,沿内侧胸膜切缘缝置牵引线,牵开迷走神经,显露动脉导管,游离导管上缘、下缘和后壁,绕导管套 10 号双丝线、单丝线各 1 根,行导管钳闭试验 1～3min,若无心率增快或血压下降,则加深麻醉和药物降压至动脉压 70～80mmHg,按先双后单的顺序结扎丝线,扎闭导管。此法最为常用;②钳闭术:显露、游离血管后,根据导管的粗细选择适宜规格的钽钉,关闭导管。操作简便,效果确实;③切断缝合术:导管充分游离降压后,用 2 把导管钳钳夹动脉导管,在两钳之间的主动脉侧用 4-0 Prolene 线或 5-0 Prolene 线连续缝合法边切边缝。然后缝合肺动脉侧切缘。常在主动脉侧钳夹 2 把导管钳,以防牙管滑脱大出血。此法适用于导管粗大、术中损伤出血或感染后不宜结扎和钳闭的病例。对手术难度较大的病例,可应用 Putts－Smith 钳稳固阻断动脉导管的起始部和肺动脉侧,再行导管切断缝合。

(2)前胸正中切口:在全麻气管插管、体外循环支持下闭合动脉导管。

适用于:①左侧胸膜粘连重,显露动脉导管困难;②动脉导管结扎后再通;③导管太粗,或呈窗型;④合并心内畸形需一并矫治。

术式有 2 种:①心包外结扎术:并体循环下,向下牵拉肺总动脉,切开肺动脉分叉处及左肺动脉心包返折,显露动脉导管,紧贴左肺动脉游离导管左右间隙和后壁,套 10 号丝线结扎动脉导管;②肺动脉切口内缝合法:体外循环血流降温,在降温过程中以手指按压导管表面以阻断导管血流,或切开肺动脉,堵住导管口,以减轻术后肺损伤和全身灌注不良。鼻咽温度降至20～25℃ 时,减低流量[10mU/(kg·min)],经主肺动脉切口显露动脉导管内口,用带垫片的4～0Proline 头针褥式缝合,分别从导管开口的肺动脉壁下缘进针,由其上缘穿出肺动脉打结,直接缝闭动脉导管。导管口径>15mm 者,不宜直接缝闭,采用涤纶片沿肺动脉的导管开口边缘做连续缝合,以封闭导管。

二、主动脉缩窄

主动脉缩窄在西方国家是一种较常见的先天性心血管疾病。占先天性心血管疾病的7%～14%,亚洲国家发病率相对较低,占先天性心血管疾病的 1.1%～3.4%,国内报道略低于此数。本病多见于男性,男女之比为(2:1)～(4:1)。

(一)病理解剖

可发生于主动脉的任何部位,绝大多数位于左锁骨下动脉远端和动脉导管或动脉韧带连接处的上动脉,发病机制尚不清楚,有多种理论,主要有:①导管吊带理论:在动脉导管闭合过程中,肌性组织收缩和纤维化累及主动脉峡部是其局限性狭窄的主要原因。组织学证实:缩窄的梗阻内嵴是由类似导管组织细胞所构成的;②流体理论:即在胎儿时期,一些左向右分流的心内畸形或瓣膜病变使主动脉峡部血流减少而导致主动脉缩窄。临床上主动脉缩窄合并室间隔缺损、卵圆孔未闭、房间隔缺损、二尖瓣狭窄和主动脉瓣、二瓣化的心内先天性畸形较为常见。且一些右心排出量降低的疾病如法洛四联症、肺动脉瓣狭窄和三尖瓣闭锁几乎不会合并主动脉缩窄。然而两种理论都不能完全解释不同类型的主动脉缩窄。

1903 年,Bonnet 将主动脉缩窄分为婴儿型和成人型。后来根据缩窄与动脉导管或动脉韧带的关系,将婴儿型称为导管前型,成人型称为导管后型和近导管型。

导管前型:动脉导管多呈开放状态,常合并心内畸形;导管后型和近导管型:动脉导管多已闭合,很少合并心内畸形;此型临床上最常见,约占 90%。因上述分型不能准确地反映其临床现象和病理变化,则有主张分为单纯型和复合型。单纯型:动脉导管已闭合;复合型:动脉导管未闭合。国际小儿心脏外科命名和数据库建议按以下分型:单纯主动脉缩窄;主动脉缩窄合并室间隔缺损;主动脉缩窄合并复杂心内畸形;主动脉缩窄合并峡部和(或)弓部发育不良。

主动脉缩窄常为局限性,管壁中层增厚,内膜增生呈环状或隔膜样凸向腔内,使管腔不同程度地缩小,严重者可缩小至几毫米甚至呈针尖大小的偏心或中央小孔。缩窄的主动脉的远端常有扩张,管壁变薄。另外,常同时伴有主动脉峡部或远端主动脉弓(左锁骨下动脉和左颈总动脉之间)的狭窄。当缩窄管腔面积小于50%时才出现明显压差,随着狭窄范围的延长压差更为明显。据统计:33%的为中度狭窄,42%的为针孔样重度狭窄,25%的为管腔闭锁。在成人偶见假性主动脉缩窄,可能因主动脉弓部过长,动脉导管或动脉韧带对面的主动脉发生扭曲、成角畸形,外形似缩窄,其管腔内却无隔膜样结构,亦无明显压力阶差。但扭曲、成角远端动脉内涡流会导致主动脉扩张和主动脉瘤形成。

(二)病理生理

主动脉缩窄的血流动力学改变主要是狭窄近心端血压增高,左心室后负荷加重,出现左心室肥大、劳损。缩窄远心端血管内血流减少、血压低,严重缩窄者可出现肾脏和下半身的血液供应不足,造成低氧、尿少、酸中毒。导管前型主动脉缩窄患者的下半身血流部分为经动脉导管流入的肺动脉血液。引起下半身,尤其是足趾发绀。出生后3~6个月可逐渐建立上、下肢侧支循环,以缓解下半身血液供应不足。主要通过锁骨下动脉的分支与胸部和下半身的动脉相交通。

(三)临床表现

与缩窄的程度、类型和是否合并心内畸形有关。若主动脉缩窄较轻,不合并心内畸形,多无症状,少数患者时有头痛、鼻出血、双腿容易疲劳。多在体检时发现下肢血压高,进一步检查才被诊断。严重主动脉缩窄或合并心内畸形者,症状出现较早。出生后即有充血性心力衰竭症状,主要表现为气促、多汗、喂养困难和代谢性酸中毒。严重主动脉缩窄的新生儿和婴幼儿侧支血流不足,一旦动脉导管闭合,可迅速导致急性充血性心力衰竭、代谢性酸中毒和肾衰竭。

1.体格检查

颈动脉搏动明显,胸骨柄上窝可触及搏动,胸骨左缘第2肋、第3肋间和左背肩胛骨旁均可听到收缩期杂音。桡动脉搏动强、上肢血压高,足背动脉或股动脉搏动弱,甚至难触及,下肢动脉压低或难测。

2.心电图

为正常或左心室肥大劳损。

3.X线检查

心影可正常或有不同程度的左心室增大。伴有心力衰竭的患者,全心增大。主动脉峡部凹陷,其上、下扩大,而呈"3"字形影像。时有第4~9肋骨下缘受侵蚀的X线征象。

4.超声心动图

锁骨上窝探查有助于诊断,可示降主动脉缩窄的部位、加速的血流声学信号和缩窄近、远端的压力阶差。

(四)诊断

根据病史,上、下肢血压差异,心脏杂音的性质、部位和传导方向,结合X线、超声心动图和心电图,可做出诊断。亦不难与动脉导管未闭、高位室间隔缺损伴主动脉关闭不全等疾病相鉴别。临床表现不典型者,心导管和心血管造影检查可明确缩窄的部位、程度与周围血管的关系及侧支血管分布情况,以资诊断和鉴别诊断。MRI 检查是主动脉缩窄最为安全、理想的检查方法,采用三维成像或数字减影技术可清晰地显示主动脉缩窄的病变全貌,有益于手术方法的选择。

(五)手术治疗

1.手术适应证

一般认为缩窄近、远两端的压力阶差≥30mmHg,即具备手术指征。关于手术时间,意见很不统一,原因是婴幼儿期手术病死率高,术后可能发生再缩窄。近年来随着外科技术的进展,术前准备和术后处理的改善,可吸收缝线的应用,手术的近、远期疗效均有明显提高。故在手术时间选择上已基本一致。婴儿期出现心力衰竭,经积极的内科治疗,心力衰竭能完全控制,手术可推迟到合适的年龄进行。若心力衰竭反复发作,或不能完全控制则主张尽早手术。诊断为单纯性主动脉缩窄的婴幼儿,其上肢血压过高(>150mmHg),也应及时手术。

关于合并心内畸形是否同期手术,有不同的意见。多主张分期手术,同一期纠正创伤太大,手术病死率高。先行主动脉缩窄解除术,3~4 周后再行心内畸形矫治较为安全、稳妥。近年很多心脏中心采取一期手术,也获得了满意疗效。

2.手术方法

对病情危重的新生儿,术前静脉滴注前列腺素 E,保持动脉导管开放。给予碳酸氢钠纠正酸中毒。采用浅低温麻醉,上、下肢动脉持续压力监测。右侧卧位,左侧第 4 肋间后外侧切口进胸,显露病变区域。根据年龄、缩窄程度、长度及局部条件选择合适的手术方法。常用术式有:

(1)缩窄楔形切除术(Walker 手术):若缩窄段甚短,可偏向一侧,可将缩窄段楔形切除,对端吻合。

(2)缩窄段切除,对端吻合术(Crafoord 手术):充分游离缩窄的近、远端,切除缩窄段,用可吸收线行端对端连续缝合。适宜于缩窄段较局限的患者。

(3)锁骨下动脉与缩窄远端吻合:有切除缩窄段,锁骨下动脉与缩窄远端行端端吻合(Clagett 手术)和直接将锁骨下动脉与缩窄远端行端侧吻合(Blalock 手术)两种方法,适用于锁骨下动脉很粗的患者。

(4)左锁骨细动脉血管片主动脉成形术:左锁骨下动脉为自体材料,有潜在生长能力,应用较多。常有以下两种术式:①左锁骨下动脉翻转片主动脉成形术(Waldhausen 手术):充分利用左锁骨下动脉的长度,结扎并切断远端分支,纵行剪开血管和缩窄段的主动脉,以加宽与纵行切开的缩窄段的主动脉切口的延续,将呈血管瓣片状的左锁骨下动脉翻下,以加宽缩窄的主动脉。适用于左锁骨下动脉粗、缩窄段较长的病例;②改良锁骨下动脉主动脉成形术(Mendonca 手术):此术式的优点是避免左锁骨下动脉分支的结扎和切断,保持了左上肢搏动性血流。充分游离左锁骨下动脉及其分支和缩窄段主动脉,从锁骨下动脉起始部切断,分别纵行剪开锁骨下动脉后侧壁和缩窄段主动脉,切除缩窄环,将左锁骨下动脉片近端牵向主动脉切口远端,行连续缝合。

(5)补片成形术:纵行劈开缩窄段血管,剪除缩窄纤维环,以人工补片加宽缝合。适用于年长患者。

(6)主动脉旁路或替换术:适用于年龄较大的患者,置入的人造血管口径可满足成长需要。

经皮导管球囊扩张血管成形术和腔内支架置入术也是主动脉缩窄的治疗方法。但出于安全性和有效性的考虑,曾认为此技术仅适宜于一般情况差、手术风险高的婴幼儿,尤其适用于严重心力衰竭、不能耐受开胸手术的患儿。随着介入医学的发展,其适应证已放宽。

三、房间隔缺损

房间隔缺损(ASD)是胚胎发育期的原始心房分隔成左、右心房过程中,因某种因素影响,第一房间隔或第二房间隔发育障碍或吸收过多,间隔上遗留缺损,导致左右心房间存在血液分流的先天性畸形。房间隔缺损为常见的先天性心脏病,可分为原发孔缺损和继发孔缺损两种类型,以后者居多,占先天性心脏病的10%左右。女性发病率高,是男性的2～3倍。

继发孔房间隔缺损位于冠状动脉窦的后上方,绝大多数为单孔,少数为多孔,亦有呈筛状的。根据相应解剖部位可分为四种类型:

1.中央型(卵圆孔型)

最常见(占75%～80%),呈椭圆形,可伴有右肺静脉回流异常。

2.下腔型

约占10%,缺损较大,房间隔下缘完全阙如或仅残留极少的薄膜样组织。

3.上腔型(静脉窦型)

缺损位于上腔静脉与右心房连接处,常伴有右肺静脉回流异常。

4.混合型

缺损巨大,常兼有上腔型和下腔型的特点。临床上较为少见。

继发孔房间隔缺损时伴有其他 心内畸形,如肺动脉瓣狭窄、异位肺静脉连接、三房心、二尖瓣狭窄(Lutembacher综合征)等。

原发孔房间隔缺损位于冠状静脉窦的前下方,由于左侧心内膜垫前后结节分离,常伴有不同程度的二尖瓣大瓣裂。二尖瓣大瓣和三尖瓣隔瓣均直接附着在室间隔上,瓣下无室间隔缺损。

(一)病理生理

正常左心房压力为8～10mmHg,右心房压力为3～5mmHg,房间隔缺损时,左心房血液经缺损向右心房分流。分流量的多少取决于心房间压力阶差、缺损的大小和左右心室充盈阻力的大小。原发孔房间隔缺损的分流,还与二尖瓣的反流程度有关。初生婴儿两侧心室的厚度和顺应性大致相同,缺损几无分流。随着肺动脉压力的下降,左向右分流逐渐增加,可达到循环血流量的2～4倍。大量血液经肺动脉瓣流入双肺,正常肺动脉瓣变得相对狭窄。长期高容量负荷导致右心房、右心室增大和肺动脉扩张。初期肺小动脉痉挛,肺动脉压力升高。随着年龄增长,肺小动脉管壁内膜增生和中层增厚,管腔狭小,肺血管阻力增加,终致梗阻性肺动脉高压。右心室、右心房心肌肥厚,压力升高,经缺损的分流量逐渐减少。当右心房压力高于左心房时,出现右向左分流,引起发绀,即所谓艾森门格(Eisenmenger)综合征。原发孔房间隔缺损的患者,因存在二尖瓣反流,心房压差更大,其病理改变重于继发孔房间隔缺损。

(二)临床表现

继发孔房间隔缺损分流量较小者,儿童期多无明显症状,即使中等情以上的分流,临床症状也不明显,常在体检时发现。一般到了青年期,才出现劳力性气促、乏力、心悸等症状,易发呼吸道感染和右心衰竭。病情发展为阻塞性肺动脉高压时,可出现发绀。

原发孔房间隔缺损症状出现早、表现重。

1.体格检查

无临床症状者,体征亦较轻。表现为左前胸略下降,右心搏动增强,胸骨左缘第 2~3 肋间可闻及Ⅱ~Ⅲ级吹风样收缩期杂音,部分患者杂音不明显,但肺动脉瓣第二音(P2)分裂。肺动脉高压者,P2 亢进。当发生右心衰竭时,肝大,甚至出现腹腔积液和下肢水肿。原发孔房间隔缺损除上述体征外,在心尖部可闻及Ⅱ~Ⅲ级收缩期杂音。

2.心电图

继发孔房间隔缺损,呈电轴右偏,不完全性或完全性右束支传导阻滞,P 波高大、右心室肥大。原发孔房间隔缺损,常呈电轴左偏和 P-R 间期延长,可有左心室高电压和左心室肥大。

3.X 线检查

主要表现为右心增大、肺动脉段突出、主动脉结小,呈典型梨形心。肺部充血改变,透视下可见肺门"舞蹈"征。原发孔缺损可见左心室扩大,肺门血管增大明显。

4.超声心动图

超声心动图是该病最主要的诊断方法。二维彩色多普勒超声可明确显示缺损的位置、大小,可确定心房水平的分流方向、肺静脉的位置和右心大小。并可明确原发孔房间隔缺损患者大瓣裂和二尖瓣反流的程度。

(三)诊断和鉴别诊断

根据体征和超声心动图的检查结果,结合心电图、X 线特征,不难诊断。少数不典型病例或有肺动脉高压的患者可行右心导管检查,其右心房血氧含量比上、下腔静脉高出 1.9% 容积,或导管进入左心房,则房间隔缺损诊断可确立。测得的肺动脉压力和换算得出的肺血管阻力对病情的判断和手术适应证的掌握很有帮助。少数分流量很高的患者,肺动脉瓣区的收缩期杂音很响,应与高位室间隔缺损、肺动脉瓣狭窄相鉴别。根据各自的心电图、X 线、超声心动图的特点,易于鉴别。

(四)手术治疗

1.手术适应证

①房间隔缺损已有右心负荷增加或心导管检查 $Q_p/Q_s > 1.5$,即使无症状,应择期手术治疗,适宜的手术年龄为 2~5 岁;原发孔房间隔缺损,应尽早手术;②成年人和已有轻度至中度肺动脉高压的房间膈缺损者,应及时手术;③重度肺动脉高压和年龄在 50 岁以上的房间隔缺损仍为左向右分流者,经内科治疗情况改善后可手术治疗,但手术风险高。肺动脉高压已呈双向分流,出现发绀和右心衰竭,为手术禁忌证。

2.手术方法

近年对部分继发孔房间隔缺损已普遍采用经皮导管伞堵治疗,因不开胸,很受欢迎,严格掌握手术适应证,效果满意。对上腔型、下腔型、缺损太大的继发孔房间隔缺损和原发孔房间隔缺损仍需在直视下修补。

前胸正中或右侧第 4 肋间前外侧切口进胸,建立体外循环,心脏停搏或跳动下切开右心房,视缺损大小,行直接缝合或用自体心包片或涤纶补片修补缺损。原发孔房间隔缺损多采用心脏停搏下修补二尖瓣大瓣裂和房间隔缺损。缝合缺损下缘时,应缝于瓣叶基底处,以免损伤传导束,并发三度房室传导阻滞。

四、室间隔缺损

室间隔发育于胚胎的第 4 周末,由漏斗部室间隔、肌部室间隔和膜部室间隔三部分组成,将原始心室分隔成左、右心室。室间隔的各部分如果发育不全或相互融合不良,则导致不同部位的室间隔缺损(VSD)。室间隔缺损居先天性心脏病的首位,约占 30%。可分为漏斗部缺损、膜部缺损及肌部缺损三大类型和若干亚型。其中膜部缺损最多,漏斗部缺损次之,肌部缺损最少见。

约半数(多为限制性)室间隔缺损 3 岁以前有可能完全或部分自然闭合。绝大多数发生在 1 岁以内,最多见于膜部缺损。三尖瓣隔瓣是其闭合的材料。瓣叶、腱索与缺损边缘粘连、融合,将缺损完全遮盖,则杂音和分流消失;若未完全遮盖,瓣叶边缘留下一个或多个间隙,会有杂音和分流。因左、右心室间存在压力阶差,遮盖的瓣膜向右心室面隆起甚至突向右心室流出道,属于假性愈合和假性不全愈合。部分肌部小缺损随着室间隔肌肉的发育或缺损缘的纤维化,内膜增生而闭合。

(一)病理生理

室间隔缺损产生左向右分流,分流量取决于缺损的大小,左、右心室压力阶差及肺血管阻力。直径小于主动脉根部直径 1/4 的小缺损,左向右分流量小,虽有左心室负荷增加,但通常不致引起肺动脉压力升高。直径为主动脉根部直径 1/4～1/2 的缺损分流量较大,肺循环血量可超过体循环血量的 2 倍,回流至左心血量亦明显增加,左心负荷加重,左心房、左心室扩大。直径超过主动脉根部直径 1/2 的大缺损,不仅左心扩大,由于肺循环血流量过高,肺小动脉痉挛产生肺动脉高压,右心室收缩负荷增加,导致右心室肥大。随着病程进展,肺小动脉管壁内膜增厚、管腔变小、阻力增大、终致器质性肺动脉高压,最后导致右向左分流,出现艾森门格综合征。

(二)临床表现

室间隔缺损小,分流量小者,一般无明显症状。缺损大,分流量大者,症状出现较早,表现为活动后气促、乏力,反复呼吸道感染。严重者体弱、多汗、发育不良,慢性充血性心力衰竭。室间隔缺损患者,易并发感染性心内膜炎。

1.体格检查

分流量小,除胸骨左缘第 3～4 肋间闻及 Ⅱ 级以上粗糙的全收缩期杂音外,无其他 明显体征。缺损大、分流量大者,左前胸明显隆起,杂音最响的部位可触及收缩期震颤。

高位室间隔缺损的杂音和震颤位于第 2 肋间。肺动脉高压者,心前区杂音变得柔和、短促,而肺动脉瓣区第二音明显亢进。

2.心电图

缺损小,示正常或电轴左偏。缺损大,肺动脉高压,示左心室高压、肥大或双心室肥大。严重肺动脉高压。则示右心肥大或伴劳损。

3.X线检查

缺损小,分流量小,X线改变轻。中等以上的缺损和分流量者,心影轻度到中度扩大。左心缘向左下延长,肺动脉段凸出,肺血增多。肺动脉阻塞性病变时,肺门血管影明显扩张,甚至呈残根征,而肺外周纹理减少。

4.超声心动图

左心房、左心室扩大,或双心室扩大。二维超声可显示室间隔缺损的部位、大小。彩色多共勒超声显示分流方向和分流量,并可判断肺动脉压力。

(三)诊断

根据杂音的部位和性质,结合超声心动图、X线检查和心电图发现,不难确诊,严重肺动脉高压者,可行右心导管检查。通过各心腔压力、血气含量的测定可计算出心内分流量和肺血管阻力,对于术适应证的把握有指导意义。

(四)手术治疗

1.手术适应证

缺损很小,无症状,房室无扩大,可长期观察。缺损小,分流量小,肺血多,房室有扩大者,应在2岁左右或学龄前手术。缺损大,分流量大,肺动脉高压者,应尽早手术。出生后顽固性心力衰竭和肺功能不全,经积极药物治疗,于1~3个月内手术。肺动脉瓣下缺损,易并发主动脉瓣叶脱垂和主动脉瓣关闭不全,即使分流量不大亦应尽早手术。肺动脉压力高,肺血管阻力$>10U/m^2$,心内出现右向左为主的分流,临床上出现发绀者禁忌手术。

2.手术方法

经皮导管伞堵和胸前小切口外科伞堵是近年开展起来的室间隔缺损治疗新技术,尚在探索中,疗效需观察。手术治疗仍是其主导方法。

(1)基本方法:全麻气管插管,前胸正中或右前侧第4肋间切口进胸建立体外循环,心脏停搏或跳动下完成室间隔缺损修补手术。

(2)心脏切口:多采用非心室切口进路修补室间隔缺损,以保护心室功能,即采用肺动脉切口修补肺动脉瓣下和部分嵴内型缺损;采用右心房切口修补膜周部、隔瓣后和部分肌部缺损;上述两种切口无法良好显露时则采用右心室流出道切口。经右心室腔内难以修补的肌部缺损,采用平行于室间沟的左心室切口可获得良好显露。

(3)修补方法:视缺损的大小、类型和缺损周边情况而选择修补方法。对边缘有纤维组织的小缺损,可直接缝合,缺损>0.5cm,或位于肺动脉瓣下者,则用自体心包或涤纶片修补。三尖瓣隔瓣部分粘连覆盖的缺损,应切开隔瓣,显露缺损,以涤纶补片连续或间断缝合法修补之。心脏传导系统(希氏束)行至三尖瓣隔瓣和前瓣交界附近进入室间隔,左束支于室间隔缺损后下缘行走于其左心室面的心内膜下。在修补缝合时,应缝在距三尖瓣环0.2cm的隔瓣根部和窦部室间隔的右心室面上,以避免损伤左束支而出现三度房室传导阻滞。

五、主动脉窦动脉瘤破裂

主动脉窦动脉瘤破裂简称主动脉窦瘤破裂,又称Valsalva窦瘤破裂。是一种少见的先天性心脏病,占体外循环手术的0.2%~0.43%,东方国家发病率高于西方国家。男性居多。

主动脉窦是主动脉根部的扩大部分,介于主动脉瓣环和主动脉嵴之间。Walmslcy依冠状动脉开口将其分为左冠窦、右冠窦和无冠窦。右冠窦毗邻右心室流出道,无冠窦紧邻左、右心房,左冠窦邻近左心房、房间隔。环形纤维管状带是主动脉窦壁的重要组成部分,远端与主动脉中层弹性纤维相连接,近端移行为心肌。若发育异常,局部薄弱,因长期承受主动脉内高压而逐渐向外膨出,形成主动脉窦瘤。窦瘤呈乳头状囊袋,一般长 0.5～3.5cm,直径为 0.5～1.2cm。瘤体顶端最薄弱,易破裂。一旦破裂,可形成一个或多个破口,直径为 0.3～1.2cm。主动脉窦瘤好发于右冠窦,且大多破入右心室;其次为无冠窦,多破入右心房;临床罕见左冠窦瘤和窦瘤破入左心腔的病例。近半数患者合并室间隔缺损,且多数为肺动脉瓣下型缺损;少数合并主动脉瓣关闭不全。

(一)病理生理

向右心室流出道的主动脉窦瘤较大时,可阻塞右心室流出道。因升主动脉内压力在收缩期和舒张期均高于右心室,一旦窦瘤破裂,即形成连续性左向右的血液分流,增加右心室的负荷和肺血流量。其程度与动脉瘤破口大小相关。分流量大者,可引发肺动脉高压和右心衰竭。若窦瘤破入右心房,由于右心房压力更低,引发右心衰竭的时间早、程度重。

(二)临床表现

除位于右心室流出道较大的主动脉窦瘤可出现右心室流出道阻塞征象外,一般无症状。主动脉窦瘤破裂的发病年龄可从几岁到 60 岁,80% 的在 20～40 岁。大约 40% 的患者有突发心前区剧痛病史,常于剧烈活动时发病,随即出现心慌、胸闷等症状,可迅速恶化至心力衰竭。大多数患者发病隐匿,病情发展缓慢,劳累后心慌、气促、乏力等症状逐渐加重。

1.体格检查

常有脉压增宽,水冲脉,毛细血管搏动征等周围血管征。破入右心室者,在胸骨左缘第 3～4 肋间可触及震颤和可闻及 Ⅲ～Ⅳ 级高调、表浅的收缩中期增强的连续性机械样杂音,向心尖传导。破入右心房者震颤和杂音的位置偏向胸骨中线或右缘,周围血管征和右心衰竭体征更明显。

2.心电图

左心室肥大劳损或右心室肥大,有时呈双心室肥大。

3.X 线检查

心影增大,肺血增多,肺动脉段突出,肺野充血。透视下可见肺门舞蹈征象。

4.超声心动图

病变主动脉窦明显隆起,舒张期脱入右心室流出道或房间隔中下部。多数可见动脉瘤破口和经破口的分流信号。

(三)诊断和鉴别诊断

根据病史、体征,结合心电图、X 线和超声心动图检查,可做出诊断。需与动脉导管未闭、主动脉-肺动脉间隔缺损、肺动脉瓣下室间隔缺损合并主动脉瓣关闭不全等病相鉴别。对不典型病例,可行心导管和升主动脉逆行造影或 MRI 检查予以鉴别。

(四)手术治疗

1.手术适应证

手术破裂、无症状、较小的主动脉窦瘤可暂不手术,定期复查外,较大的、有并发症和已破裂的主动脉窦瘤一经确诊,均应手术治疗。因大量主动脉血流直接注入右心腔而迅速引发右心衰竭,一般仅能存活1年左右。急性破裂者需先积极治疗心力衰竭,若效果不好,则尽早手术。伴室间隔缺损、中度或重度主动脉瓣关闭不全等并发症需一并矫治。在处理主动脉瓣关闭不全时,可将宽大、脱垂的瓣叶折叠悬吊于主动脉壁上。瓣叶脱垂成形不理想时,则施行主动脉瓣替换手术。

2.手术方法

在体外循环心脏停搏情况下,根据窦瘤所破入的心腔和是否合并室间隔缺损、主动脉瓣关闭不全而选择右心房、右心室或升主动脉切口。若合并室间隔缺损,又存在主动脉瓣关闭不全,则采用右心室和升主动脉联合切口。由破门两侧向窦瘤基底部剪开瘤壁,距基底部2～3mm剪除瘤体,基底部较小,可用带垫片的双头针间断褥式缝合数针,再连续缝合加固。若基底部较大,多采用涤纶片修补。术中应看清周边解剖关系,避免误伤、扭曲主动脉瓣叶。

六、肺动脉口狭窄

肺动脉口狭窄指右心室和肺动脉之间存在的先天性狭窄畸形,占先天性心脏病的8%～10%。有3种类型:肺动脉瓣膜狭窄、右心室漏斗部狭窄和肺

动脉主干及其分支狭窄,而以肺动脉瓣膜狭窄最常见。肺动脉瓣膜狭窄通常为瓣叶增厚交界融合,瓣口呈鱼嘴状突向肺动脉,肺动脉主干呈狭窄后扩张,常有不同程度的肺动脉瓣环狭窄。右心室漏斗部狭窄可呈隔膜性狭窄和管状狭窄。隔膜性狭窄在右心室漏斗部下方形成环状纤维性隔膜,将右心室分隔成两个大小不等的心室腔,其上方扩大的薄壁心室腔称为第二心室。管状狭窄是由肥厚的右心室前壁、室上嵴和异常粗大的隔束和壁束所致。肺动脉主干及其分支狭窄可为一处或多处环形狭窄或发育不良。

(一)病理生理

肺动脉口狭窄引起右心室血液排出受阻、压力增高,右心室与肺动脉之间存在压力阶差,其大小取决于肺动脉口狭窄的程度。压力阶差<40mmHg为轻度狭窄,40～100mmHg为中度狭窄,>100mmHg为重度狭窄。因静脉回心血流受阻,心排出量减少,血液淤滞,可出现周围性发绀、约1/4的病例伴有卵圆孔未闭或房间隔缺损,当右心房张力明显升高时,心房水平出现右向左分流,而发生中央性发绀。右心室长期负荷增加引起右心室向心性肥厚,加重右心室流出道狭窄,出现心力衰竭,甚至死亡。

(二)临床表现

症状与狭窄程度、是否存在卵圆孔未闭、房间隔缺损和继发三尖瓣反流有关。轻度狭窄者可无症状或症状轻微。常见的症状是稍活动即感心悸、气促、胸闷甚至昏厥,劳动耐力差、易疲劳。症状随着年龄增长而加重。并存卵圆孔未闭或房间隔缺损者,活动后出现发绀。重症者休息时亦可出现发绀。晚期患者常有颈静脉充盈、肝大、下肢水肿,甚至腹腔积液等右心衰竭征象。

1.体格检查

肺动脉瓣膜狭窄者胸骨左缘第2肋间可闻及响亮而粗糙的收缩期喷射样杂音,并向左上方传导。多数伴有收缩期震颤。肺动脉瓣第二音减弱或消失。右心室漏斗部狭窄的收缩期杂音位置较低,部分病例肺动脉瓣第二音正常;三尖瓣关闭不全的患者,可在三尖瓣听诊区听到

收缩期杂音。

2.心电图

根据狭窄程度可正常、电轴右偏、右心室肥大劳损、T 波倒置和 P 波高尖。

3.X 线检查

可显示右心室、右心房增大,肺动脉段凸出。但右心室漏斗部狭窄者肺动脉段凸出不明显。两肺野清晰、血管纹理减少,尤以外侧 1/3 肺野更为明显。

4.超声心动图

可显示狭窄的类型和程度。肺动脉瓣膜狭窄则显示肺动脉主干增宽,瓣叶增宽,回声增强,开放受限和右心室壁增厚。彩色多普勒超声显示狭窄瓣口的高速血流信号,可测得最大跨瓣压差。右心室漏斗部狭窄显示右心室流出道狭小,小梁和肌柱增粗。彩色多普勒超声可测得右心室流出道湍流信号。

（三）诊断和鉴别诊断

根据临床表现,结合心电图、胸部 X 线、超声心动图检查可做出诊断。必要时行心导管右心室测压和造影检查,有助于确诊。

依据肺动脉口狭窄的特征性杂音、肺动脉瓣第二音减弱或消失的特点,以及其肺血减少的 X 线征象,不难与室间隔缺损、房间隔缺损相鉴别。部分法洛四联症病例,右心室流出道梗阻不明显,其表现类似肺动脉口狭窄,超声心动图和心导管造影检查可提示存在室间隔缺损和主动脉骑跨,有助于鉴别诊断。

（四）手术治疗

1.手术适应证

轻度狭窄,无明显症状,胸部 X 线和心电图检查无明显改变,右心室收缩压＜60mmHg 者,无须手术。中度以上狭窄,有明显临床症状,心电图提示右心室肥大或伴劳损,心导管测压显示右心室压力＞75mmHg,右心室与肺动脉间压力阶差＞50mmHg,均有手术指征。重度狭窄者,病理进展迅速,继发的右心室流出道梗阻会加重狭窄,需尽早手术。

2.手术方法

由于体外循环技术已十分成熟和安全,以往的几种非体外循环手术已弃用。胸骨正中切口,在体外循环心脏跳动或停搏下,根据狭窄类型选择心脏切口。肺动脉瓣膜狭窄通常纵行切开主肺动脉,直视下行瓣膜交界切开术;漏斗部狭窄,则切开右心室流出道前壁,切除狭窄的纤维环或肥厚的壁束和隔束,疏通右心室流出道。若疏通后的右心室流出道仍狭窄,则用自体心包片或聚四氟乙烯管片加宽流出道。若存在瓣环狭窄,则切开瓣环,行跨越瓣环的右心室流出道加宽术。

近年有人对肺动脉瓣膜狭窄,采用经导管的肺动脉瓣球囊扩张术,由于无须剖胸,术后恢复快,较受欢迎,但部分病例扩张效果不理想,且可有肺动脉瓣膜关闭不全并发症发生,仍需外科治疗。

七、法洛四联症

法洛四联症（TOF）是一种最常见的发绀型先天性心脏病。在所有先天性心脏病中,本病占 12%～14%。法洛四联症的胚胎学基础是圆锥动脉干发育异常。1888 年 Fallot 详细阐述了法洛四联症的 4 种基本病变:①肺动脉狭窄;②室间隔缺损;③主动脉骑跨;④右心室肥大。故称此病为法洛四联症。

本病的主要畸形是室间隔缺损及肺动脉狭窄。主动脉骑跨与室间隔缺损的位置和大小有关,右心室肥大则由肺动脉狭窄所致。肺动脉狭窄又称右心室流出道梗阻(RVOTO),可位于漏斗部,右心室体,肺动脉瓣、瓣环,主肺动脉和左、右肺动脉等部位。常有 2 个以上部位的狭窄存在。随着年龄增长,右心室体异常肌束,漏斗部隔束、壁束肥大,纤维环和心内膜增厚而加重右心室流出道梗阻,甚至导致继发性漏斗部闭锁。漏斗部呈环状狭窄时,在狭窄口与肺动脉之间形成膨胀的小室,称漏斗室或第三心室。漏斗部呈管状狭窄时,往往伴有肺动脉瓣环狭窄。

法洛四联症的室间隔缺损位于主动脉瓣或主动脉瓣和肺动脉瓣下,常为大缺损,直径为 1.5～3.0cm,可分为嵴下型(又称围膜型)和肺动脉瓣下型(又称动脉瓣下型)两种。前者最为多见,其心脏的传导系统(由希氏束分出的左、右束支)穿行于缺损后下缘的左、右心室内膜下,手术损伤会产生心脏传导阻滞;肺动脉瓣下型较少见,但在亚洲发生率较高。其下缘若为残存的室上嵴,则离心脏传导束较远。本病常见的合并畸形有房间隔缺损、右位主动脉弓、动脉导管未闭和左位上腔静脉。若分别伴有肺动脉闭锁、肺动脉阙如、完全性房室隔缺损等畸形,则为复杂四联症。

(一)病理生理

法洛四联症经室间隔缺损的分流和肺血流量取决于右心室流出道梗阻的程度。梗阻重,肺血少,大量右向左分流的血液进入体循环,血氧饱和度下降明显,发绀严重;中度梗阻,则右向左分流较少,发绀较轻;轻度梗阻,产生双向分流或左向右分流,发绀很轻或不明显。持久的低氧血症刺激骨髓造血系统,红细胞和血红蛋白增多。重症患者血红蛋白可在 18g/L 以上。

(二)临床表现

发绀、喜蹲踞和缺氧发作是法洛四联症的主要临床症状。右心室流出道梗阻重,新生儿即有发绀,哭闹时随着年龄增长而加重。蹲踞姿态可增加躯干上部血流量和体循环阻力,提高肺循环血流量,以改善中枢神经系统缺氧状况。漏斗部重度狭窄患者易发生缺氧性昏厥、抽搐,甚至昏迷、死亡。

1.体格检查

生长发育迟缓,口唇、眼结膜和指(趾)发绀,呈杵状指(趾)。听诊在胸骨左缘第 2～4 肋间可闻Ⅱ～Ⅲ级喷射性收缩期杂音。严重肺动脉狭窄者,杂音很轻或无杂音。

肺动脉瓣第二音减弱或消失。

2.心电图

电轴右偏,右心室肥大。

3.X 线检查

心影正常或稍大,肺动脉段凹陷,心尖圆钝,呈"靴状心"。肺血管纤细,升主动脉增宽。

4.超声心动图

升主动脉内径增宽,骑跨于室间隔上方,室间隔连续中断,右心室增大,室壁增厚,右心室流出道或肺动脉瓣狭窄。彩色多普勒超声显示心室水平右向左分流信号。

5.实验室检查

红细胞计数和血细胞比容均升高,且与发绀成正比。血红蛋白在 150～200g/L。动脉血氧饱和度在 40%～90%。

(三)诊断

根据特征性症状和体征,结合心电图、X 线和超声心动图检查,不难做出诊断。为选择适宜的手术治疗方案,尚需右心导管和选择性心血管造影检查。右心导管检查所测得的右心室压力高、肺动脉压力低,右、左心室和主动脉内收缩压基本相同。选择性右心和主动脉造影可显示主动脉和肺动脉的位置关系、肺动脉发育状况、主动脉骑跨的程度、右心室流出道梗阻的部位和程度,以及肺侧支循环情况。

(四)自然病史

主要取决于右心室流出道狭窄的程度,未手术的患儿 1 岁以内死亡者约 30%,3 岁内死亡者占 40%～50%,10 岁以内死亡者占 70%,20 岁以内死亡者占 90%,难存活至 40 岁者占95%。婴幼儿多死于急性缺氧发作和急性心力衰竭,成人法洛四联症常死于慢性心力衰竭和低氧血症。

(五)手术治疗

1.手术适应证

法洛四联症手术无年龄限制。反复缺氧发作、昏迷、抽搐,需行急诊手术。肺动脉发育好,多主张 1 岁以内(包括新生儿)行一期矫治手术。实践证明该年龄段的肺侧支循环少,心肌继发改变轻,心室功能好,手术效果最佳。伴有肺动脉闭锁的患儿,6 个月以内死亡者占 50%,1岁内死亡者占 90%,更应尽早手术。无症状或症状轻者,主张 1～2 岁时择期手术。而左心室发育不全(左心室舒张末期容从指数＜30mL/m^2)和左、右肺动脉发育不良[McGoon 比值(左、右肺动脉直径之和与膈肌平面降主动脉直径之比)＜1.2,或肺动脉指数(PAI)＜150mm^2/m^2]为期矫治手术的禁忌证,先行姑息性手术即体肺分流术,术后严密随访,左心室或左、右肺动脉发育好后即行二期手术。

2.手术方法

(1)姑息性手术:目的是增加肺循环血流量,改善发绀及缺氧症状,促进肺血管和左心室发育。曾用多种体－肺分流术,因分流口径大小不易掌握和二期矫治手术困难等原因,一些术式已弃用。目前临床常用以下 3 种。

锁骨下动脉－肺动脉分流术(Blalock－Taussig 手术):为避免吻合血管扭曲和阻塞,般采用降主动脉下行的对侧做切口。即左位主动脉弓时,取右胸第 4 肋间后外侧切口入胸,右位主动脉弓时,取左胸第 4 肋间后外侧切口入胸。显露并游离锁骨下动脉,结扎并切断其分支血管,将锁骨下动脉远端与同侧肺动脉行端侧吻合。亦有采用改良的 Blalock－Taussing 手术,即人造血管分别于锁骨下动脉和肺动脉之间行端侧吻合。该方法既保留了经典术式分流口径大小适宜的优点,也消除了因切断锁骨下动脉而造成的上肢发育不良等并发症。

中心分流术:又称改良的 Waterston 手术,为升主动脉－肺动脉干的分流术。仰卧位,胸骨正中切口,部分钳夹升主动脉和肺动脉主干,视年龄、体重用直径 3.5～6.0mm 的膨体聚四氟乙烯管分别与主动脉和肺动脉行端侧吻合。

右心室流出道补片扩大术:往往是术中遭遇到无法行一期矫治的情况采用的一种中央型姑息性手术。在体外循环下,不关闭室间隔缺损,疏通右心室流出道,行右心室流出道跨越瓣环或仅限于右心室流出道的心包补片限制性扩大术。亦有不采用体外循环行闭式右心室流出道扩大的。

无论采用何种姑息性手术,术后均应严密观察,定期进行超声检查,争取 1 年左右行矫治手术。

(2)矫治手术基本方法:1 岁以上的病例,采用常规体外循环下完成心内手术;1 岁以内或体重<10kg 者,有在深低温停循环下施行,亦有仍采用常规体外循环完成的。

心肌保护常采用冷晶体或含血心脏停搏液。建立体外循环后,平行房室沟切开右心房行心内探查,证实为漏斗部狭窄或合并肺动脉瓣狭窄,而流出道较大,肺动脉发育良好,室间隔缺损为嵴下型,则可经右心房切口疏通右心室流出道和修补室间隔缺损,必要时加用肺动脉切口行肺动脉瓣交界切开。尽量避免右心室切口。若为多处肺动脉狭窄,右心室流出道小,室间隔缺损为肺动脉瓣下型;或经右心房切口心内操作太困难者,则选择右心室前壁纵切口或右心室前壁跨肺动脉瓣环切口。疏通右心室流出道,剪除肥厚的隔束和壁束,修补室间隔缺损,以自体心包片或人造血管片行右心室流出道或跨瓣环的右心室流出道扩大术。

法洛四联症根治术后最严重的并发症是低心排出量综合征,亦是术后死亡的主要原因。缩短心肌缺血时间,良好的转流技术和心肌保护方法、满意的心脏畸形纠正是降低该综合征发生率的关键。把握好手术时机、恰当选择术式以及正确的术后处理可明显降低术后早期、晚期病死率。2000 年前国内大宗(3002 例)病例报道,手术病死率为 3.5%。近年来,其病死率进一步降低。

第二十二节　后天性心脏病

一、慢性缩窄性心包炎

慢性缩窄性心包炎是慢性炎症性病变引起心包粘连、增厚,甚至钙化,使心脏舒张和收缩受限导致血液循环障碍的疾病。发展中国家最常见的病因为结核性或化脓性感染,发达国家多为心脏手术、放射治疗、病毒感染所致。

(一)病理解剖和病理生理

慢性炎症使心包脏层和壁层发生粘连,心包腔闭塞,形成明显增厚的纤维外壳,束缚心脏及大血管根部。病变较早期心包腔部分闭塞,心包缩窄可与心包增厚、心包积液并存。晚期心包纤维板可在腔静脉、房室沟或肺动脉处形成缩窄环,钙质斑块甚至嵌入心肌。长期缩窄会造成心肌萎缩和纤维化。

心包缩窄使心脏舒张期充盈受限,与心脏压塞不同的是,心包缩窄在心脏舒张早期对心室充盈影响较小。舒张中晚期心室容量已接近缩窄心包的限量而难以充盈,导致收缩期每搏输出量减少,静脉回心血流受阻,出现腔静脉系统淤血和重要器官动脉供血不足等系列临床表现。

(二)临床表现和诊断

患者出现活动后气促、乏力、食欲减退、腹胀、尿少、咳嗽,双下肢水肿,甚至端坐呼吸。动脉收缩压降低,脉压减小。深吸气时左心室每搏量进一步减少,收缩压降低,出现奇脉。心前区触诊心尖冲动微弱或消失,心尖区可能闻及心率增快、心音低钝、舒张早期心包叩击音和心律失常。上肢静脉压>20cmH$_2$O,颈静脉怒张、肝大、胸腔积液、腹腔积液和双下肢水肿是常见体征。与充血性心力衰竭不同的是,心包缩窄时出现肝大与腹腔积液较双下肢水肿早而明显。

1.实验室检查

可有贫血、血沉加快、低蛋白血症和肝功能异常。

2.心电图常

见 QRS 波群低电压,Ⅰ、Ⅱ导联 T 波平坦或倒置,部分患者有心房颤动。

3.X 线检查

正位片心影大小接近正常,心缘平直而僵硬;斜位片或侧位片可能存在蛋壳样钙化影。肺门影增大,肺淤血,一侧或双侧胸腔积液。

4.超声心动图

可显示心包增厚、粘连、钙化和心包积液。

5.诊断困难时,进一步做 CT、MRI 或右心导管检查

CT 和 MRI 有助于确定心包缩窄后心肌萎缩程度和区别限制型心肌病。右心导管检查可发现右心室舒张压在充盈早期急剧上升后又出现异常的高原平台波,导管心肌活检可帮助与限制型心肌病相鉴别。

6.诊断要点

①颈静脉怒张、肝大、腹腔积液;②脉压小而静脉压高;③X 线检查发现大小正常而心缘僵直的心脏;④UCG、CT 或 MRI 发现心包增厚、缩窄或钙化。临床上应与肝硬化门脉高压、充血性心力衰竭、结核性腹膜炎、限制型心肌病和心内膜心肌纤维化相鉴别。

(三)治疗

缩窄性心包炎应首选外科手术治疗。重度心肌萎缩、放射所致的缩窄性心包炎、右心室舒张末压≥20mmHg、术前肾衰竭和再次手术者,均属于手术高危病例。术前怀疑结核的病例应抗结核治疗至少 2 周,给予高蛋白低盐饮食并纠正贫血。给予利尿剂,补充钾盐。大量胸腔积液、腹腔积液严重影响呼吸循环时,应在术前 1~2 天行穿刺抽液。

心包剥离术应剥离并切除上至主动脉、肺动脉根部,两侧达膈神经,下至膈肌与下腔静脉入口处的增厚心包,剥离心包首先从左心室开始。剥离切除范围不够可导致恢复延迟或复发,但心肌萎缩者需慎重决定心包切除范围,以免发生低心排出量综合征。手术中避免损伤心肌和冠状动脉。术后适当限制输血、补液量,并应用强心剂和利尿剂,注意补钾,防治充血性心力衰竭。结核病因者术后仍需抗结核治疗至少 6 个月。

二、二尖瓣狭窄

二尖瓣狭窄可由先天性或后天性病因所致。由于二尖瓣环、瓣叶、瓣下结构和瓣上结构发育畸形或异常所致的先天性二尖瓣狭窄很少见。链球菌感染引起变态反应,侵犯心脏瓣膜,导

致风湿性瓣膜病,则为最常见的病因。本病在发展中国家较常见,女性多于男性,发病多在儿童期。风湿性瓣膜病以二尖瓣受累最常见,其次为主动脉瓣、三尖瓣,肺动脉瓣很少受累。

(一)病理解剖

风湿热炎性病变起始于瓣膜交界边缘,引起瓣膜水肿、渗出、交界粘连,形成瓣口狭窄。在炎症反复发作和瓣口狭窄所致血液湍流冲击下,瓣膜口狭窄进行性加重,瓣膜纤维性增厚、钙化,腱索、乳头肌融合和缩短。一旦病变造成瓣叶明显增厚、钙化和腱索融合、挛缩,即使手术扩大狭窄瓣口也难使心脏血流动力学完全恢复正常。根据病变程度,二尖瓣狭窄分为3种类型:①隔膜型:纤维增厚和粘连主要位于瓣膜交界和边缘,瓣叶活动限制少;②隔膜漏斗型:瓣膜广泛受累,腱索粘连,瓣叶活动受到限制;③漏斗型:瓣膜明显纤维化、增厚、钙化、腱索、乳头肌融合和挛缩,瓣膜活动严重受限,呈漏斗状。

(二)病理生理

其改变取决于瓣口狭窄程度。正常成年人二尖瓣口的横截面积为 $4.0\sim6.0cm^2$。当瓣口面积缩小至 $2.5cm^2$ 左右,可能出现心脏体征,但无明显症状;瓣口面积 $<1.5cm^2$ 时血流动力学明显改变而出现临床症状;$<1.0cm^2$ 临床症状明显而严重。在上述发展阶段里,左心房压持续升高,左心房扩大,肺静脉淤血,并影响肺内气体交换。当左心衰竭肺毛细血管压力超过正常血浆渗透压时,产生肺水肿。支气管黏膜下静脉或肺毛细血管破裂引起咯血。左心房扩大压迫喉返神经可致声音嘶哑。肺静脉和毛细血管压力升高引起肺小动脉痉挛和阻力增高,肺动脉高压使右心室肥厚、心房扩大、三尖瓣关闭不全,最终出现右心功能不全或右心衰竭。心房扩大会引起心房颤动,使心排量进一步减少。左心房血流更加淤滞易产生左心房附壁血栓。血栓脱落可致体循环栓塞,栓塞部位多见于脑与下肢。

(三)临床表现及诊断

患者因肺淤血和肺水肿而出现劳力性呼吸困难、咳嗽、咯血、端坐呼吸和夜间阵发性呼吸困难。由于心排出量不足出现心悸、头昏、乏力等症状。

1.体格检查

常可见颧部潮红、口唇轻度发绀,即所谓二尖瓣面容。心脏触诊发现心尖以舒张期震颤和右心抬举性搏动。心尖区听诊,第一心音亢进,舒张中期滚筒样杂音,瓣膜活动尚好者在胸骨左缘第3、4肋间可闻及开放拍击音。肺动脉高压和右心衰竭的患者出现肺动脉瓣第二音亢进、分裂,颈静脉怒张、肝大、腹腔积液和双下肢水肿。

2.X线检查

病变轻者多无明显异常。病变较重者可有主动脉球缩小、肺动脉圆锥突出、左心房和右心室扩大,心脏影呈梨形,右心缘即可见双心房影。肺淤血表现为肺门增大而模糊,有时可见肺淋巴管扩张及肺小叶间隔积液所致双肺下部及肋膈处水平细线(KerleyB)。

3.心电图

常能发现电轴右偏、P波增宽、右心室肥大伴劳损和心房颤动。

根据典型的心脏体征,如心尖区第一心音亢进、开放拍击音和舒张中期滚筒样杂音,结合超声心动图、心电图与胸部 X 线片,即能明确诊断,并可综合评估瓣膜病变的类型和严重程度。

(四)治疗

在内科治疗下,心功能Ⅰ级的二尖瓣狭窄患者10年期望存活率为85%,心功能Ⅱ级者为50%,Ⅲ级者仅为20%,心功能Ⅳ级者5年存活率为0。死亡原因多为充血性心力衰竭、体循环栓塞和细菌性心内膜炎等。手术治疗的目的是解除左房室口狭窄和左心室充盈障碍,改善血流动力学;减轻或消除症状,避免心房颤动与血栓栓塞,提高生活质量,保证长期生存。

1.手术适应证

心功能Ⅰ级且瓣膜病变轻者可暂缓手术;心功能Ⅱ级或Ⅲ级且瓣膜病变明显者,需择期手术;心功能Ⅳ级、急性肺水肿、大咯血、风湿热活动和感染性心内膜炎等情况,原则上应积极内科治疗,病情改善后尽早手术。如内科治疗无效,则应急诊手术,挽救生命。已出现心房颤动的患者,心功能进行性减退,易发生血栓栓塞,应早手术。

2.手术前准备

心脏外科患者的术前准备有别于一般的内科治疗:①一般支持疗法,卧床休息、低盐饮食、纠正水电解质紊乱,必要时吸氧和给予镇静剂;②心理准备,除了让患者熟悉环境、医务人员、围术期过程及需要患者配合的工作外,医护人员也需了解患者的性格、家庭、社会背景与经济状况;③了解可能存在的其他疾病,如糖尿病、支气管哮喘、恶性肿瘤以及可能经血传染的疾病等,可疑心绞痛或年龄55岁以上的患者,应做冠状动脉检查,明确诊断以便手术中并处理;④应用强心、利尿和扩血管等药物改善心功能;⑤评估与改善肺功能,中量胸腔积液者应予以穿刺抽出液体;⑥择期人造心脏瓣膜置换者,应查找潜在的感染灶并予以治疗;⑦出血、凝血功能及风湿活动的实验室检查;⑧个体化地评估与预测患者对手术的耐受性,手术中可能出现的困难及其防治措施。

3.手术方式

包括保留自身瓣膜的二尖瓣交界分离术、二尖瓣成形术和二尖瓣置换术。

(1)闭式二尖瓣交界分离术:全麻下经左前外侧开胸切口切开心包,左心耳与左心室尖部缝置荷包线,分别置入手指与金属扩张器,根据二尖瓣病变情况扩张二尖瓣口至适当的大小。适用于隔膜型或隔膜漏斗型二尖瓣狭窄。左心耳小、左心房血栓、心房颤动、合并二尖瓣关闭不全和严重瓣膜者不宜或禁用此方法。该术式能确切改善病情,费用低廉、不需抗凝治疗,但症状缓解期仅为3~15年。近年来,经皮二尖瓣球囊成形术(PBMV)治疗二尖瓣狭窄取得良好疗效,具有创伤小、患者恢复快、不遗留心包粘连等优点;已逐渐取代闭式二尖瓣交界分离术。

(2)直视二尖瓣成形术:在体外循环直视下进行二尖瓣交界切开及瓣膜成形术。术式包括清除左心房内血栓,精确地切开工二尖瓣交界,分离或切开粘连的腱索与乳头肌,剔除钙化灶。适用于隔膜漏斗型二尖瓣狭窄、心房颤动和左心房血栓者。瓣膜病变严重者远期疗效差,一般而言,术后症状缓解期为8~12年。在有经验的单位,手术病死率可<1%。术后不需长期抗凝治疗。

(3)二尖瓣置换术:体外循环直视下清除左心房血栓,切除病变瓣膜及腱索或保留部分或全部腱索,置入人造心脏瓣膜。人造心脏瓣膜包括机械瓣和生物瓣。目前使用的机械瓣主要有侧倾碟瓣和双叶瓣两种。一般而言,后者有效开放面积较大,平均舒张期压差较小,静态泄漏量与关闭反流量较小,机械瓣耐久性好,但置入后需终生抗凝治疗,可能发生出血和栓塞并发症,且有轻度的机械噪声。生物瓣主要有异种生物瓣和同种生物瓣两种。异种生物瓣多用猪主动脉瓣或牛心包缝制而成;同种生物瓣则取自同种异体主动脉瓣或肺主动脉瓣,没有人造支架,只能置换主动脉瓣。生物瓣置换术后不需长期抗凝治疗,但在人体内会衰败与钙化,一般多用于 65 岁以上或有抗凝禁忌的患者。近年来,随着细胞生物学、高分子材料学和组织工程学的发展,正在研制具有更好耐久性且不需抗凝的组织工程心脏瓣膜。二尖瓣置换术适用于漏斗型或无法直视成形的隔膜漏斗型二尖瓣狭窄患者,手术病死率一般为 2%～5%。高龄、心功能差、急诊手术、既往心脏手术史和同期施行其他 心脏大血管手术等高危因素会增加手术病死率。术后晚期并发症包括瓣周漏、抗凝治疗有关的出血、血栓形成和血栓栓塞、人造瓣膜感染性心内膜炎、溶血性贫血、机械瓣故障和生物瓣衰败等。

三、二尖瓣关闭不全

(一)病因与病理解剖

先天性二尖瓣关闭不全很少见。后天性二尖瓣关闭不全的病因复杂,常见病因有:①风湿性疾病:约 1/3 的风湿性二尖瓣狭窄病例伴有关闭不全,急性风湿性心肌炎可能遗留左心室和二尖瓣瓣环扩大,导致二尖瓣关闭不全;②二尖瓣脱垂:二尖瓣环、瓣叶和腱索发生黏液样变性,部分胶原被黏多糖酸所代替,造成瓣叶冗长、腱索延长或断裂、瓣环扩大,进而发展为关闭不全;③缺血性心脏病:心肌缺血性梗死可引起乳头肌断裂或缺血后乳头肌延长,收缩功能丧失和二尖瓣环扩大,造成乳头肌瓣环功能障碍;④感染性心内膜炎:细菌感染可导致瓣环周围脓肿、瓣叶穿孔、腱索断裂,甚至瓣膜装置毁损。少见的原因还有创伤、心肌病、结缔组织病、黏液瘤和心内膜弹力纤维增生。根据病程进展快慢,可分为慢性二尖瓣关闭不全和急性二尖瓣关闭不全。

(二)病理生理

慢性二尖瓣关闭不全时左心室代偿性扩大,增加的左心室舒张末期容量使收缩期前向心搏量得以维持。扩大的左心房可容纳收缩期反流血量,收缩期左心房峰值压虽明显升高但舒张期则骤然下降,避免了肺循环压力持续升高。因此,在相当长时期内不会出现持续肺淤血及其相应的临床症状。一旦左心室舒张末直径>6.0cm,左心室收缩功能下降,则出现持续肺淤血、左心功能不全,进而出现肺动脉压升高、右心功能不全的临床表现。急性二尖瓣关闭不全时,缺乏左心房和左心室扩大的代偿机制,左心室心搏量增加不足以代偿二尖瓣反流血量,前向心搏量锐减导致低血压,并使左心房压与肺循环压力持续升高,导致肺淤血、急性肺水肿,甚至出现心源性休克。

(三)临床表现和诊断

慢性二尖瓣关闭不全若病变轻、心脏功能代偿好者可无任何症状,并保持相对良好状态多年。病变较重者,最常见的症状为虚弱、乏力、劳力性呼吸困难、端坐呼吸,咯血较二尖瓣狭窄少见。严重的急性二尖瓣关闭不全者可出现急性肺水肿和心源性休克。

1.轻度二尖瓣关闭不全患者即可存在特征性体征

心尖区可闻及Ⅲ级或Ⅲ级以上的全收缩期杂音伴收缩晚期加强,并向腋部传导。杂音强度与关闭不全的严重程度无关,但持续时限则与关闭不全程度有关。心尖冲动增强并向左下移位,心尖区第一心音减弱或消失,肺动脉瓣第二音亢进。晚期患者出现颈静脉怒张、肝大和下肢水肿。

2.超声心动图

发现左心房、左心室扩大,二尖瓣活动度大且关闭不全。食管超声检查能帮助确定二尖瓣关闭不全的部位及程度,有时可见断裂的腱索。由于二尖瓣反流所致左心室射血的低后负荷和左心室收缩力代偿性增加,左心室射血分数可长期维持,甚至高于正常。运动时射血分数降低和收缩末期容量指数中度至重度增加,提示左心室功能减退。

3.X 线检查

可见左心房、左心室扩大和肺淤血。

4.心电图检查

发现 P 波增宽、电轴左偏、左心室肥大和劳损,晚期出现心房颤动。

(四)治疗

无症状或仅有轻微症状的二尖瓣关闭不全患者中,每年平均有10％可进展到心功能Ⅲ级或Ⅳ级。内科治疗下,心功能Ⅱ级或Ⅲ级的患者 6 年生存率为 50％,10 年生存率仅为 27％。手术治疗的目的是消除二尖瓣反流,保护左心室功能,提高远期生存率。

1.手术适应证

急性二尖瓣关闭不全常导致心源性休克,需急诊手术。慢性二尖瓣关闭不全的手术指征为:①无症状,但左心室收缩末径＞5.0cm,左心室舒张末径＞7.0cm,或射血分数＜0.55;②出现症状;③最近有心房颤动发作;④静息状态下出现肺动脉高压。

2.手术方式

根据病因、病变程度及患者个体情况选择二尖瓣成形术或二尖瓣置换术。施行二尖瓣成形术,应重视对已扩大的瓣环、冗长的后瓣叶及病变腱索的处理。基本技术包括:①使用瓣环成形环缩小瓣环;②矩形节段切除病变的后瓣叶;③缩短延长的腱索;④将后瓣的腱索转移到前瓣;⑤采用人造腱索(聚四氟乙烯)修复断裂的腱索。二尖瓣成形术病死率为 2％～5％,常见死亡原因为低心排出量综合征和心律失常,10％的患者因残留二尖瓣关闭不全需再次手术。术中食管超声有助于评价手术效果,修复困难者应选择二尖瓣置换术。

四、主动脉瓣狭窄

(一)病因与病理解剖

先天性主动脉瓣狭窄主要由瓣叶交界融合、瓣叶二瓣化或单瓣化所致。后天性主动脉瓣狭窄的病因主要是主动脉瓣变性钙化和风湿热。老年人主动脉瓣胶原崩解逐渐增加,钙盐沉着后形成变性、钙化。风湿热导致瓣叶交界融合、瓣口狭窄,血液湍流的长期冲击,引起瓣叶增厚与钙化。风湿性主动脉瓣病变多合并二尖瓣病变。

(二)病理生理

正常主动脉瓣口横截面积为 $3cm^2$,收缩期跨瓣压力阶差＜5mmHg。主动脉瓣狭窄会增加左心室后负荷,并阻碍收缩期左心室排空。左心室后负荷增加促使左心室收缩期压力升高,进而导致向心性左心室肥厚。在进行性左心室肥厚的代偿期,患者可以长时期无明显症状。由于左心室肥厚和顺应性降低,运动或快速性房性心律失常可使患者出现明显症状,甚至因收缩期左心室前向血流锐减而出现心脑供血不足的表现。静息或运动时肺静脉压升高,还可以引起充血性心力衰竭。

(三)临床表现及诊断

轻度主动脉瓣狭窄没有症状;中度和重度狭窄患者,表现为乏力、劳力性呼吸困难、运动时昏厥、心绞痛,甚至猝死。

1.体格检查

主动脉瓣听诊区可闻及收缩期喷射性杂音,并向颈部传导,常伴有收缩期震颤。主动脉瓣第一心音延迟或减弱。重度狭窄者可出现血压偏低、脉压小和脉搏细弱。

2.超声心动图

M 型超声检查可见主动脉瓣叶开放振幅变小,二维超声检查发现主动脉瓣叶增厚、钙化、瓣叶活动度变小、主动脉瓣口缩小。

3.X 线检查

可见升主动脉扩张和左心室扩大,晚期可有肺淤血。

4.心电图

电轴左偏、左心室肥大伴劳损,部分患者有束支传导阻滞、房室传导阻滞或心房颤动。

5.心导管检查

能准确测定跨主动脉瓣压力阶差,峰值跨瓣压差 20～25mmHg 为轻度狭窄,25～50mmHg 为中度狭窄,＞50mmHg 为重度狭窄。

(四)治疗

在内科治疗下,主动脉瓣狭窄患者发生心绞痛后平均存活 3～5 年,昏厥发作后平均存活 3 年,充血性心力衰竭发生后平均存活 1.5～2 年。手术的目的为消除主动脉瓣跨瓣压力阶差,减轻左心室后负荷,缓解左心室肥厚。

1.手术适应证

①无症状,但主动脉瓣口面积＜0.7cm²,收缩期跨瓣峰值压力阶差＞50mmHg;②出现劳力性吸困难、心绞痛、昏厥或充血性心力衰竭等临床表现。

2.手术方式

包括主动脉瓣切开术与主动脉瓣置换术两大类。

(1)主动脉瓣切开术:在体外循环直视下沿交界融合线切开瓣膜。适用于瓣膜柔软、弹性好的患者,瓣叶钙化、关闭不全者禁忌使用。其优点为手术后不需抗凝治疗,缺点为远期疗效差。由于后天性主动脉瓣狭窄病变多不适宜行该术式,故临床极少应用。近年来,经皮主动脉瓣球囊扩张术治疗某些特定患者的作用受到重视。适用于病变主要为交界融合的婴幼儿与儿童;选择性地应用于老年患者瓣膜重度狭窄、情况差而难于耐受其他手术的病例,作为姑息性手术或过渡性手术。

(2)主动脉瓣置换术:体外循环直视下切除主动脉瓣叶,置入人造心脏瓣膜。适用于严重瓣膜病变,或伴关闭不全的患者。儿童主动脉瓣环小,常难以置入满足成年期血流的人造心脏瓣膜,故正在生长发育的儿童一般不做此手术。单纯主动脉瓣置换术的住院病死率为 2%～5%。影响术后长期生存的因素有:高龄、左心室功能严重受损、冠状动脉疾病、肾功能不全等。

死因分别为心力衰竭、猝死、血栓栓塞、感染、出血等。

五、主动脉瓣关闭不全

(一)病因与病理解剖

先天性主动脉瓣发育畸形、佛氏窦瘤和室间隔缺损所致瓣膜脱垂是先天性主动脉瓣关闭不全的常见原因。后天性瓣膜变性、钙化和风湿性病变致瓣叶纤维化、钙化,使舒张期主动脉瓣叶不能完全关闭。主动脉壁囊性中层坏死所致的瓣环扩大,瓣叶黏液样退行性变所致的瓣叶脱垂,细菌性心内膜炎所致的瓣叶穿孔或毁损,升主动脉夹层剥离半月瓣附着处,都可引起后天性主动脉瓣关闭不全。

(二)病理生理

主要病理生理改变为舒张期主动脉血液经主动脉瓣反流至左心室,引起左心室容量负荷过重,左心室舒张期充盈压升高,进而导致左心室扩大与肥厚。在心脏功能代偿期,左心室舒张末期容量负荷增加使左心室排出量高于正常,维持升主动脉前向血流,功能失代偿后可出现左心衰竭。主动脉瓣关闭不全引起动脉舒张压显著下降,可影响冠状动脉与脑动脉血流,出现心肌与脑供血不足。

(三)临床表现及诊断

心脏功能代偿好的轻度关闭不全患者可无明显症状。发生症状多与左心室明显扩大和左心室收缩力降低有关,表现为乏力、心悸、眩晕、昏厥、颈部和头部动脉强烈搏动感,部分患者可发生心绞痛。晚期出现左心衰竭表现。

1.体格检查

发现心界向左下方扩大,心尖抬举性搏动。胸骨左缘第3、4肋间或主动脉瓣听诊区有舒张早中期叹息样杂音,向心尖传导。关闭不全明显者出现周围血管征,包括动脉收缩压增高、舒张压降低、脉压增宽,颈动脉搏动明显、脉搏洪大有力的水冲脉,口唇、甲床毛细血管搏动和股动脉枪击音。

2.超声心动图

发现左心室扩大,主动脉瓣叶在舒张期不能完全闭合,瓣叶结构改变和舒张期主动脉血液经主动脉瓣反流至左心室。

3.X线检查

升主动脉与左心室扩大、搏动幅度增大、左心衰竭可见肺淤血征象。

4.心电图

电轴左偏、左心室肥大伴劳损。

(四)治疗

感染性心内膜炎等病因所致的急性主动脉瓣关闭不全,患者可由于充血性心力衰竭而迅速死亡,需尽早手术。内科治疗下,慢性主动脉瓣关闭不全者,发生心绞痛后平均存活期为5年,发生心力衰竭者平均存活期仅为2年。手术的目的为消除主动脉瓣反流、降低左心室舒张期充盈压、改善左心室功能。

1.手术适应证

①出现症状;②患者无明显症状,但左心室收缩末径＞55mm、左心室舒张末径＞80mm、

射血分数(EF)＜50％、缩短分数(FS)＜29％、左心室收缩末容量＞300mL,应考虑手术。

2.手术方式

目前主要为主动脉瓣置换术,主动脉瓣成形术仅适用于某些病因所致的主动脉瓣关闭不全。

六、冠状动脉粥样硬化性心脏病

(一)病因与病理解剖

冠状动脉粥样硬化性心脏病简称冠心病。

我国属于冠心病低发区,但近20年发病率有明显升高趋势,国内北方的发病率与病死率明显高于南方,且发病年龄也早于南方。冠心病确切的发病机制尚不十分清楚,已公认的主要危险因素有:高脂血症、高血压、吸烟与糖尿病。冠状动脉粥样硬化发生在冠状动脉内膜,好发于冠状动脉主干及其主要分支的近段。病变早期为内膜脂质沉着,进而形成黄色斑块,中心坏死且与脂质混合形成粥样斑,粥样斑多呈螺旋状分布,晚期才累及内膜全周。冠心病多在中年以后发病,男性多于女性。

(二)病理生理

当冠状动脉粥样硬化斑块使管腔横截面积减少75％,相当于直径减少50％以上时,即造成冠状动脉血流的临界障碍。此时,虽然静息时冠状动脉血流量尚可维持,但劳力、情绪激动、寒冷或其他诱因增加心肌氧需时可诱发相对缺血。粥样硬化斑块破裂和急性冠状动脉血栓形成后可导致相应区域心肌血液供应锐减,即降低心肌工作性能,15～20分钟后心内膜下心肌开始坏死,阻塞后1小时内恢复再灌注仍有可能恢复部分心肌功能,2～6小时后则梗死不可逆转。缺血造成大面积心肌坏死,心肌坏死后纤维化可产生室壁瘤;梗死累及乳头肌可产生二尖瓣关闭不全,累及室间隔造成穿孔,形成室间隔缺损。急性心肌梗死可引起严重心律失常、心源性休克、心力衰竭甚至心室破裂。

(三)临床表现及诊断

主要症状为心绞痛,多在运动、情绪激动、寒冷、饱餐时诱发,表现为胸闷、胸骨后压榨感或发作性绞痛,可放射至左侧肩、臂、肘及肢端,休息或服用血管扩张剂后可缓解。心肌梗死时心绞痛剧烈、持续时间长,休息和含服硝酸甘油片多不能缓解;可伴有恶心、呕吐、大汗淋漓、心律失常、心源性休克、心力衰竭,甚至猝死。

心肌缺血发生心绞痛时,心电图以R波为主的导联中可见ST段压低、T波低平或倒置的心内膜下心肌缺血性'改变,以及室性心律失常或传导阻滞。心肌梗死时,心电图表现为坏死性Q波、损伤性ST段和缺血性T波改变。上述改变根据病程进展呈动态演变,通过某些导联的上述改变可判断冠状动脉的受累部位。磷酸肌酸激酶(CK)及其同工酶CK-MB的活性或质量、肌红蛋白、肌钙蛋白在急性心肌梗死早期诊断中均有较高的敏感性或特异性。选择性冠状动脉造影术可准确了解粥样硬化的病变部位、血管狭窄程度和狭窄远端冠状动脉血流通畅情况。左心室造影以射血分数(EF)来表示左心室功能,正常为60％～75％,轻度下降为40％～60％,中度下降30％～40％,重度下降＜30％。心绞痛需与心脏神经官能症、急性心包炎、急性肺动脉栓塞、主动脉夹层分离、食管炎、胆囊炎和膈疝等相鉴别。

（四）治疗

决定本病预后的是受累血管的数目和左心室功能。存在 3 支血管病变而心功能正常者 5 年生存率高于 90％，心功能明显下降者仅为 40％。治疗冠心病的方法分为药物、介入和外科手术三类。应根据患者的具体情况选择或互相配合应用。

1.手术适应证

①药物治疗不能缓解或频繁发作的心绞痛，3 支冠状动脉主要分支中至少有一支近端血管腔狭窄≥70％，远端血管直径≥1.0mm；②3 支管腔狭窄＞50％，EF≥0.3；③左冠状动脉主干管腔狭窄＞50％，不论有无症状，均应尽一早手术；④经皮冠状动脉腔内成形术后狭窄复发者。

2.手术方式

冠状动脉旁路移植术（CABG）是将自体动脉或游离动脉或静脉段移植到冠状动脉主要分支狭窄的远段，恢复病变冠状动脉远端的血流量，缓解和消除心绞痛症状，改善心肌功能，提高生活质量，延长寿命。常用的自体动脉有乳内动脉、桡动脉和胃网膜右动脉等。静脉可用大隐静脉、小隐静脉、头静脉或贵要静脉等。动脉血管内皮有较强的抗血栓形成作用，不易形成血管再阻塞，故提倡使用动脉移植物行冠状动脉旁路全动脉血管移植术。心肌梗死引起的室壁瘤、心室间隔穿孔、二尖瓣关闭不全等并发症，应在冠状动脉旁路移植术同时做室壁瘤切除术、室间隔穿孔修补术或二尖瓣置换术。

近年来，非体外循环冠状动脉旁路移植术与微创冠状动脉旁路移植术已日益广泛地应用于临床，能减轻手术损伤，有利于术后恢复，并降低医疗费用。激光技术也曾用于治疗冠心病，通过激光在左心室外膜向心室壁打孔刺激血管生成，使缺血区心肌组织得到血流灌注，称为激光心肌打孔血运重建术。

CABG 的手术要点为预防围术期心肌梗死的前提下使心肌完全再血管化。手术病死率＜5％。手术风险因素依次为高龄、射血分数降低、高血压和糖尿病等。手术主要的并发症为卒中、心肌梗死、肾衰竭和伤口感染。

由于患者手术风险因素可能存在差异，报道的远期效果也不同，手术后 5 年生存率为 83％～95％，10 年生存率为 64％～82％，15 年生存率为 57％～60％。无论如何，完全再血管化至少在 5 年内大大降低了患者心脏性死亡的危险。然而由于移植物的闭塞和冠状动脉本身粥样硬化的发展，心脏性死亡的可能性仍会逐渐增加。

七、心脏黏液瘤

心脏肿瘤可以分为原发性肿瘤和继发性肿瘤。原发性心脏肿瘤中 25％的为恶性，且多为肉瘤；75％的为良性，其中 50％的为黏液瘤。

（一）病因与病理

心脏黏液瘤起源于心内膜下层具有多向分化潜能的间质细胞和原始细胞间质。肿瘤呈息肉状，长 3～5cm，可重达 30～100g。黏液瘤大多数为单发，位于左心房，少数位于右心房或心室，极少数患者的黏液瘤为多发性，有家族倾向。黏液瘤外观晶莹透亮，色彩丰富，呈淡黄色、浅绿色或暗紫色，并可夹杂红色出血区域。质地松脆，呈凝胶果冻状，脱落的碎屑可分致体循环或肺循环的栓塞。外形呈圆形、椭圆形或葡萄状，直接或以瘤蒂附着于房间隔、室间隔或房室壁,绝大多数附着于富含间质细胞的心房间隔卵圆窝区。瘤蒂越长,肿瘤在心腔的活动度越大。显微镜下肿瘤由多角状细胞和一种黏多糖丰富、嗜碱性黏液样基质构成。少数黏液瘤切除后易复发,并具有转移的恶性潜能。病理组织的显微结构不能判定恶性潜能,当发现有DNA片段缺损时,提示其可能具有恶性肿瘤的生物学行为。

(二)临床表现及诊断

可发生于任何年龄,30~50岁的人群发病率最高,女性略多于男性。临床表现复杂多样,主要取决于肿瘤的大小、生长速度、位置、瘤蒂的长短,以及是否有阻塞、嵌顿、出血、坏死和碎屑脱落等情况。

黏液瘤出血、变性坏死可引起全身免疫反应,常有发热、贫血、消瘦、食欲减退、乏力、关节痛、荨麻疹、血沉增快、粒细胞减少、血小板降低、血浆免疫球蛋白增加等表现。由于瘤体占据心腔空间和瘤体活动对房室瓣口的阻塞,左心房黏液瘤可产生类似于二尖瓣狭窄或二尖瓣关闭不全的症状和体征,右心房黏液瘤可出现类似三尖瓣狭窄或三尖瓣关闭不全的临床表现。症状和体征可随体位变动而改变是其特征。黏液瘤严重阻塞或嵌顿于房室瓣口,可导致昏厥、抽搐,甚至猝死。肿瘤组织松脆,易脱落碎片,部分患者发生全身栓塞,栓塞的部位取决于黏液瘤在心脏的部位,左心黏液瘤的栓塞好发于脑、下肢与肾,右心黏液瘤则易发生肺动脉栓塞。

超声心动图检查可以看到心腔内存在云雾状光团回声波,常随心脏收缩舒张而移动。根据黏液瘤所在位置及其对血流动力学的影响,出现相应房室的增大。X线与心电图检查也表现为相应房室的改变,黏液瘤患者较少出现心房颤动。

(三)外科治疗

一旦确诊,应尽早手术,因为有8%的黏液瘤患者在等待手术时死亡。死亡原因包括瘤体嵌顿瓣膜口所致猝死、急性心力衰竭、慢性心力衰竭和主要脏器的栓塞。手术的目的是完整地切除肿瘤及其附着的周边组织,避免发生栓塞,防止黏液瘤复发。在体外循环直视下施行手术,彻底切除肿瘤并探查四个心腔,必要时需补片修补房间隔。黏液瘤切除后还应仔细探查瓣膜和瓣膜下结构,有时还需要进行瓣膜成形术,甚至瓣膜置换术。

本病远期预后良好,20年实际生存率可达91%发病年龄轻,黏液瘤发生在不典型的位置(房间隔以外),同时伴有多发性色素性皮肤损害、乳腺黏液样纤维腺瘤和原发性色素纤维结节样肾上腺皮质疾病者,容易复发和转移。

第三章 神经外科疾病

第一节 颅内肿瘤

一、概述

颅内肿瘤可划分为原发性和继发性肿瘤两大类。原发性颅内肿瘤发生于脑组织、脑膜、脑神经、垂体、血管及残余胚胎组织等。而继发性肿瘤则是指身体其他部位恶性肿瘤转移或侵入颅内的肿瘤。据调查，原发性颅内肿瘤的年发病率为 7.8～12.5/10 万人。

颅内肿瘤可发生于任何年龄，以 20～50 岁年龄组多见。儿童及少年患者以颅后窝及中线部位的肿瘤为多，如髓母细胞瘤、颅咽管瘤及松果体区肿瘤等。成年患者多为胶质细胞瘤（如星形细胞瘤，胶质母细胞瘤等），其次为脑膜瘤、垂体瘤及听神经瘤等。颅内肿瘤在 40 岁左右成年人为发病高峰期，此后随年龄增长发病率下降。老年患者胶质细胞瘤及脑转移瘤多见。颅内原发性肿瘤的发生率在性别上无明显差异，男性患者可能略多于女性。其发生部位在小脑幕上与幕下比例约为 2：1。

（一）病因

颅内肿瘤的发病原因和身体其他部位的肿瘤一样，目前尚不完全清楚。大量研究表明，细胞染色体上存在着癌基因加上各种后天诱因可使其发生。诱发脑肿瘤的可能因素有：遗传因素、物理和化学因素以及生物因素等。

（二）分类

颅内肿瘤的分类曾提出多种多样的方法，各家意见不一，在此参照 1992 年 WHO 分类和 1998 年北京神经外科研究所分类介绍如下。

1.神经上皮组织肿瘤

包括星形细胞瘤、少突胶质细胞瘤、室管膜肿瘤、脉络丛肿瘤、松果体肿瘤、神经节细胞肿瘤、胶质母细胞瘤、髓母细胞瘤。

2.脑膜的肿瘤

包括各类脑膜瘤、脑膜肉瘤。

3.神经鞘细胞肿瘤

包括神经鞘瘤、恶性神经鞘瘤、神经纤维瘤、恶性神经纤维瘤。

4.腺垂体肿瘤

包括嫌色性腺瘤、嗜酸性腺瘤、嗜碱性腺瘤、混合性腺瘤。近年来根据有无内分泌功能分为功能性和非功能性肿瘤。

5.先天性肿瘤

包括颅咽管瘤、上皮样囊肿、第三脑室黏液囊肿、畸胎瘤、肠源性囊肿、神经错构瘤等。

6.血管性肿瘤

包括血管网状细胞瘤。

7.转移性肿瘤

8.邻近组织侵入到颅内的肿瘤

包括颈静脉球瘤、圆柱细胞瘤、软骨及软骨肉瘤、鼻咽癌、中耳癌等侵入颅内的肿瘤。

9.未分类的肿瘤

(三)发病部位

大脑半球发生脑肿瘤机会最多,其次为蝶鞍,鞍区周围,脑桥小脑角,小脑,脑室及脑干。某些肿瘤在颅内可生成2个以上的多发性肿瘤。不同性质的肿瘤各有其好发部位:星形细胞瘤、少突胶质细胞瘤、多形性胶质母细胞瘤好发于大脑半球的皮层下白质内;室管膜瘤好发于脑室壁;髓母细胞瘤好发于小脑蚓部;脑膜瘤好发于蛛网膜颗粒的主要分布部位如大静脉窦的壁及静脉分支处;颅底的嗅沟、鞍区、斜坡上部,以及从第Ⅲ至第Ⅻ对脑神经穿出颅腔的骨孔附近;神经鞘瘤好发于脑桥小脑角;血管网状细胞瘤好发于小脑半球;颅咽管瘤好发于鞍上区;脊索瘤好发于颅底、鞍背及斜坡。颅内转移瘤可发生于颅内各个部分,但以两侧大脑半球居多。因此,临床上有时可依据肿瘤部位来推测肿瘤的性质。

二、临床表现

颅内肿瘤的临床表现主要包括颅内压增高及局灶性症状和体征两大部分。

(一)颅内压增高的症状和体征

主要为头痛、呕吐和视神经盘水肿,称之为颅内压增高的三主征。

1.头痛

颅后窝肿瘤可致枕颈部疼痛并向眼眶放射。头痛程度随病情进展逐渐加剧。幼儿因颅缝未闭或颅缝分离可无明显头痛。老年人因脑萎缩、反应迟钝等原因头痛症状出现较晚。

2.视神经盘

水肿是颅内压增高重要的客观体征,中线部位及幕下的肿瘤视神经盘水肿出现早,幕上良性肿瘤出现较晚,部分患者可无视神经盘水肿。

3.呕吐

呕吐呈喷射性,多伴有恶心。幕下肿瘤由于呕吐中枢、前庭、迷走神经受到刺激,故呕吐出现较早而且严重。

除上述三主征外,还可出现视力减退、黑矇、复视、头晕、猝倒、淡漠、意识障碍、大小便失禁、脉搏徐缓及血压增高等征象。症状常呈进行性加重。当脑肿瘤囊性变或瘤内卒中时,可出现急性颅内压增高症状。

(二)局灶性症状和体征

局灶症状是指脑瘤引起的局部神经功能紊乱。有两种类型:一是刺激性症状,如癫痫、疼痛、肌肉抽搐等。另一类型是正常神经组织受到挤压和破坏而导致的功能丧失,即麻痹性症状,如偏瘫、失语、感觉障碍等。最早出现的局灶性症状具有定位意义,因为首发症状或体征表明了脑组织首先受到肿瘤损害的部位。不同部位的脑肿瘤具有许多局灶性的特异性症状和体征。概述如下:

1.大脑半球肿瘤的临床表现

大脑半球肿瘤的病理学性质主要为各类胶质细胞瘤,其次为脑膜瘤和转移瘤等。大脑半球功能区附近的肿瘤早期可出现局部刺激症状,晚期则出现破坏性症状。半球不同部位肿瘤可产生不同定位症状和体征。包括:①精神症状:常见于额叶肿瘤,表现为痴呆和个性改变。②癫痫发作:额叶肿瘤较易出现,其次为颞叶、顶叶肿瘤多见。可为全身阵挛性大发作或局限性发作。③感觉障碍:为顶叶的常见症状。表现为两点辨别觉、实体觉及对侧肢体的位置觉障碍。④运动障碍:表现为肿瘤对侧肢体肌力减弱或呈上运动神经元完全性瘫痪。⑤失语症:见于优势大脑半球肿瘤,可分为运动性失语、感觉性失语、混合性失语和命名性失失语等。⑥视野损害:枕叶及颞叶深部肿瘤因累及视辐射,从而引起对侧同象限性视野缺损或对侧同向性偏盲。

2.鞍区肿瘤的临床表现

鞍区肿瘤早期就出现内分泌功能紊乱及视力视野改变,颅内压增高症状较少见。临床表现特点是:①视力和视野改变:鞍区肿瘤因压迫视神经及视交叉出现视力减退和视野缺损。视力视野的损害因肿瘤的大小、生长方式及病程进展而表现差别很大。②眼底检查可显示原发性视神经萎缩。③内分泌功能紊乱:泌乳素(PRL)分泌过多,女性以停经、泌乳和不育为主要表现。男性则出现性功能减退,生长激素(GH)分泌过高,在成人表现为肢端肥大症,在儿童表现为巨人症。促肾上腺皮质激素(ACTH)分泌过多可导致库欣综合征。

3.松果体区肿瘤的临床表现

由于肿瘤位于中脑导水管附近,易引起脑脊液循环障碍,故颅内压增高出现早。肿瘤向周围扩张压迫四叠体、中脑、小脑及丘脑,从而出现相应局灶性体征,如眼球上视困难等。松果体肿瘤发生于儿童期可出现性早熟现象。

4.颅后窝肿瘤的临床表现

①小脑半球肿瘤:主要表现为患侧肢体协调动作障碍,爆破性语言,眼球震颤,同侧肌张力减低,腱反射迟钝,易向患侧倾倒等。②小脑蚓部肿瘤:主要表现为步态不稳,行走不能、站立时向后倾倒。肿瘤易阻塞第四脑室,早期即出现脑积水及颅内压增高表现。③脑桥小脑角肿瘤:主要表现为眩晕、患侧耳鸣及进行性听力减退。患侧第Ⅴ、Ⅶ脑神经麻痹症状及眼球震颤等小脑体征。晚期有Ⅸ、Ⅹ、Ⅺ等后组脑神经麻痹及颅内压增高症状。

三、辅助检查

(一)颅脑计算机体层摄影(CT)

目前应用最广的无损伤脑成像技术。能够分辨颅内不同组织对X线吸收的细微差别,使颅内软组织结构如脑室脑池,灰质和白质等清晰显影并有较高的对比度,对诊断颅内肿瘤有很高的应用价值。CT诊断颅内肿瘤主要通过直接征象即肿瘤组织形成的异常密度区及间接征象即脑室脑池的变形移位来判断,肿瘤组织密度与周围正常脑组织对比有等、低、高三种密度。低密度代表脑水肿或某些低密度病变如水瘤、上皮样囊肿等,肿瘤有出血或钙化时为高密度。静脉滴注造影剂后可使颅内结构的密度反差更为明显从而增强它的分辨力,图像更清晰。由于三维CT的问世,使颅内病变定位诊断更加精确。

(二)磁共振成像(MRI)

磁共振成像技术的出现,为脑肿瘤的诊断提供了一种崭新的手段,其对不同神经组织和结构的细微分辨能力远胜于 CT。具有无 X 线辐射,对比度高,可多层面扫描重建等优点。并可用于由于碘过敏不能作 CT 检查及颅骨伪影所致 CT 检查受限者。而且其成像脉冲序列丰富可满足许多特殊组织成像扫描。磁共振血管成像技术(MRA)因可清楚显示颅内血管血流情况,已部分地取代 DSA 及脑血管造影检查。

(三)神经系统的 X 线检查

包括头颅平片、脑室脑池造影、脑血管造影等,由于脑室造影有创伤性,目前已被 CT 及磁共振成像所取代。头颅平片对垂体腺瘤、颅咽管瘤、听神经瘤等具有一定辅助诊断价值。脑血管造影对血管性病变及肿瘤供血情况诊断价值较大。数字减影脑血管造影(DSA)将少量造影剂注入静脉或动脉内即可显示全脑各部位的动静脉分布情况,广泛用于诊断颅内动脉瘤或动脉静脉畸形(AVM)。

(四)脑电图(EEG)及脑电地形图(BEAM)检查

对于大脑半球凸面肿瘤或病灶具有较高的定位价值,但对于中线,半球深部和幕下的肿瘤诊断困难。

(五)脑电诱发电位记录

给予被检查者做特定刺激,同时记录其脑相应区的电信号。在脑肿瘤诊断方面有应用价值的脑诱发电位记录有:①视觉诱发电位,用于诊断视觉传导通路上的病变或肿瘤。②脑干听觉诱发电位(BAEP),用来记录脑桥小脑角及脑干的病变或肿瘤的异常电位。③体感诱发电位用于颅内肿瘤患者的脑功能评定。

(六)正电子发射断层扫描(PET)

正电子发射断层扫描所提供的信息基于组织代谢变化,即关于组织和细胞的功能成像。因肿瘤组织糖酵解程度高,本技术通过测定组织的糖酵解程度可区分正常组织和肿瘤组织,从而了解肿瘤的恶性程度,选择活检或毁损靶点,评估手术、放疗、化疗的效果,动态监测肿瘤的恶变与复发。

四、诊断

(一)诊断要点

颅内肿瘤的诊断首先要详细询问病史,全面和有重点地进行全身和神经系统查体,得出初步印象。并进一步确定有无颅内肿瘤,肿瘤的部位和肿瘤的性质。

(二)鉴别诊断

颅内肿瘤应当与以下 6 种常见而又容易混淆的疾病相鉴别:

1.脓肿

体内常有各种原发感染灶,如耳源性、鼻源性、或外伤性感染灶。小儿常患有先天性心脏病。脑脓肿起病时发热,并有脑膜刺激征阳性。外周血常规呈现白细胞增多。CT 图像显示典型环状增强的脓肿灶,呈单个或多发。

2.脑结核瘤

肺或身体其他部位的结核病灶有助于诊断。常为单发性,中心有干酪样坏死。CT 显示为高密度圆形或卵圆形病变,中心为低密度,有时与脑肿瘤鉴别诊断十分困难。

3.脑寄生虫病

肺型血吸虫病常有疫区生活史可引起颅内肉芽肿。脑包虫病可引起巨大囊肿。猪囊虫病如为脑室型与脑室肿瘤相似,鉴别主要依据疫区生活史,病史及检查证实有寄生虫感染,嗜酸性粒细胞增多,脑脊液补体结合试验阳性等。CT 及磁共振成像检查可提供有价值的影像学诊断。

4.慢性硬膜下血肿

此类血肿由于头外伤轻微且时日较远,易被忽略或遗忘,多见于老年人。临床表现以亚急性或慢性颅内压增高为主要特征,并逐渐加重,少数可有局灶症状。诊断时需结合年龄、头外伤史及头颅 CT 扫描确定。

5.脑血管病

老年脑瘤患者,若肿瘤恶性程度高,生长迅速,肿瘤卒中、坏死或囊性变,可呈脑卒中样发病。鉴别诊断主要依靠高血压病史,起病前无神经系统症状,发病常有明显诱因。CT 扫描可鉴别肿瘤卒中与高血压脑出血。肿瘤卒中除有高密度血肿外尚有可被造影剂增强的肿瘤阴影。

6.良性颅内压增高

亦称假性脑瘤。有颅内压增高、视神经水肿,但神经系统无其他 阳性体征。主要病因可能为颅内静脉系统阻塞、脑脊液分泌过多、神经系统中毒或过敏反应或内分泌失调等。

五、治疗

(一)降低颅内压

颅内压增高是颅内肿瘤产生临床症状并危及患者生命的重要病理生理环节。降低颅内压在颅内肿瘤治疗中处于十分重要的地位。降低颅内压的根本办法是切除肿瘤,但有些肿瘤无法全部手术切除而需行放疗、化疗。为了争取治疗时机采取降低颅内压的措施十分必要。临床上降低颅内压的方法主要有:脱水治疗、脑脊液引流及为防止颅内压增高采取的综合治疗措施。

1.脱水治疗

脱水药物按其药理作用可分为渗透性脱水药及利尿性脱水药。前者通过提高血液渗透压使水分由脑组织向血管内转移,达到组织脱水的目的。后者通过水分排出体外,血液浓缩,增加从组织间隙吸收水分的能力。脱水药物的作用时间一般为 4～6 小时。应用脱水药时应注意防止水、电解质平衡紊乱。

2.脑脊液体外引流

(1)侧脑室穿刺:为了急救和迅速降低由于脑室扩大引起的颅内压增高,通常穿刺右侧脑室额角,排放脑脊液后颅内压下降。但排放脑脊液速度不可过快,以防止颅内压骤然降低造成脑室塌陷或桥静脉撕裂引起颅内出血。

(2)脑脊液持续外引流:多用于开颅手术前、后暂时解除颅内压增高症状及监视颅内压变化。

3.综合防治措施

(1)低温冬眠或亚低温:可降低脑组织代谢率,提高组织对缺氧的耐受能力,改善脑血管及神经细胞膜的通透性,减少脑水肿的发生。多用于严重颅脑损伤、高热、躁动并有去脑强直发作的患者。

(2)激素的治疗:肾上腺皮质激素可改善脑血管的通透性,调节血脑屏障,增强机体对伤病的反应能力,可用于防治脑水肿。应用激素时应注意防治感染,预防水、电解质紊乱。持续用药时间不宜过久。

(3)限制水钠输入量:应根据生理需要来补充,维持内环境稳定,防止水、电解质紊乱和酸碱平衡失调。

(4)保持呼吸道通畅:昏迷患者应及时吸痰。必要时,可行气管插管或气管切开,以保持呼吸道通畅和保障气体交换。

(5)合理的体位:避免胸腹部受压及颈部扭曲,条件允许时可将床头抬高15%～30°以利于颅内静脉血回流。

(二)手术治疗

手术是治疗颅内肿瘤最直接、最有效的方法。近代显微外科、计算机导航及微创技术的应用,使手术更加精细,疗效提高。其治疗方法如下。

1.肿瘤切除手术

根据肿瘤切除的范围可分作肿瘤全切除或肿瘤部位切除术。根据切除的程度又可分为次全(90%以上)切除、大部(60%以上)切除、部分切除和活检。手术切除原则是在保留正常脑组织的基础上,尽可能彻底切除肿瘤。

2.内减压手术

当肿瘤不能完全切除时,可将肿瘤周围的非功能区脑组织大块切除使颅内留出空间,降低颅内压,延长寿命。

3.外减压手术

去除颅骨骨瓣,敞开硬膜而达到降低颅内压目的。外减压手术常用于大脑深部肿瘤,由于不能切除或仅行活检及脑深部肿瘤放疗前,以达到减压目的。常用术式有颞肌下减压术、枕肌下减压术和去大骨瓣减压术。

4.脑脊液分流术

为解除脑脊液梗阻而采用侧脑室－枕大池分流术,终板造瘘术及第三脑室底部造瘘术,侧脑室－心房或腹腔分流术。

(三)放射治疗

当颅内肿瘤位于重要功能区或部位深在不宜手术者,或患者全身情况不允许手术切除及对放射治疗较敏感的颅内肿瘤患者,可采用放射治疗以推迟肿瘤复发或抑制肿瘤生长,延长患者生命。放射治疗分为内照射法和外照射法。

1.内照射法

又称间质内放疗。将放射性核素植入肿瘤组织内放疗,可减少对正常脑组织的损伤。可通过 Ommaya 囊经皮下穿刺将放射性核素钇 39、金 198、铱 92 等适量直接注入瘤腔,或用吸附核素的吸收性明胶海绵术中插入肿瘤实质内达到放疗目的。

2.外照射法

(1)普通放射治疗:常用 X 线机。钴和加速器,在颅外远距离照射,因对正常头皮、颅骨、脑组织有损伤已很少单独应用,但有时用于术后辅助治疗。

(2)γ 刀放射治疗:利用立体定向技术和计算机辅助将 201 个小孔中射出的 γ 线线聚集于颅内某一靶点,聚焦精度为 0.1mm,聚焦后产生的能量很大,足以使肿瘤细胞变性、坏死,对周围正常脑组织血管不会造成明显损伤。适用于脑深部小型肿瘤(直径 2 或 3cm 以内)如听神经瘤、脑膜瘤、垂体微腺瘤、转移瘤;范围较局限的脑动静脉畸形;以及脑内神经核团或神经通路的定向毁损。

(3)等中心直线加速器治疗:等中心直线加速器又称 X 刀。在计算机辅助下利用立体定向技术将 X 线聚焦于肿瘤靶点,造成靶点组织坏死变性而周围组织所受辐射剂量不大。适应证类似于 γ 刀,照射精度不如 γ 刀。

(四)化学治疗

化学治疗在颅内肿瘤的综合治疗中已成为重要的治疗方法之一。中枢神经系统肿瘤的生长环境与生物学行为与颅外肿瘤差异较大,在化疗方面有特殊的选药和用药原则与方法。

1.选择药物原则

①选用能通过血脑屏障、对中枢神经无毒性、在血液及脑脊液中能维持长时间的高浓度的药物。②选择脂溶性高、分子量小、非离子化的药物。③对脑转移癌患者,可参考原发肿瘤的病理类型选择药物。临床上常用的药物包括:卡莫司汀、洛莫司汀、司莫司汀、丙卡巴肼、博来霉素、多柔比星、长春碱、替尼泊苷(VM−26)等。

2.不良反应及注意事项

化疗后可出现颅内压升高,故在化疗时应辅以降颅内压药物。药物治疗过程中肿瘤可能出现坏死出血而有可能需手术治疗。大多数抗肿瘤药物对骨髓造血功能有抑制作用,故应在用药后定期复查周围血常规变化,必要时停止用药。

(五)基因药物治疗

单纯疱疹病毒胸苷激酶基因(HSV−tk),可使抗病毒药物丙氧鸟苷(GCV)转化为细胞毒药物,借逆转录病毒为载体导入胶质瘤细胞内,可特异性地杀伤分裂期的瘤细胞及诱导周围瘤细胞凋亡,而不涉及正常或静止的细胞,以达到治疗目的,目前正处于临床研究阶段。类似的基因药物尚有大肠埃希菌胞嘧啶脱氨酶(CD)基因,可将透过血脑屏障的抗真菌药物氟胞嘧啶(5−FC)转化成抗肿瘤药物氟尿嘧啶。

第二节　星形细胞瘤

一、概述

星形细胞瘤在神经上皮性肿瘤中最常见,占胶质瘤的 21.2%～51.6%。男性多于女性,任何年龄均可发生,发病高峰在 20～40 岁。星形细胞瘤可发生在中枢神经系统的任何部位,一般成人多见于大脑,小脑星形细胞瘤占儿童脑肿瘤的 30%。星形细胞瘤常发生于额叶、顶叶、颞叶,较少发生于枕叶。星形细胞瘤的预后与患者的年龄密切相关,年轻人的生存期较长。

二、临床表现

安廊星形细胞瘤生长缓慢,病程较长,自出现症状至就诊平均 2 年。临床症状包括一般症状和局部症状,前者主要取决于颅内压增高,后者则取决于病变部位和肿瘤的病理类型及生物学特性。

肿瘤的不断生长占据颅腔内空间,脑水肿,肿瘤阻塞脑脊液循环通路造成脑脊液的回吸收障碍等均可造成颅内压增高。各部位肿瘤出现颅内压增高症状早晚不同。小脑肿瘤易压迫阻塞第四脑室,出现颅内压增高较早,大脑半球肿瘤则较晚,颅内压增高的症状主要包括头痛、呕吐、视盘水肿、视力视野改变、癫痫、复视、头颅扩大(儿童期)和生命体征的改变等。

各部位星形细胞瘤的症状和体征有所不同。

(一)大脑半球星形细胞瘤

约 60% 的发生癫痫,肿瘤接近脑表面者易出现,约 1/3 的患者以癫痫为首发症状或主要症状,而后才出现颅内压增高及局灶症状。癫痫发作的类型与肿瘤所在的部位有关。额叶多为癫痫大发作,中央区及顶叶多为局灶性发作,颞叶肿瘤则表现精神运动性发作。广泛侵犯的额叶肿瘤尤其侵犯胼胝体延至对侧半球的患者,出现明显的精神障碍。在颞枕叶累及视觉传导通路或视觉中枢时可出现幻视、视野缺损。额后中央前回附近受累时常出现不同程度的对侧偏瘫。顶叶下部角回和缘上回受累者可有失算、失读、失用及命名障碍。在优势半球运动或感觉性语言中枢损害时,可相应出现运动或感觉性失语。顶叶皮层病变可造成皮层感觉障碍。由于大脑半球的所谓"哑区"的存在,使得该部位(主要指额、颞叶前部)的肿瘤无局部症状,约占 20%。

(二)小脑星形细胞瘤

多数位于小脑半球,其次为蚓部及第四脑室。儿童较成人多见。

位于小脑半球者多表现为患侧肢体共济失调,上肢较下肢明显。位于蚓部或小脑半球近中线者,可出现平衡障碍,走路及站立不稳。上蚓部肿瘤表现向前倾斜,下蚓部肿瘤多向后倾斜。严重的小脑损害可出现构音障碍和暴发性语言。存在小脑扁桃体下疝者则可表现颈抵抗、强迫头位甚至出现小脑危象。

(三)脑干星形细胞瘤

肿瘤多位于脑桥,其次为延髓,位于中脑者罕见。早期出现患侧脑神经麻痹,中脑肿瘤出现动眼神经麻痹;脑桥肿瘤为展神经、面神经或三叉神经受累;延髓肿瘤可有后组脑神经麻痹。同时出现对侧肢体运动及感觉障碍,即"交叉性麻痹"。患者感觉障碍和小脑性共济失调十分常见。晚期可有双侧脑神经麻痹、双侧锥体束征及颅内压增高等表现。

三、辅助检查

(一)神经电生理学检查

脑电图检查对以癫痫为首发症状者有一定帮助。视觉诱发电位(VEP)检查对颞枕叶肿瘤有帮助,脑干听觉诱发电位(BAEP)则有助于脑干、小脑等部位肿瘤的诊断。

（二）X 线检查

多数患者头颅 X 线平片表现颅内压增高征象。部分可见到肿瘤有点状或圆弧状钙化。脑血管造影表现血管受压移位，少见肿瘤染色和病理血管。

（三）CT 检查

星形细胞瘤在 CT 上通常为一密度不均匀的肿块，病变的边界比胶母细胞瘤更不清楚，肿瘤周围常无明显水肿。20％的星形细胞瘤在 CT 上可见到钙化。肿瘤的强化通常取决于肿瘤的级别，在星形细胞瘤Ⅰ～Ⅱ级中有大约 40％的肿瘤不强化。在肿瘤强化的病例中，其强化的模式多种多样，可以是局灶性，结节性，环形，或均匀强化。

（四）MRI 检查

良性星形细胞瘤由于细胞内外水分增多，造成 T_1 和 T_2 延长，表现 T_1 加权像呈低信号，T_2 加权像呈高信号，信号强度均匀，瘤周水肿轻微，注射 Gd－DTPA 增强不明显。瘤内发生囊变则 MRI 信号不均匀。瘤体与周围水肿在 T_1 加权像不如 T_2 加权像容易区分开来，肿瘤可有轻度增强。

恶性星形细胞瘤在 T_1 加权像呈混杂信号，以低信号为主，间以更低或高信号，体现了瘤内坏死或出血。T_2 加权像呈高信号，信号强度不均匀，可见到肿瘤血管所造成的曲线状或圆点状低信号区。在质子密度加权（长 TR 短 TE）图像上，肿瘤信号低于周围水肿信号，而肿瘤内部坏死区信号却高于周围水肿信号；在长 TR 长 TE 图像上，肿瘤内部坏死区信号强度近似于周围水肿信号强度，瘤体信号强度相对减低。由于瘤周组织的神经胶质增生，有时在瘤周可见一圈低信号晕环绕，介于肿瘤和水肿之间，这在恶性程度高的肿瘤较为多见。恶性者常有显著的异常对比增强，增强持续时间长，增强部分呈斑块状、线条状、花环状或结节状，但肿瘤坏死或出血区不发生对比增强。

四、治疗

星形细胞瘤的治疗为手术、放疗、化疗、生物治疗等综合治疗，以手术切除为主。

根据肿瘤所在部位及范围，作肿瘤切除、脑叶切除或减压术。如梗阻性脑积水未能解决时可行脑脊液分流术，解除颅内压增高。局灶性的囊性小脑星形细胞瘤若有巨大囊腔和偏于一侧的瘤结节，只要将瘤结节切除即可达到根治目的。一般实质性星形细胞瘤难以做到根治性切除，术后应给予放疗、化疗等综合治疗。对Ⅰ级星形细胞瘤（毛细胞型星形细胞瘤、室管膜巨细胞星形细胞瘤）只需手术彻底切除，一般不需化疗或放疗。

第三节　脑膜瘤

概述：脑膜瘤是仅次于脑胶质瘤第二常见的颅内肿瘤，发病率约占颅内肿瘤的 1/6，多属良性。多见于中年以上，女性发病率较高。脑膜瘤起源于蛛网膜的内皮细胞，可发生于颅内任何部位，但较好发于蛛网膜粒集中之处。好发部位依次为矢状窦旁、大脑镰、大脑凸面、蝶骨嵴、外侧裂、小脑幕、小脑脑桥角、嗅沟、鞍结节及脑室内等。此外，少数脑膜瘤可发生于颅外其他部位,可能是起源于异位的脑膜细胞,如颅骨板障、头皮下或鼻窦等。

病理:脑膜瘤按 WHO 组织学分类及肿瘤生物学行为分为 3 级:①Ⅰ级:普通型,包括内皮型、纤维型和沙砾型等亚型,属良性,约占脑膜瘤的 70%。②Ⅱ级:中间型又称非典型性,有复发倾向,约占脑膜瘤的 20%。③Ⅲ级:间变型,属恶性,约占 10%。肿瘤多为实质性,囊性变窄见。脑膜瘤的形态有球形、锥形、扁平形或哑铃形,以球形为常见。

肿瘤常与脑膜紧密黏着,并有瘤组织侵入硬脑膜,大多数脑膜瘤有完整包膜,并压入相邻的脑组织中,与相邻的脑组织分界清楚,表面光滑。扁平形脑膜瘤呈薄片状,多见于颅底。与脑膜瘤邻近的颅骨常受侵犯,有骨质改变。肿瘤有时侵入或破坏颅底,穿过颅骨长到颅外软组织中。脑膜瘤可为多发性,常见于神经纤维瘤病患者。脑膜瘤的血供极其丰富,多由颈内动脉和颈外动脉双重供血。

临床表现:由于肿瘤位于脑外,生长缓慢,初期临床症状较轻,特别当肿瘤不引起阻塞性脑积水,不引起局灶症状时,尤其如此。常可见患者的视盘水肿已很严重或已出现继发性视神经萎缩,但头痛并不剧烈,无呕吐,直至颅内空间失代偿时,患者才出现明显的颅内压增高症状。由于肿瘤不浸润脑组织,刺激症状较麻痹性症状突出。大脑脑膜瘤常引起癫痫;颅底脑膜瘤刺激脑神经。如矢状窦或大脑镰旁及大脑凸面脑膜瘤,多有癫痫、偏瘫及失语等;鞍区脑膜瘤则有进行性视力障碍与视野缺损,可有内分泌功能失调;颅后窝脑膜瘤以小脑平衡失调、眼球震颤、听力下降及脑干与后组脑神经功能障碍为主要表现;颅骨板障型脑膜瘤,局部颅骨常隆起。

辅助检查:脑 CT、MRI 扫描对肿瘤的位置、大小和性质能做出正确诊断。CT 显示脑实质外圆形、卵圆形或分叶状略高或等密度肿块,常有点状、星状或不规则钙化,边界清楚、光滑。瘤基多较宽。肿瘤较大时有明显占位表现,脑水肿较轻,但也可产生明显脑水肿。

在增强检查中肿瘤呈明显均匀强化,边界更为清楚。MRI 肿瘤多数与脑灰质等信号,少数瘤内有隔,呈特征性轮辐状。局限性钙化与骨样变呈低信号,注射 Gd-DTPA 显示明显强化。CT 和 MRI 检查有互补性,同时进行有助于正确诊断。

头颅平片对脑膜瘤的诊断有较大意义。平片上除颅内压增高的 X 线表现外,还有下述征象:①肿瘤钙化。②局限性颅骨破坏或增生。③板障静脉增粗增多。④脑膜动脉沟增粗增深。肿瘤侵犯骨质切除不彻底是肿瘤复发的重要原因,因而了解局部骨质受累情况十分重要。脑血管造影是诊断脑膜瘤的重要辅助手段,可了解肿瘤的供血来源,富于血管的程度,肿瘤的血管结构,肿瘤与大的血管和静脉窦的关系,对治疗提供重要依据,并为术前栓塞提供了条件。脑血管造影除见颅内占位病变的一般表现外,可显示瘤周呈抱球状供应血管和肿瘤染色。

治疗:由于脑膜瘤大多数为良性,手术切除为主要治疗手段。如能做到全切多数可得到根治,但如不能做到全切,则迟早会复发或再生。在条件允许情况下,应争取肿瘤全切,以减少复发。肿瘤切除程度的评判以 Simpson 分级为准。Ⅰ级:脑膜瘤体及其附着的硬脑膜、静脉窦及表面受侵的颅骨均切除;Ⅱ级:肿瘤完全切除,但与其附着的硬膜没有切除,仅用电凝烧灼;Ⅲ级:肿瘤完全切除,但与之黏着的硬脑膜、静脉窦及颅骨未做处理;Ⅳ级:肿瘤部分切除;Ⅴ级:开颅减压,肿瘤活检或未活检。由于显微外科、颅底外科技术及设备的发展,及影像学检查的进步,现代脑膜瘤的全切除率包括特殊部位脑膜瘤的切除率已明显提高,手术致残率、复发率、手术病死率也已明显降低。但仍有一些患者难以做到彻底全切除,这取决于患者的年龄、全身情况、肿瘤部位、与周围组织关系。对不能全切的、侵袭性生长、复发率高者及恶性肿瘤病例可辅以放疗。立体定向放射外科(γ 刀或 X 刀)治疗,对直径小于 3cm 肿瘤、手术未全切除残余的肿瘤亦可达到很好效果。

一、临床常见的脑膜瘤

(一)矢状窦旁和大脑镰脑膜瘤

1.矢状窦旁和大脑镰脑膜瘤

是脑膜瘤中最常见的类型约占颅内脑膜瘤总数的 1/4 以上。

按肿瘤与矢状窦或大脑镰相连的部位分为前、中、后 1/33 种。肿瘤位于矢状窦前 1/3 时,可有长时间的头痛、视力减退、颅内压增高等症状,因影响额叶,可有强握反射及摸索动作,并有精神症状和癫痫发作,部分患者可出现对侧中枢性面瘫或肢体运动障碍。位于中 1/3 者,可出现对侧下肢、上肢的瘫痪、对侧下肢或上肢的局限性癫痫,也可出现对侧肢体的感觉障碍。位于后 1/3 者除颅内压增高症状外,局灶性体征可不明显。

CT 和 MRI 对本病可做出定位和定性诊断。脑血管造影可了解肿瘤的供血动脉和肿瘤内的血运情况,了解矢状窦是否被肿瘤阻塞中断,对术中是否可将肿瘤和矢状窦一并切除极具价值。

矢状窦旁和大脑镰脑膜瘤都能手术切除。对于侵犯矢状窦,而又不能全切除者,术后易复发。如复发肿瘤导致矢状窦已完全阻塞,可彻底切除。

2.大脑凸面脑膜瘤

发生率仅次于矢状窦旁脑膜瘤,大脑前半部的发病率比后半部高,瘤体多呈球形,基底位于硬脑膜,向内嵌入大脑凸面,有时肿瘤主要侵蚀颅骨向外生长,骨膜也受累,而对大脑半球表面的压迫和粘连较轻微。

大脑凸面脑膜瘤的临床表现因肿瘤的部位而异。癫痫的发生率较高并常为首发症状,可表现为典型的 Jackson 癫痫。精神症状、运动障碍、感觉障碍、视野缺损均可出现,优势半球的肿瘤还可出现语言障碍。

CT 和 MRI 对大脑凸面脑膜瘤有准确的定位和定性诊断价值。脑血管造影可显示肿瘤血运情况、供血动脉的来源、大脑中动脉是否受压、引流静脉的情况等。目前脑电图的作用在于术前和术后对患者癫痫情况的评估,以及应用抗癫痫药物的疗效评价。由于肿瘤不侵犯矢状窦等较大的脑血管,位置表浅,常能手术全切除,手术效果良好。

3.蝶骨嵴脑膜瘤

发病率占颅内脑膜瘤的 10%～12%。按其在蝶骨嵴的位置分为 3 型:内 1/3、中 1/3、外 1/3。近年来多数作者简化为两型,即内侧型和外侧型。

内侧型肿瘤压迫眶上裂引起眶上裂综合征;压迫视神经可引起视力减退,出现原发性视神经萎缩,而对侧由于颅内压增高出现视盘水肿,称为 Foster-Kennedy 综合征。

压迫海绵窦可引起海绵窦综合征:瞳孔散大,对光反射消失,角膜反射差及眼球运动障碍等。肿瘤向颅前窝底生长者,可出现精神症状和嗅觉障碍。颅内压增高征相对较外侧型脑膜瘤症状出现较晚,早期仅有头痛,可出现颞叶性癫痫。肿瘤侵犯颅骨可发生颞前部颅骨向外隆起,单侧突眼;肿瘤向后生长时,可造成对侧同向偏盲。

CT 检查可见以蝶骨嵴为中心的球形生长的肿瘤,注射造影剂后呈均匀强化,边界清楚,有骨质破坏或骨质增生硬化征象。MRI 可以明确肿瘤与颈内动脉、大脑前动脉、大脑中动脉、大脑后动脉及视神经的关系。脑血管造影的主要目的是明确肿瘤的血供,如发现颈外动脉供血,可同时行血管栓塞,以减少术中出血。

蝶骨嵴脑膜瘤都应争取做全切。内侧型巨大脑膜瘤与颈内动脉及其主要分支包裹、粘连时,全切除多有困难。

4.嗅沟脑膜瘤

嗅沟脑膜瘤与硬脑膜黏着区在前颅窝底筛板及其后方。嗅沟脑膜瘤可为单侧或双侧,以单侧为多。

嗅沟脑膜瘤早期症状有嗅觉逐渐丧失。由于早期嗅觉障碍常被忽视,所以肿瘤多长期不被发现。临床确诊时肿瘤已很大,有显著的颅内高压症状。视力障碍也多见,原因是颅内压增高、视盘水肿和继发性视神经萎缩。肿瘤直接压迫视神经也是造成视力减退的原因。肿瘤影响前额叶时,引起额叶精神症状。

脑血管造影可见颅前窝底占位病变的特征改变,侧位大脑前动脉垂直段弧形向后移位。CT 和 MRI 检查可以明确肿瘤的性质、范围以及与颈内动脉的关系。

嗅沟脑膜瘤多数都能手术全切除,术后嗅觉不能恢复,手术效果较好。

5.鞍区脑膜瘤

鞍区脑膜瘤包括起源于鞍结节、前床突、鞍隔和蝶骨平台的脑膜瘤,其发生率约占颅内脑膜瘤的 3%～13%。临床上惯称为鞍结节脑膜瘤。

当肿瘤体积增大压迫视神经和视交叉时可有视力减退,视野缺损及原发性视神经萎缩。肿瘤的位置常偏于一侧,视觉症状往往不像垂体瘤的双颞偏盲那样典型。垂体功能障碍较视神经症状出现晚。肿瘤继续增大压迫其他 结构时,可出现尿崩症、嗜睡(下视丘)、眼肌麻痹(海绵窦或眶上裂)、钩回发作(颞叶前内部)、不全偏瘫(颞叶深部的内囊或大脑脚)、脑积水和颅内压增高(第三脑室阻塞)等。最后视觉通路受压严重,视力完全丧失,颅内压增高明显,甚至引起明显的脑干受损症状。鞍隔脑膜瘤因较容易压迫下视丘,尿崩症状出现较早。

手术切除肿瘤是本病的根本治疗。手术的效果取决于能否在病程早期进行。若患者两侧视力完全丧失,两侧视神经已完全萎缩,手术后复明希望甚微。大型肿瘤与颈内动脉和其主要分支、视交叉、视神经、终板、下视丘或大脑脚等重要结构粘连紧密,不能全切,可留少许包膜。

6.侧脑室内脑膜瘤

发生率占颅内脑膜瘤的 2%～5%,多发生于侧脑室三角区,起源于侧脑室脉络丛组织,与硬脑膜同源于胚胎期的外胚层。肿瘤生长缓慢,早期神经系统损害不明显。症状以颅内压增高为主,局灶症状很少。晚期可出现对侧肢体的感觉和运动障碍,对侧视野同向偏盲。优势半球肿瘤可引起言语和阅读困难。CT 和 MRI 是诊断脑室内脑膜瘤最可靠的方法。脑血管造影示患侧脉络丛前或后动脉增粗,并引向肿瘤的异常血管区内。可见侧脑室内均匀增强的肿块,并可见后角扩大。手术多能全切除肿瘤。

7.颅后窝脑膜瘤

颅后窝脑膜瘤占颅内脑膜瘤的 14%,占各种颅后窝肿瘤的 7%,女性较多见。肿瘤绝大多数为球状,临床症状取决于病变部位。按肿瘤与脑膜黏着的部位可分为 6 类。

(1)小脑凸面脑膜瘤:附着于小脑表面的硬膜,占颅后窝脑膜瘤的 10%。

(2)小脑幕脑膜瘤:小脑幕脑膜瘤包括幕上型,幕下型和穿透型,幕上型比较少见。

(3)脑桥小脑三角脑膜瘤:是颅后窝脑膜瘤中最常见者,约占 40%,肿瘤的附着点多在内听道内侧,接近岩上窦,颅骨改变很少见,肿瘤多为球状。

(4)斜坡脑膜瘤:约占颅后窝脑膜瘤的 11%。肿瘤附着于斜坡的脑膜,可偏于一侧,大多数呈球状。

(5)枕骨大孔脑膜瘤:占颅后窝脑膜瘤的 4.4%。肿瘤的脑膜附着点常在延髓前方,瘤向左侧或右侧生长,常呈球状,体积多较小。

(6)第四脑室内脑膜瘤:甚少见。肿瘤从脉络丛长出,并与之黏着,主要表现为颅内压增高和脑积水。

颅后窝脑膜瘤手术切除难度较大,选择合适的手术入路,多能全切。

8.恶性脑膜瘤

对非良性脑膜瘤有很多表现,恶性程度也不一样。2000 年 WHO 分型介绍了 4 种:非典型脑膜瘤、乳头型脑膜瘤、间变性脑膜瘤和横纹肌样脑膜瘤。一般患者的年龄较轻,病程较短。恶性脑膜瘤较良性更易造成患者偏瘫等神经系统损害症状。恶性脑膜瘤的分布与普通脑膜瘤相似,以大脑凸面、矢状窦旁较多见。手术切除是恶性脑膜瘤首选有效的治疗方法,术中对受累的硬膜应一并切除,术后再行硬膜修补。术后放疗可以延缓复发的时间。

二、脑膜瘤的复发和再生长

近年脑膜瘤的手术全切除率虽已有很大提高,但仍有 17%～50% 的脑膜瘤不能全切,以后必然再生长。即便做到了严格的全切,仍有一定的复发率,而且复发时有一定比例的恶性变。复发瘤恶性程度亦经常提高。

近 10 几年来,随着对脑膜瘤的生物学和分子生物学研究的开展,加深了对脑膜瘤发生、发展的相关因素的认识,发现有关影响脑膜瘤术后复发的因素可能有以下这些。

(1)组织学特征:影响 WHO 组织学分类中,3 种类型脑膜瘤复发率相差显著,级别愈高复发率愈高。良性脑膜瘤需 5～10 年,而浸润性脑膜瘤 1 年内即可复发,说明脑膜瘤的组织类型与复发有密切关系。

(2)细胞学特性的影响:近年来随着细胞生物学的发展,发现了多种与有丝分裂相关的蛋白或细胞亚结构,检测切除的肿瘤标本中相关蛋白或亚结构的含量,可以判断肿瘤的增生能力,并发现其强弱与脑膜瘤的复发明显相关。

(3)分子遗传学的研究证明脑膜瘤存在染色体变异:良性脑膜瘤多表现为正常核型或染色体 22 单体,而在非典型性(Ⅱ级)或恶性(Ⅲ级)脑膜瘤中经常出现复杂的染色体异常。遗传学特性的异常与肿瘤发复发有明显相关。正常核型或 22 染色体单体复发率为 9.1%,而亚二倍体和超二倍体的复发率分别为 70% 和 35%,1 号染色体短臂缺失者有 60% 复发。

(4)一些研究表明雄激素、孕激素及其受体与脑膜瘤的生长分化密切相关脑膜瘤存在高亲和力的孕激素受体(PR)。PR 活性和肿瘤的侵袭性相关,可刺激脑膜瘤细胞增生,应用孕激素拮抗剂可抑制脑膜瘤细胞生长,有人用来治疗 14 例患者,35% 肿瘤体积缩小,21% 症状改善。

激素治疗脑膜瘤是否有效尚不能肯定,可能是一项有希望的辅助疗法。

(5)手术治疗的影响:手术治疗目前仍是脑膜瘤的根本治疗。如能做到严格的全切除,则可大大减少复发。现代神经外科技术的发展,包括 CT、MRI 技术应用,超声吸引器、激光刀、双极电凝、术前栓塞等技术的应用,大大降低了病死率和复发率。术中不仅要全切除肿瘤,而且应尽量切除受累的硬脑膜和颅骨。硬脑膜除切除与肿瘤相连的外,还应切除 2cm 宽的正常硬脑膜,近来更有人证实在瘤体周围 3cm 的硬脑膜仍可见到肿瘤细胞,故主张扩大切除硬脑膜达 4cm。受累颅骨也应扩大切除部分正常颅骨,在临床上事实上仍难以做到如此扩大的切除范围,这可能是较高复发率的原因。

(6)术后辅助疗法:对次全切除或复发的脑膜瘤,目前认为放疗是有效的。Condra 等对 262 例原发良性脑膜瘤,分别实行全切、次全切、次全切加放疗观察疗效。术后 15 年肿瘤局部得到控制的比例分别为 76%、30% 和 87%,说明辅助放疗是有效的。对血管外皮型脑膜瘤和未分化脑膜瘤,术后放疗效果是肯定的。恶性脑膜瘤放疗也可延迟其复发时间。

第四节　听神经瘤

一、概述

颅内神经鞘瘤约占全部脑瘤的 10%,听神经瘤则占颅内神经鞘瘤的 90% 以上,大多数发生于听神经的前庭部分,少数可发生于该神经的耳蜗部分,好发于中年人,高峰年龄 30~50 岁。听神经瘤大多单侧性,少数为双侧。

二、病理

听神经瘤有完整包膜,表面大多光滑,有时可呈结节状,其形状与大小取决于肿瘤的生长时间。肿瘤的实质部分色泽灰黄至灰红色,质坚而脆,易于钳取,但有的质地较韧。瘤组织内常有大小不等的囊肿,大小自数毫米至数厘米直径不等,内含有淡黄色透明囊液。肿瘤与小脑邻接处黏着较紧,但一般不侵犯小脑实质,分界清楚。由于肿瘤的生长方式是起源于蛛网膜外,随着肿瘤的逐渐增大,使肿瘤的表面覆盖一层蛛网膜,有时包裹着一定数量的脑脊液,初看似乎像一蛛网膜囊肿,在这一生长过程中,使与听神经前庭支伴行的耳蜗支及面神经走行于肿瘤包膜和蛛网膜的夹层中。肿瘤的血供主要来自小脑前下动脉。该动脉自基底动脉的下 1/3 段侧面分出,在接近肿瘤处分出一支进入肿瘤包膜,再分成若干小支进入肿瘤组织。此外,从基底动脉分出的小脑上动脉、脑桥动脉、内听动脉及由椎动脉分出的小脑后下动脉等,也都可有分支供应肿瘤。在与小脑相接触的表面亦可接受来自小脑表面动脉的血供。肿瘤的主要静脉回流通过岩静脉进入岩上窦。

三、临床表现

听神经瘤的病程很长,自发病到住院治疗期限为 4~5 年,症状存在时间可自数月至 10 余年不等。本病的首发症状几乎都是听神经本身的症状,包括头昏、眩晕、单侧耳鸣及耳聋。耳鸣为高音调,似蝉鸣或汽笛声,呈连续性,常伴听力减退。在嘈杂环境中辨别语言能力的下降是听神经瘤患者早期听力下降的典型表现。由于本病的头昏、眩晕都不剧烈，也不伴有恶心、呕吐，常为患者所忽视。听神经瘤主要引起脑桥小脑三角征群，包括听神经前庭支及耳蜗支的功能障碍，各邻近脑神经的刺激或麻痹症状，小脑症状，脑干症状（包括各长传导束的功能障碍），后期出现颅内压增高症状等。

库欣对听神经瘤的症状做了较详细的描述，症状出现的程序为：①耳蜗及前庭神经的症状。②小脑性共济运动失调。③邻近脑神经受损症状，如病例面肌抽搐、面部感觉减退、周围性面瘫等。④颅内压增高症状。⑤晚期症状如吞咽困难、饮食呛咳等，最后出现小脑性危象，呼吸困难等。但它只适用于某些典型的听神经瘤患者，不典型患者常不符合。

根据肿瘤的大小及其相应的临床表现可将肿瘤的发展过程分为 4 期。

第 1 期：管内型，直径＜1cm，位于内耳道内，仅有听神经受损的表现。

第 2 期：小型肿瘤，直径 1～2cm，除听神经症状外可出现邻近脑神经症状如三叉神经，也可有小脑功能障碍，但无颅内压增高，脑脊液中蛋白含量轻度增高，内听道有扩大。

第 3 期：中等型肿瘤，直径 2～3cm，除上述症状外有后组脑神经及脑干功能的影响，小脑症状更为明显，并有不同程度的颅内压增高，内听道扩大并有骨质吸收。

第 4 期：大型肿瘤，病情发展已到晚期，阻塞性脑积水表现严重，脑干受损亦很明显，有的甚至有意识障碍甚至意识不清，并可有角弓反张样强直性发作。

四、辅助检查

对成年人的不明原因的耳鸣，伴有进行性听力减退者，应予充分重视，切勿轻易排除听神经瘤的可能，需进行下列检查。

(一)听力试验

可区别耳聋是传导性的还是感音性的。传导性耳聋气导＜骨导，感音性耳聋则气导＞骨导。骨导比较试验，传导性耳聋音偏患侧，感音性耳聋音偏健侧。电测听检查更为准确，对听神经瘤的早期诊断具有较大价值，可获得以下特征：①患者的听力减退符合神经性感音性耳聋。②双耳交替响度平衡试验没有复聪现象，复聪现象是鉴别耳蜗型感音性耳聋与神经性感音性耳聋的重要方法。③Bekesy 听力测验，根据间断音与持续音的相互关系分为 4 型，Ⅲ与Ⅳ型多为听神经病变。

(二)前庭功能试验

听神经瘤多起源于听神经的前庭部分，早期采用冷热水（变温）试验几乎都能发现患侧的前庭功能有损害的现象（反应完全消失或部分消失）。前庭直流电刺激试验是另一种鉴别终器病变和神经病变的方法。当直流电刺激前庭系统，眼球震颤的快相总是向阴极一侧。如周围神经元及前庭终器被破坏，这种反应仍然存在，如周围神经元及前庭神经纤维破坏，则直流电反应完全消失。因此这一方法可用来作早期诊断以区别听神经瘤与耳蜗病变。

(三)头颅平片

主要表现是内听道的扩大、骨侵蚀或骨质吸收，大多数病例均可见。正常的内听道宽度为4～7mm，平均为 5.5mm，可有 1～2mm 的差异。超出这一差异具有诊断意义。肿瘤较大者还可以引起岩骨嵴的破坏，甚至形成骨缺损，破坏的边缘锐利而整齐。听神经瘤如引起颅内压增高者可兼有颅内压增高的 X 线表现。

(四)CT 检查

仅位于内耳道内的听神经瘤或侵入脑桥小脑三角直径小于 1cm 的小肿瘤,可无异常发现,除非做岩骨的连续 CT 扫描。肿瘤较大,则表现为圆形或分叶状低密度病灶,边界清楚,与岩骨后缘紧密相连,部分病例肿瘤呈等密度,边界不清,少数呈略高密度。77%～95%内耳道呈锥形或漏斗状扩大,第四脑室受压变形向对侧移位或完全闭塞,梗阻上方脑室有不同程度扩大,病侧脑桥小脑三角池多闭塞,偶可见残存部分扩大。增强检查,肿瘤多有明显强化,强化区内常有大小不等的密度区,代表囊变或坏死部分。低密度区有时扩大几乎占据整个肿瘤,仅周边发生强化,偶发生肿瘤内出血,并可见瘤壁内环状强化。

(五)MRI 检查

在 MRI 图像上,与邻近脑组织相比较。肿瘤在 T_1 加权图像上表现为略低信号或等信号,T_2 加权图像上则表现为明显高信号。肿瘤可为实质性肿块或部分囊性变。注射 Gd－DTPA 增强后,其实质部分出现增强,信号明显上升,囊性部分无强化。

MRI 影像诊断是诊断听神经瘤最为可靠的方法。MRI 增强薄层扫描可诊断和早期发现小听神经瘤,是目前公认的最可靠的方法。

五、治疗

听神经瘤为良性肿瘤,治疗原则为手术全切除,可获得根治,但有时由于患者的体质条件、肿瘤解剖上的关系等原因不能做到全切除,同时面神经、听神经的功能也不能保留,甚至可危及生命。近年来由于显微神经外科技术的应用和对肿瘤的早期诊断,大大提高了肿瘤的全切除率,面神经解剖和功能的保留已达到了一个较高的水平,降低了手术病死率。目前已进入争取保留听力功能的时代。

(一)手术方式的决定

听神经瘤的手术有 3 种入路:①单侧枕下入路:为最常用的传统入路。优点为显露好,可以保留听力和面神经功能。缺点为手术损伤大,必须暴露并牵拉小脑,手术时间较长。②经迷路入路:常规用于小肿瘤伴听力完全丧失的患者。其优点为手术完全在硬脑膜外,很少对小脑和脑干造成骚扰,危险性小。主要缺点是造成听力的永久性丧失。③颅中窝入路:手术在耳上硬脑膜外操作,适用于小肿瘤。优点为可保留听力,主要缺点为牵拉颞叶。3 种手术入路各有其手术适应证,除一些肿瘤直径<3cm 而有手术的相对或绝对禁忌证者可首先采用立体定向放射外科如 γ 刀和 X 刀进行治疗外,可根据肿瘤的大小、位置、听力损害程度、患者年龄、神经外科医生的习惯和爱好不同采用恰当的入路进行手术治疗,术式的选择并无绝对的标准。这里介绍一些近代学者的观点。

1.中等大小肿瘤(2.5～4.0cm)伴听力丧失

最为常见。虽然肿瘤对脑干已有程度不等的压迫,但临床症状很少。到目前为止,很少可能借手术达到恢复已经丧失的听力,因而可采用枕下入路或经迷路入路。目前大多数患者都可以根治并保留除听神经外所有脑神经的功能。

2.大型肿瘤(>4.5cm)伴听力丧失

以最常用的枕下入路为好,能清楚辨别各脑神经之间的关系并从肿瘤包膜上进行分离。也有人选用经迷路入路,但全切除比例要明显减少。这类患者如有梗阻性脑积水,术前先做分流术或脑室外引流术较为安全。

3.小肿瘤(＜2cm)伴听力丧失

经迷路或枕下入路均比较容易切除,不能认为小肿瘤就能保留听力。但如果听力不是完全丧失,仍应首选枕下入路以试图进行听力的保留。如为老年人,从安全角度出发可首选经迷路入路。另外,立体定向下放射外科也可选择,但最终不能保留听力。

4.内听道内肿瘤

这类肿瘤发现时听力基本上完好,临床上只有耳鸣或轻度的听力丧失。可选择枕下入路或颅中窝入路。经迷路入路是最安全的方式,但却牺牲了听力。

5.老年体弱患者伴听神经瘤

身体状况良好的老年患者能承受听神经瘤的全切除,并保留包括面神经在内的受损脑神经,只是术后恢复的时间明显延长。但是伴有其他疾病的患者耐受全切除手术的能力很差,糖尿病、高血压均可增加手术病死率,这种情况下经迷路入路行听神经瘤囊内切除乃是最佳选择,患者恢复时间短,造成脑功能缺失症状的危险很小,肿瘤复发时仍可再次进行手术。

6.老年患者伴小肿瘤

如果听力丧失,立体定向下放射治疗是较好的选择。如果听力完好可继续随访,第1年每3个月1次,第2年每半年1次,以后每年1次。偶尔肿瘤会很快长大,可根据全身情况选择术式。只要肿瘤保持在很小的体积,而且症状无明显进展,老年人的小肿瘤可以不做手术。

7.年轻患者伴小肿瘤或内听道内肿瘤

且尚有听力存在理论上这是目前最有机会保留听力的一种手术。颅中凹入路是切除内听道内肿瘤的最好入路。虽然听神经瘤的生长速度不能确定,但年轻患者的小肿瘤无疑会增大,因此主张积极手术治疗。至目前为止尚没有资料显示这类患者的听力究竟能否得到保留,因而仍是当前需努力探讨和解决的问题。

8.听神经瘤伴对侧听力的丧失

对于大的肿瘤除了手术别无选择。手术应尽一切努力完整保留第Ⅷ脑神经,已有人采用耳蜗植入物等现代技术来增加听力,但效果尚不肯定。如果症状不太严重可推迟手术,直至学会哑语并有充分思想准备后再行手术。

9.双侧听神经瘤

患者均为神经纤维瘤病的患者。治疗的目的是保留听力的时间越长越好,以争取时间学习哑语。一般先切除已失去听力的一侧肿瘤,等对侧症状严重时再做另一侧肿瘤。但如果大的肿瘤侧有听力而脑受压症状严重,则只能先行大肿瘤的切除术。在神经纤维瘤病的脑桥小脑肿瘤中,有些肿瘤不是来自听神经,而是来自面神经,则这种较少见的病例可望获得听力的保留。

(二)面神经的保留与恢复

目前无论肿瘤大小均可以设法保留面神经,即便在术中离断,多数亦可进行吻合。术中无面神经损伤,但有功能缺失的恢复时程差别较大,可根据下述情况进行判断。

(1)术后面神经功能正常的患者虽有轻度的面肌无力,但一般数天即可恢复。

(2)术后面神经功能正常,但逐渐在24～72h内发展成明显面瘫,如为部分性瘫,一般数周至数月内可恢复,如果为完全性面瘫则需 3~6 个月的恢复时间。

(3)术后面神经功能正常而在术后几天内突然完全面瘫,患者可确切地说出发生的时间,被认为由血管因素引起,恢复很慢,6~12 个月或更长。

(4)患者麻醉清醒后即有部分面瘫,但并不加重,大多于数周至数月恢复。

(5)清醒后面瘫由部分性逐步发展成完全性,大多在 3~6 个月恢复。

(6)醒后即全瘫者很难预测恢复的比例。术中看上去面神经完好的可能要 1 年而术中神经明显变细者却可在数月内恢复。

术中神经切断并做了无张力端主端吻合者,面神经功能的恢复至少需等待 1 年。如果 1 年后仍无临床上和肌电图上神经恢复的迹象,则有理由作神经移植。面神经移植前应采用面肌刺激以保持健康的面肌张力。神经移植可选用舌下神经或副神经的胸锁乳突肌支。

(三)影响保留面神经的因素

1.肿瘤的性质

巨大、质硬、包膜菲薄和血供丰富的肿瘤,手术时容易导致面神经损伤,其中尤以血供的影响最大,血供丰富的肿瘤手术时出血较多,血液布满术野,神经的行径不易辨认,操作时易被误伤。

2.神经被肿瘤牵伸的长度

面神经未被显著拉长,长度小于 3cm 者容易保留。

3.术前面神经的麻痹程度

术前有明显面瘫的患者,其面神经已被肿瘤推压成薄片,外观犹如一条纤维带,手术游离神经时会导致神经离断或将神经轴突损伤。

20%的患者可于术后发生迟发性面瘫,这与术后内耳孔处面神经发生水肿有关,虽然大多数可完全恢复面神经功能,但有一部分患者可发生轻瘫或全瘫,因此术中做内耳道底至膝状节的面神经迷路骨段骨减压,并用地塞米松浸润的吸收性置于水肿改变的神经附近,常能获得较好的疗效,并可避免全身用药的不良反应。术后由于面瘫、眼睑闭合不全、部分角膜及巩膜暴露干燥,可引起眼部感染和角膜炎,应用金霉素眼膏将患眼封住,并加用眼罩保护;如术后三叉神经功能亦有障碍,角膜失去感觉、营养性角膜溃疡极易形成,足以导致患眼的眼内感染而失明,应尽早作眼睑缝合,待三叉神经与面神经功能部分恢复后才可拆开。听神经瘤手术有时由于后组脑神经及脑干功能受到影响,可出现暂时的吞咽困难,咽喉及咳嗽反射消失等情况,极易引起吸入性肺炎和窒息,因此术后 1~2 天内应禁食,如此后仍未恢复,应给予鼻饲,鼓励患者咳嗽,以保持呼吸道通畅。如术后患者虚弱,意识不清,或不能自行咳痰者,为防止呼吸道的阻塞,应作气管切开。

离近期不少听神经瘤的大宗病例报道的手术病死率已极低,有的甚至为零。但仍有少数患者需分期手术。脑干粘连部分的不适当分离可引起肢体瘫痪,小脑的过度牵拉和分离损伤可引起小脑功能障碍。最多的并发症为脑脊液漏。

(四)立体定向放射治疗听神经瘤

立体定向放射治疗(STR)的原理是应用聚焦的放射束杀死肿瘤细胞而保持邻近的正常组织结构。刀系统、直线加速器及回旋加速器组成 STR 的优点是可以 1 次完成治疗,并可在门诊或最多住院 1～2 天。STR 的治疗目的是抑制肿瘤生长，但肿瘤并未消失，肿瘤细胞仍然存在，有出现潜在生长的可能。STR 的并发症与显微手术切除听神经瘤相同。包括有面瘫（17％～32％）与面部麻木（19％～34％）。脑神经缺失是迟发的，多在 STR 后 5～6 个月出现，长期听力保存者约占 25％。一般认为，放射治疗限于不能或不愿手术者。

第五节　颅咽管瘤

一、概述

颅咽管瘤以往也称为拉克囊肿瘤、垂体管肿瘤、颅咽管囊肿瘤等，是一种常见的颅内先天性良性肿瘤，一般认为肿瘤起源于胚胎时期颅咽管残留的鳞状上皮细胞，可发生于从蝶鞍、垂体柄到三脑室底部的轴上。可发生于任何年龄，但多见于儿童，性别差异不明显。肿瘤大部分呈囊性或囊实性，少部分呈实性，囊壁或囊内实质性部分常有钙化，组织学上一般分为釉质表皮型和乳头状表皮型，在小儿几乎都是釉质表皮型，而成人中两种类型约各占半数。

二、临床表现

（一）视觉通路受压表现

肿瘤压迫视神经和视交叉，可引起视力减退、视野改变，典型的表现为双颞侧偏盲；肿瘤向一侧生长时可产生 Foster－Kennedy 综合征；儿童对早期视力损害多不引起注意，直至视力严重障碍时才被发觉。

（二）颅内压增高表现

肿瘤长入第三脑室或发生于第三脑室内的肿瘤可引起室间孔阻塞或压迫导水管开口，出现梗阻性脑积水，出现头痛、恶心、呕吐、视盘水肿等颅内压增高的症状和体征，儿童患者还可出现骨缝分离、头围增大、头皮静脉怒张等。

（三）前叶功能损害

最常见于鞍内型、鞍内－鞍上型肿瘤，是颅咽管瘤较常见的临床表现，可引起各种激素功能低下的表现，其中儿童患者最常见的是生长激素缺乏，表现为身材矮小、青春期发育迟缓等。成人则多表现为性功能减退或月经周期紊乱。

（四）脑损害表现

肿瘤侵犯或压迫下丘脑所致，一般只有下双侧丘脑受损害才会出现临床症状，临床表现主要包括：①体温改变：下丘脑前部损害出现高体温，下丘脑后部损害出现体温不稳定和低体温。②意识改变：下丘脑后部损害可出现嗜睡和昏迷，极少数可出现失眠。③水平衡失常：水平衡调节主要通过视上核和室旁核渗透压感受器调节，

广泛损害可出现中枢性尿崩，部分性损害可出现抗利尿激素分泌不当综合征（SIAH），视上－垂体束损害可出现暂时性尿崩。④肥胖症：鞍上型颅咽管瘤可引起下丘脑腹内侧部饱中枢损害，导致胖素的反馈调节功能失调，出现食欲亢进和肥胖，严重时可出现肥胖性生殖无能综合征。⑤闭经－泌乳综合征：抑制垂体分泌泌乳素的下丘脑多巴胺能通路破坏引起泌乳素

过高所致。⑥记忆损害：乳头体、下丘脑腹内侧受损或双侧乳头－丘脑束受损可出现记忆损害。⑦促垂体激素分泌丧失：CHRH、TRH、CRH等分泌丧失，临床表现为影响生长及甲状腺、肾上腺皮质功能障碍。

三、辅助检查

(一)头颅X线平片

70％～80％可发现鞍内或鞍上的钙化呈斑块状或蛋壳状，儿童较成人多见，肿瘤位于鞍上者可见后床突及鞍背低下，蝶鞍前后径增大，鞍内型者可见蝶鞍呈球形扩大前床突吸收，鞍底吸收或破坏。

(二)CT扫描

平扫下肿瘤囊性部分呈低密度区，实质性部分呈均一密度增高区，钙化灶呈高密度影，增强扫描可见囊性部分环形囊壁强化，实质部分均匀强化。

(三)MRI检查

MRI在显示肿瘤的形态、肿瘤与脑室系统和颅内主要动脉的关系有很高的价值，矢状位MRI还能清楚显示肿瘤与视神经和视交叉的关系，有时还能显示垂体和垂体柄的位置。

(四)内分泌检查

只颅咽管瘤血清生长激素(GH)、黄体生成素(LH)、尿促卵泡素(FSH)、促肾上腺皮质激素(ACTH)、甲状腺刺激激素(TSH)等均可低下，有时泌乳素(PRL)可以升高。

四、治疗

颅咽管瘤的治疗仍以手术治疗为主，手术不能全切除者可考虑加用放射治疗，此外还有极少数采用化学药物治疗。

(一)手术治疗手术适应证

伴有视力视野障碍的颅咽管瘤；伴有颅内压增高的颅咽管瘤；对于合并有严重脑积水或肿瘤囊性部分巨大时可先行脑室或囊性部分持续外引流一段时间后再手术切除肿瘤；临床上垂体－下丘脑功能障碍明显时手术应慎重。手术切除肿瘤是治疗颅咽管瘤的主要手段，但手术切除程度仍存在争论。随着显微神经外科的发展和手术器械的改进，目前多数学者主张颅咽管瘤手术特别是首次手术应尽可能全切除肿瘤，以减少肿瘤的复发率，只有肿瘤与下丘脑、周围血管及其他重要结构紧密粘连难以分离，勉强全切除可能会引起严重的并发症时才考虑次全或部分切除。

手术时可先穿刺抽出囊液，再沿肿瘤周围的蛛网膜间隙分离肿瘤，对于和下丘脑等结构有粘连的部分肿瘤，可沿肿瘤周围胶质性增生界面进行。颅咽管瘤手术入路有许多种，入路的选择可根据肿瘤的位置、大小、钙化情况和术者的经验而定。

(二)放射治疗

许多学者报道放射治疗对颅咽管瘤有效，能明显减少次全切除患者的肿瘤复发率，提高5年生存率和10年生存率，是手术未能全切除颅咽管瘤治疗的重要组成部分。近年有应用放射外科(X刀、γ刀)用于治疗颅咽管瘤并取得一定疗效的报道。

第六节　颅内转移瘤

一、概述

脑转移瘤系身体其他器官的恶性肿瘤转移至颅内，占颅内肿瘤的 3.5%～15%，可见于任何年龄，以中老年多见，男性发生率高于女性。颅内转移在临床上代表恶性肿瘤的晚期，平均生存期不足 7 个月。其原发癌肿以肺癌最常见，占脑转移瘤的 75%，其余为肾、胃肠道、盆腔脏器、乳腺、甲状腺、皮肤、淋巴及血液的癌瘤。约 10% 的脑转移瘤患者的原发肿瘤难以查明。儿童转移癌少见（约 6%），以神经母细胞瘤、横纹肌瘤、willis 瘤转移最常见。脑膜转移癌多见于儿童，原发灶约半数来自淋巴细胞性白血病。

(一)转移途径

肿瘤细胞可经几个途径转移至颅内。

1.经血流转移

为最常见的途径。除肺癌外，其他脏器癌肿大多首先转移至肺，再经肺静脉进入左心，由体循环进入颅内。

2.直接侵入

邻近部位的肿瘤如鼻咽癌、视网膜母细胞瘤、颅骨、头面及颈部软组织恶性肿瘤均可向深部生长，直接侵入颅内。

3.经淋巴系统转移

较少见，癌栓子经脑神经或脊神经周围淋巴间隙，侵入椎管内或颅内，也可经转移的颈部淋巴结沿淋巴管上升或逆行至硬脑膜后直接侵入脑底，乳腺癌常经此途径转移入颅。

4.经蛛网膜下隙转移

极少数脊髓内肿瘤可经蛛网膜下隙逆行侵入颅内，沿颅中、后窝呈地毯样生长蔓延，常侵犯脑神经。有时眶内恶性肿瘤可沿视神经鞘侵入颅内，再沿蛛网膜下隙播散。

(二)病理

转移瘤分为结节型、弥散型。

1.结节型

约占 2/3，多呈球形或不规则结节状，有时呈楔形，起源于皮质下，内侵白质，外累及脑膜。其尖端突向脑室，底部则与脑膜平行。多发约占 2/3，大小相差悬殊，单发者体积较大。肿瘤大多为实质性，质软脆。切面呈颗粒状，有纤维间隔，色泽随肿瘤血供多少，瘤内有无出血及组织来源而异。瘤内发生坏死，液化者可形成假性囊肿，内含黄褐色或绿色坏死液化组织碎屑。肿瘤边界清楚，周围脑组织有明显水肿，水肿程度与瘤结节体积不成比例，与肿瘤的种类、肿瘤血管的数量和渗透性、局部代谢状况及瘤细胞分泌致水肿胶原等因素有关。

2.弥散型

少见。软脑膜、蛛网膜及硬脑膜均可弥散增厚，呈散在斑点状或片状生长，灰白色，脑回及血管结构不清，肿瘤结节或大或小。镜下见瘤细胞在脑膜内广泛浸润，并沿血管周围间隙侵入脑实质、脑神经等。

二、临床表现

临床大多先发现脑转移灶后再经过寻找发现原发灶,仅约15％病例先出现原发灶症状,后产生脑转移。尚有10％～15％的病例虽出现脑转移灶,但未能找到原发灶。发现原发灶后至产生颅内转移的时间长短与原发癌肿性质有关,其中以肺癌转移时间较快,多在1年以内。其他癌肿则多在3年以上,其中以甲状腺癌、睾丸癌的脑转移时间最长,可在10年以上。

由于肿瘤生长较快,周围组织水肿很严重,患者症状多较急而重,病程短。从症状出现到就诊时间一般为数天或数周,平均病程4个月左右。少数有瘤内出血、坏死、液化及囊肿形成,症状进展快。多发性转移瘤者症状较重。

进行性颅内压增高症状出现早,程度多较重,表现为头痛、恶心、呕吐及视盘水肿。

眼底水肿严重时可有片状出血,致视力急速减退。少数患者颅内压严重增高而发生脑疝。

肿瘤大多位于幕上,位于幕下者占6％～15％,70％的位于大脑中动脉供血区。其位置的不同可出现相应的局灶性症状。肿瘤位于额、颞叶者多有癫痫发作。多发性脑转移瘤可表现双侧大脑半球及小脑症状。肿瘤出血或沿蛛网膜下隙种植时,有明显的脑膜刺激症状。

三、辅助检查

颅脑转移性肿瘤的诊断主要依靠CT和MRI。目前普遍认为:脑转移瘤最有效的检测手段是MRI的强化检查。

(一)CT

对怀疑有脑转移瘤的患者应首先行CT检查,可显示肿瘤范围、形态、数量、部位,周围脑组织水肿及移位情况等。在CT平扫时,转移瘤表现为低密度、等密度或高密度。转移瘤内高密度通常为肿瘤内的出血,转移瘤内少有钙化。病灶周围有大片低密度水肿区。增强扫描,肿瘤中心有坏死者呈环形增强,壁厚而不规则。实质性肿瘤示均一增强,边界清但凹凸不平。肿瘤直径在0.5cm以下者有时难以发现。占位效应明显,脑室及脑池受压变形、移位。

(二)磁共振成像(MRI)

MRI显示转移瘤呈长T_1与长T_2异常信号,一般情况下,T_1加权图像显示为低信号病灶,T_2加权图像为高或等信号。转移癌周围水肿较著,T_1加权图像为低信号区,T_2加权图像为高信号区,为特征性的指状高信号。注射Gd-DTPA后转移瘤明显强化。

(三)X线平片

头颅平片可见颅内高压症、松果体移位等。有时可见颅骨溶骨性改变或成骨性改变。

(四)其他检查

脑脊液检查有时可找到癌细胞,弥散浸润型、多发性转移癌患者脑脊液中蛋白质含量增高,有时白细胞增多,乳酸脱氢酶增高。癌胚抗原增高者,提示有肺、乳腺、消化道转移癌可能。

四、治疗

根据患者情况选择药物治疗、外科手术、放射治疗、化学治疗等,可单独或联合使用。本病预后较差,治疗仅可短暂延长生存期及解除颅内压增高症状。

手术的目的是去除占位病灶,解除颅内压增高,缓解症状,为其他治疗创造条件。

故最适合手术者为原发灶已切除,无其他部位转移,颅内为单发性病灶,可手术切除。

如颅内为单发性病灶,原发灶未切除,但无其他 部位转移,临床有颅内压增高症状者,可先做颅内病灶切除,再切除原发灶。颅内为单发病灶,原发灶根治无望或有其他 部位转移,一般不宜手术;但如有颅内压明显增高,全身情况允许,为争取时间进行其他 治疗,也可手术切除颅内病灶。

放射治疗有一定疗效。尤其是单发病灶已手术切除,原发灶已切除,未发现其他 转移者,放疗可明显延长生存期。多发性病灶、脑膜转移癌等,均需行放射治疗。较有效者是肺癌、淋巴瘤、睾丸癌、胚胎细胞癌、精原细胞癌及乳腺癌等。立体定向放射外科(X 刀、γ 刀)治疗更适合脑转移瘤的治疗。①因大多数转移瘤在影像学上虽周围水肿明显,但肿瘤本身更具有边界,形状较规则,类似球形,是立体定向放射外科较理想的靶点。②肿瘤常位于皮质与白质的结合处,此处缺少功能性结构,对脑功能影响较小。③随着 CT、MRI 的应用,大多数发现的转移瘤体积较小(直径＜3cm),适合定向放射。④转移瘤瘤细胞相对较聚集,浸润到周围脑实质较少。⑤60％转移瘤为多发性,可行多靶点同时治疗。立体定向放射治疗前、后可结合常规外照射,以防出现新的病灶。近年来我们开展了立体定向穿刺,后装[192]Ir 间质内放疗治疗脑转移瘤,适应位于脑深部或主要功能区的单发或多发转移瘤,可有效地延长其生存期。

化学治疗对脑转移瘤有一定效果,特别是生殖细胞瘤、小细胞肺癌、乳腺癌,与手术或放疗联合应用时,疗效较好。一般认为,脑转移瘤不治疗者多在 1～2 个月死亡。一种治疗方案能使患者存活 6 个月以上,且生活自理,可以认为有效。文献报道疗效较好为手术和放疗联合治疗。

第七节　垂体腺瘤

一、概述

垂体腺瘤为颅内常见良性肿瘤,占颅内肿瘤的 10％～15％,年发病率为 1～7/10 万。在尸检做垂体连续切片的发现率为 20％～30％。70％的病例发生在 30～50 岁。由于诊断技术的日益提高,垂体腺瘤的发现率有明显增加的趋势。

二、分类

在大体形态上,垂体腺瘤可分为微腺瘤(直径＜1.0cm)、大腺瘤(直径＞1cm)和巨大腺瘤(直径＞3cm)。近年来,由于对垂体腺瘤内分泌学、放射学、免疫组化及超微结构特征的深入研究,有了一个较好的形态和功能相结合的分类法:泌乳素细胞腺瘤、生长激素细胞腺瘤、促肾上腺皮质激素细胞腺瘤、促甲状腺素细胞腺瘤、促性腺激素瘤、多分泌功能细胞腺瘤、无分泌功能细胞腺瘤、恶性垂体腺瘤。

三、临床表现

主要有内分泌症状及神经功能障碍两种。

(一)内分泌症状

垂体为重要的内分泌器官,内含多种内分泌细胞,分泌激素,如果某一内分泌细胞生长腺瘤,则可发生特殊的临床表现。

1.泌乳素腺瘤

占分泌性腺瘤的40%～60%,青年女性多见。主要以泌乳素增高,雌激素减少所致闭经、溢乳、不孕为临床特征,又称 Forbis 4 Albright 综合征。另外还有性欲减退、流产、肥胖、面部阵发潮红等。全身皮下脂肪增多、肥胖、性功能低下甚至丧失,称为肥胖性生殖器退化症。青春期前发病者,发育延迟,原发闭经。男性少见,临床表现性欲减退、阳痿、不育、毛发稀少、肥胖、乳房发育及溢乳,后期外生殖器变小,睾丸萎缩变小,不育。性腺功能低下的原因是 PRL 抑制了性腺对促性腺激素的反应性,亦抑制促性腺激素对性腺的作用。

2.生长激素腺瘤

占分泌性腺瘤的20%～30%。肿瘤持续分泌过多的生长激素,在青春期前骨骺尚未闭合的患者,表现为巨人症;成年后则表现为肢端肥大症,典型症状是颅骨增厚,颧骨、鼻窦、乳突增大,下颌突出,牙齿稀疏,手足粗大,肤色变黑,关节酸痛,肢体屈伸不便,皮肤粗糙,毛发增多,鼻、唇及舌增大,声带肥厚,声音低沉,可有糖尿及血压升高。本症病程缓慢,常在 5 年以上方能确诊,早期可有垂体功能亢进症状,如精力旺盛,性欲亢进,毛发增多,晚期则有全身乏力,记忆力减退,注意力不集中,头痛及全身疼痛等。部分女性患者有闭经,可有血 PRL 增高,可能为下丘脑控制失调或为 GH－PRL 混合性腺瘤。本症少数病例可产生多汗,突眼性甲状腺肿,约35%病例可伴发糖尿病,部分有血清无机磷、血钙及磷酸酶增高,少数病例可因脊椎进行性增生产生椎管狭窄症状。

3.促肾上腺皮质激素腺瘤(ACTH 腺瘤)

肿瘤细胞分泌过多 ACTH 导致肾上腺皮质增生,引起皮质醇增多症,有多种物质代谢紊乱。因脂肪代谢紊乱可产生向心性肥胖,头、面、颈及躯干处脂肪增多,脸呈圆形(满月脸),脊柱后凸使背颈交界处有肥厚的脂肪层(水牛背),四肢则相对瘦小;因蛋白质代谢紊乱可导致皮肤的真皮层成胶原纤维断裂,在下腹壁、股、臀及上臂等处产生"紫纹"及多血面容;骨质疏松导致腰背酸痛、佝偻病、病理性骨折,儿童可影响骨骼生长,血管脆性增加可导致皮肤瘀斑、伤口不易愈合等。因糖代谢紊乱可产生类固醇性糖尿病(20%～25%)。因电解质代谢紊乱后少数患者晚期可产生血钾、血氯降低,血钠增高,导致低钾、低氯性碱中毒。因垂体促性腺激素的分泌受抑制,有 70%～80%的女性患者闭经、不孕及不同程度男性化(乳房萎缩、毛发增多、痤疮、喉结增大、声音低沉等),男性有性欲减退、阳痿、睾丸萎缩等,儿童则生长发育障碍。约85%的患者有中度高血压,晚期可导致左心室肥大、心力衰竭、心律失常、脑卒中及肾衰竭。因患者机体免疫功能降低,使抗感染能力降低,如患有细菌性或真菌性感染可经久不愈。若患者肾上腺皮质功能不全,可有血压偏低、血糖低、贫血、嗜酸粒细胞增高。如果症状加重,可出现水、脂肪、糖代谢障碍,体温改变或多饮多尿,血糖、尿糖增高,嗜睡,甚至意识不清,呈高渗性脑水肿而出现所谓"垂体性恶病质"。

4.Nelson 征

患库欣综合征患者经双侧肾上腺切除后,有 10%～30%的患者于 1～16 年后可发生垂体瘤,其原因多认为原库欣综合征即为 ACTH 微腺瘤所致,因肿瘤微小检查未能发现,或忽略做进一步检查;双侧肾上腺切除后,因缺少皮质醇对下丘脑释放 CRH 的负反馈作用,使 CRH 得以长期刺激垂体产生肿瘤或使原有微腺瘤增大而产生症状。年轻妇女及术后妊娠者易发生。临床上可有全身皮肤、黏膜等处色素沉着,10％～25％的肿瘤呈侵蚀性,可长入海绵窦、脑其他部位及向颅外转移。

5.促甲状腺激素腺瘤

患者的血 TSH、T_3、T_4 均增高,有甲状腺增大;局部可扪及震颤、闻及血管杂音,有时有突眼、性情急躁、易激动、双手颤抖、多汗、心动过速、胃纳亢进、消瘦等。TSH 腺瘤可继发于原发性甲状腺功能减退,用甲状腺激素治疗,可使此类患者的 TSH 恢复正常,肿瘤缩小。

6.促性腺激素腺瘤

多见于成年男性,血 FSH 增高,睾酮降低,早期可无性功能改变,晚期可有性欲减退、阳痿、睾丸缩小、不育等,女性有月经紊乱或闭经。

7.混合性腺瘤

随各种分泌过多的激素产生相应的内分泌亢进症状。

8.无分泌功能腺瘤

多见于 30～50 岁成年人,男性略多于女性。肿瘤生长缓慢,确诊时肿瘤已较大,压迫及破坏垂体较显著,产生垂体功能低下症状。一般促性腺激素分泌最先受影响,男性表现为性欲减退、阳痿,外生殖器缩小,睾丸及前列腺萎缩,精子量少或阙如,第二性征不显著,皮肤细腻,阴毛呈女性分布;女性有月经紊乱或闭经,乳房、子宫及其附件萎缩,阴毛及腋毛稀少,肥胖等;儿童患者则有发育障碍,身材矮小,智力减退。其次为促甲状腺激素不足,表现为畏寒、嗜睡等。最后影响促肾上腺皮质激素,使其分泌不足,导致氢化可的松分泌减少,易产生低血糖、低钠血症,患者有虚弱无力、畏食、恶心、抵抗力差、血压降低、体重减轻、心音弱、心率快等表现。儿童可因 GH 分泌减少产生骨骼发育障碍,体格矮小,形成垂体性侏儒症。少数肿瘤压迫神经垂体或下丘脑,产生尿崩症。

(二)头痛

以眶后、双颞侧或前额部为多见,多由肿瘤刺激或鞍内压增高,引起垂体硬膜囊及鞍膈受压所致。当肿瘤突破鞍膈,鞍内压降低,疼痛则可减轻甚至消失。肿瘤侵犯颅底硬脑膜、血管和三叉神经,也可导致疼痛。若肿瘤长入第三脑室及侧脑室内,亦可出现颅内高压症。

(三)视力、视野障碍症状

肿瘤压迫视神经、视交叉与视束所致。一般病程在中、晚期,先出现视野象限性缺失,继而出现典型的双颞侧偏盲,最后至全盲。在视野障碍同时,可出现视力减退,甚至完全失明。若肿瘤向两侧发展或侵入海绵窦,亦可累及第Ⅲ、Ⅳ、Ⅴ、Ⅵ对脑神经,引起眼肌麻痹。因视神经直接受压所致,为原发性视神经萎缩表现,视盘苍白、缩小。

(四)其他 神经和脑损害症状

取决于肿瘤大小及其生长方向。肿瘤压迫或侵入下丘脑可产生嗜睡,精神异常、尿崩症及高热等。向前生长压迫额叶可产生精神症状、癫痫、嗅觉障碍等;向颅中窝生长影响梅克尔憩室可产生三叉神经痛,影响颞叶及压迫颈内动脉产生颞叶癫痫、精神症状、偏瘫、失语等;少数可长入颅后窝,基底节及内囊等处,产生脑干受压、脑积水、偏瘫等。肿瘤向下生长可突入蝶窦、咽顶及鼻腔,产生鼻出血、脑脊液鼻漏及颅内感染。

四、辅助检查

(一)颅骨 X 线检查

X 线片只能提供间接诊断依据,对诊断大的腺瘤有帮助。包括蝶鞍平片、蝶鞍薄分层片,可见蝶鞍扩大、鞍底倾斜、鞍背及鞍底骨质侵蚀变薄或双鞍底、前床突下缘凹入,这些只表现于中等或大的垂体腺瘤中,而蝶鞍的薄(2~3mm)梅花型体层 X 线片,对垂体微腺瘤的诊断具有重要意义。鞍结节角的变化是早期垂体腺瘤征象之一。在标准矢状位分层片上,此角正常为110°,随垂体腺瘤的生长,此角会渐渐变小,可由钝角变为直角或成锐角,且可见鞍背及鞍底骨质吸收。

(二)脑血管造影

现已很少应用,但在某些病例的鉴别诊断中却十分必要。海绵间窦造影可能对早期肿瘤的发现有帮助。脑血管造影、MRA 有助于除外血管性病变。

(三)CT 检查

用高分辨率多层面 CT 冠状扫描能直接显示垂体本身轮廓。位于鞍内的垂体腺瘤也可以通过 CT 检查发现,再加上显影剂的应用,效果更好。若肿瘤内有低密度区或高密度区,则提示囊性变、坏死或出血。垂体微腺瘤一般在平扫时呈低密度,注射增强剂后,正常垂体增强,而微腺瘤不增强。而大的垂体瘤,一般在注射对比剂后呈增强效应。

(四)MRI 成像

在 T_1、T_2 加权图像中,肿瘤的信号与脑灰质为同步变化或略低,其形态呈圆形、椭圆形或不规则形,且向鞍上或鞍旁生长,并可以显示肿瘤与毗邻组织的关系。微腺瘤则为高或等信号区,囊变为低信号区,出血时可为高信号区。MRI 在鉴别鞍结节脑膜瘤、颅咽管瘤、鞍区动脉瘤、海绵状血管瘤及 Rathke 囊肿等病变中有较高的应用价值。

五、诊断

垂体腺瘤的确诊,除依据临床症状外,尚需进行内分泌学及放射学检查。

(一)神经眼科学检查

早期为视力减退或视野缺损,一般由双颞侧偏盲开始,逐渐加重,晚期为单眼或双眼失明。眼底改变多为原发性视神经萎缩。

(二)神经内分泌变化

一般认为腺垂体可分泌促肾上腺皮质激素(ACTH)、黑色素细胞刺激素(MSH)、生长激素(GH)、催乳激素(PRL)、促甲状腺激素(TSH)及促性腺激素(LH 及 FSH),不同类型肿瘤及不同年龄者其改变水平不同。垂体激素的分泌呈脉冲样释放,有昼夜节律变化,受机体内外多种因素的影响,不能靠单次测定结果诊断。

内分泌检查包括测定垂体及靶腺激素水平及垂体功能动态试验,以了解下丘脑一垂体一靶腺的功能。

六、治疗

(一)手术治疗

手术切除肿瘤是目前治疗垂体腺瘤的主要手段。手术目的为:消除肿瘤,视路减压和恢复正常垂体功能。手术适用于各种较大的垂体腺瘤,微腺瘤中的 ACTH 型、GH 型以及药物治疗不能耐受或不敏感的 PRL 腺瘤。对 PRL 微腺瘤,首选治疗方法尚存在争议,欧洲多主张药物治疗,而北美多主张手术治疗。对 TSH 微腺瘤,不应首选手术治疗。

1.经蝶手术

目前常用的经蝶手术方式有,经鼻鼻中隔蝶窦入路术式、经口唇下一鼻中隔蝶窦入路术式及经鼻外筛窦中蝶窦入路术式等。经蝶窦手术适应证:①各种鞍内腺瘤。②各型向鞍上生长,鞍膈开口较大,估计经蝶手术可解除压迫,改善视力者。③垂体腺瘤伴有囊性变者,垂体卒中无颅内血肿或蛛网膜下隙出血者。④垂体腺瘤伴有脑脊液漏者。⑤视交叉前方固定,开颅术易损伤视神经者。手术禁忌证:①凡患有急性或慢性鼻炎、鼻窦炎者。②以侧方扩张侵犯海绵窦为主的肿瘤。③蝶窦气化不良者为相对禁忌证。

2.经颅手术的指征

肿瘤向鞍上长生呈哑铃状者;肿瘤突向第三脑室伴有脑积水者;肿瘤向前、颅中、后窝生长者;视力、视野明显障碍者;蝶窦气化差且无微型电钻设备者;有鼻或鼻旁窦慢性炎症者。经额入路术式中有经硬脑膜外进路与硬脑膜下进路。还可经翼点入路手术、经中线胼胝体入路手术等。

(二)放射治疗

放射治疗的指征:①手术未能做肿瘤全切除,肿瘤残余或复发。②术中证实或病理证实有脑膜、骨质侵蚀或肿瘤有恶变者。③微腺瘤不愿手术,药物治疗无效者。④高龄、身体情况差,不能耐受手术者。垂体肿瘤放疗,都是有效的,对垂体腺长期损害轻微,并发症低。每天照射1.8Gy,总量在 45～50Gy 为宜。若超量会造成脑组织坏死,视路损害与垂体腺功能低下。术后放疗时间,在术后 15 天～1 个月后为妥。对于术后视功能严重障碍的病例,术后早期放疗会造成视力、视野恢复停顿,甚至进一步损害。放疗可延至术后 6 个月开始进行。术后放疗作为辅助治疗者居多,而单纯放疗者少。关于放疗的方式,可分外照射与植入照射两种。国内应用放射性钴或直线加速器为放射源者多,采用 γ 刀的治疗者也有报道,远期效果有待进一步观察。总之,放疗在治疗与防止术后复发中是有效的。

(三)药物治疗

药物治疗适应证为:①PRL 微腺瘤。②不适于手术或不愿手术的 PRL 腺瘤患者。③术后和(或)放疗后垂体激素值仍增高者。④大型 PRL 腺瘤可在术前短期(3 个月内)服用溴隐亭,待肿瘤体积缩小时再予手术治疗,为争取手术彻底切除创造条件。⑤妊娠期肿瘤长大者。

溴隐亭是一种半合成的麦角生物碱溴化物,为多巴胺促效剂,能有效抑制 PRL 的分泌,并能部分抑制 GH 浓度,对控制泌乳、恢复月经及改善症状有一定的帮助,并能使部分不孕者怀孕。对整体的生长与性成熟均有一定效果。在青春期患者中,对大腺瘤的治疗亦有效,平均70%的患者治疗后可见肿瘤缩小,视野明显改善,垂体功能显著改善。

但是在停药后,症状又会重新出现,故药物治疗只起改善症状、缩小瘤体的作用,而不能根除肿瘤。另外有恶心、呕吐、乏力、直立性低血压等不良反应。

治疗 GH 腺瘤的药物有溴隐亭和类生长抑素制剂。奥曲肽是生长抑素的衍生物,能较特异地抑制 GH,其生物活性为生长抑素的 102 倍。亦有用此药治疗 TSH 腺瘤和 GnH 腺瘤,有一定疗效。但此药只有针剂,需每天肌内注射 2～3 次,不便长期使用。现已有长效奥曲肽问世,可每月注射 1 次,是很有希望的高 CH 血症的治疗药物。

药物治疗 ACTH 腺瘤的效果不理想。药物治疗仅对部分患者有效,常用的药物有赛庚啶、氨鲁米特、氯贝丁酯、甲吡酮等。

第八节　脑脓肿

一、概述

化脓性细菌侵入颅内,引起局限性化脓性炎症,继而形成脓腔者称为颅内脓肿。脓肿位于脑组织内者为脑脓肿,位于硬脑膜外者为硬脑膜外脓肿,位于硬脑膜下者为硬脑膜下脓肿。硬脑膜外脓肿和硬脑膜下脓肿均较少见。

(一)病因和分类

1.根据细菌来源分类

(1)耳源性脑脓肿:为化脓性中耳炎的并发症,约占全部脑脓肿病例数的48.36％。大多继发于慢性化脓性中耳炎或乳突炎并发胆脂瘤,多发生于颞叶,其次为小脑。其感染途径多由中耳炎和乳突炎侵蚀、破坏鼓室壁、乳突小房或岩骨后方,侵犯硬脑膜并通过硬脑膜血管或其周围板障静脉进入脑实质,向上发生颞叶脓肿,向后发生小脑脓肿。

(2)血源性脑脓肿:约占脑脓肿的27.6％,大多由身体其他部位的感染产生菌血症或脓毒血症,经血行播散所致,即颅外感染灶的细菌栓子脱落随血行迁移到脑组织内形成脓肿。脓肿大多分布于大脑中动脉供应区,好发于额叶和顶叶,有时为多发性或多房性,偶见有双侧大脑半球同时受累。其原发感染灶最常见于胸腔化脓性疾病,如肺和胸膜的化脓性感染、支气管扩张、细菌性心内膜炎等,其次为皮肤疖、痈、骨髓炎及脓毒血症等。

(3)外伤性脑脓肿:平时约占脑脓肿的11.2％,战时较多见,常发生在开放性颅脑损伤后的继发感染,伤后骨碎片、毛发和异物等进入脑组织内是外伤性脑脓肿的主要致病原因。脓肿多发生在外伤后早期,也可以由于致病菌毒力低,连同异物在脑组织内存留潜伏下来,而在伤后数月或数年才出现脑脓肿的症状。

(4)隐源性脑脓肿:一部分脑脓肿来源不明,多在脑 CT 或 MRI 检查时发现,约占脑脓肿的12.2％。此类脑脓肿的原发感染灶不明显,可能是原发感染较轻,机体抵抗力强或经使用抗菌药物后痊愈,但已有细菌经血行播散潜伏于脑组织内,当机体抵抗力下降时脑内潜伏病灶逐渐发展为脓肿。隐源性脑脓肿的急性脑炎期不明显,发病多为慢性,有时可误诊为脑肿瘤。

(5)鼻源性脑脓肿:鼻源性脑脓肿多继发于邻近鼻窦的化脓性疾病,很少见。此类脓肿多位于额叶前部或底部,临床症状及定位体征均不典型。

2.根据病原体分类

出脑脓肿感染的病原体有 3 类,最常见的是各种化脓性细菌,而真菌和原虫只偶见于个别病例。

(1)化脓性细菌:常见的化脓性细菌为葡萄球菌(如金黄色葡萄球菌、白色葡萄球菌等),链球菌(溶血性链球菌、草绿色链球菌、厌气性链球菌等),肺炎双球菌,厌氧菌,变形杆菌,大肠埃希菌及铜绿假单胞菌(铜绿假单胞菌)等。部分脑脓肿属混合性感染。

近年来,由于细菌培养技术的改进,发现厌氧菌在耳源性脑脓肿和开放性颅脑伤后继发的感染中是最常见的致病菌,变形杆菌亦为多见。

(2)真菌:以隐球菌及放线菌较为常见,多由血行感染或颅腔邻近结构的感染直接蔓延而来。

(3)原虫:极少见,可继发于阿米巴肠病。脓液呈栗壳色,有时在脓肿壁的坏死组织中可找到阿米巴滋养体。

(二)病理

脑脓肿的发生和发展是一个连续的过程,;只能相对地划分以下3个病理阶段。

1.急性脑炎阶段

任何原因及类型引起的脑脓肿最初都只是引起局限性化脓性脑炎,在细菌侵入的部位引起一个大小不等的炎症区域。由于该部位小血管发生脓毒性静脉炎或被感染性细菌栓子阻塞,使局部脑组织缺血软化、坏死。患者可表现为明显的全身感染中毒反应如发热、寒战、头痛等。

2.化脓阶段

上述化脓性炎症继续扩散,脑组织的软化坏死区逐渐增大而融合,形成了脓腔,其周围有大量结缔组织增生,渐渐形成一层不规则的肉芽组织,其中有大量中性粒细胞和淋巴细胞浸润,周围脑组织水肿明显。此时患者全身感染中毒症状渐渐减轻。

3.包膜形成阶段

脓腔周围结缔组织明显增多,大量神经胶质细胞增生,逐渐使脓肿壁增厚。脑脓肿包膜形成的厚度及快慢取决于致病菌的毒力、数量,机体免疫状态及使用抗生素等情况。一般而论,脑脓肿包膜在1~2周内可初步形成,3~8周以上完全形成。脑脓肿的发生可以是单发、多发、单房或是多房性的。小的脑脓肿可仅如米粒大小,称为粟粒状脑脓肿,大的甚至可占据整个颅腔容积的1/3左右。脑脓肿也可引起颅内压增高而形成脑疝,压迫脑干,导致急性死亡。如脓腔内压力不断增高,可致脓肿破裂而造成弥散化脓性脑膜脑炎,使病情加重。

二、临床表现

较为复杂,一般可分为3类症状,即急性感染、颅内压增高及脑局灶定位症状。

(一)急性感染症状

起病初期,患者有发热、畏寒、头痛、全身乏力、肌肉酸痛、嗜睡和颈项抵抗等,但这些症状非脑脓肿所特有,且常和原发病灶的症状同时存在,难以据此做出脑部感染的诊断。广谱抗生素的应用,常使这一阶段的症状很快消失,一般均不超过2~3周。某些隐源性脑脓肿可缺乏此症状。当脓肿包膜形成,患者体温下降后,颅内压增高或脑局灶性症状即开始逐渐加重。

(二)颅内压增高症状

表现为头痛,呈持续性,阵发加重性疼痛,头痛部位一般与脑脓肿位置有一定关系。患侧疼痛常较明显,额叶脓肿常有前额部疼痛,小脑脓肿常引起枕项部疼痛。多伴有呕吐,严重时可出现脉搏缓慢、血压增高、呼吸变慢、部分患者可出现视盘水肿。还可有不同程度的意识障碍,常反映出病情的严重程度,如淡漠、嗜睡。

不论幕上脓肿或幕下脓肿都可引起脑疝而危及生命。

(三)脑局灶定位症状

同颅内肿瘤一样,按照脑脓肿所在部位和大小出现不同的定位症状。急性脓肿周围脑组织水肿较重,局灶症状出现较早;慢性脓肿已形成包膜者,周围脑组织水肿较轻,局灶症状也较轻。常见的耳源性脑脓肿多位于颞中回和颞下回,多数病例局灶症状定位不明显,大脑半球表浅脓肿可伴有癫痫发作。小脑脓肿可出现强迫头位,眼球震颤和共济失调。

(四)脑疝形成和脓肿破溃

两者都是脑脓肿可能发生的危象,使病情突然恶化。虽然脑疝多在脓肿形成后发生,但少数严重病例可在急性脑膜脑炎期因颅内压急剧增高,发展成脑疝并危及生命。脑脓肿的破溃多发生在接近脑表面和脑室内的脓肿,特别是当脓肿包膜薄、脓腔内压力较高者,可在周身用力、腰穿、脑室造影等情况下促使脓肿突然破溃,发生急性化脓性脑室炎和脑膜炎。患者表现为突然高热、寒战、昏迷、抽搐,血常规中白细胞数明显升高,甚至脑脊液呈脓性,病情危笃。

三、辅助检查

(一)头颅 X 线平片

颅骨平片应作为一项常规检查。在耳源性脑脓肿可发现有中耳炎、乳突炎的改变,如颞骨岩骨骨质破坏及乳突气房消失;鼻源性脑脓肿显示额窦、筛窦和上颌窦边缘模糊,有气液面存在;慢性脑脓肿时则表现出颅内压增高的指压纹迹等;外伤性脑脓肿可见颅内碎骨片或金属异物存留。

(二)腰椎穿刺

腰椎穿刺在脑脓肿者可诱发脑疝或促使脓肿破溃,故应极为谨慎地施行。如临床确有必要,可用细腰穿针进行诊断性穿刺,只留取测压管内少量脑脊液送常规和生化检查,术后应密切观察病情,酌情静脉注射脱水药物以降低颅内压,避免发生脑疝。脑脓肿患者颅内压常增高,脑脊液中白细胞数、蛋白含量常明显增加,糖和氯化物大多正常。

(三)CT

对颅内化脓性病变的诊断具有重要价值,有其特征性改变。CT 平扫中脑脓肿呈较均匀的低密度区,增强扫描可发现在脑脓肿周围有宽窄不一的环状增强带,并能显示周围脑水肿程度及脑室受压情况。

(四)MRI

脓肿形成的时期不同图像表现亦不同。脓肿包膜未完全形成时,表现为脑内边界不清的长 T_1、长 T_2 异常信号影,有占位效应;脓肿包膜形成后,T_1 加权像则显示边界清楚、信号均匀的类圆形低信号或等信号影,T_2 加权像显示高强高信号,其周围有不同程度的脑水肿。

四、治疗

脑脓肿的处理原则是,在脓肿尚未完全局限以前,应积极进行抗感染治疗,当脓肿形成后手术是唯一有效的治疗方法。

如已出现颅内压明显增高、且有发生脑疝危险时,则应进行紧急外科治疗。

(一)非手术治疗

1.合理使用抗生素

针对不同种类脑脓肿的致病菌,原则上应选用敏感、广谱、高效、足量和易通过血脑屏障的抗生素。如能找到原发感染灶,则应进行细菌培养和药敏试验,以便更有针对性地用药。常用的抗生素及剂量:青霉素 960 万~1600 万 U+氯霉素 1.25~2.0g/d;头孢唑啉 6.0~8.0g+庆大霉素 16 万~24 万 U/d;有耐药菌株感染时可用头孢呋辛 4.5~6.0g/d,或头孢他啶 4.0~6.0g/d,有混合感染或厌氧菌感染时可加用甲硝唑。给药途径应采用分次静脉推注或快速静脉点滴,必要时亦可经稀释后鞘内给药,但必须严格掌握用量,否则可能导致癫痫发作或癫痫持续状态。

2.防治脑水肿

脑脓肿常引起明显的脑水肿反应,20%甘露醇与呋塞米合并使用,可取得良好的降颅压和抗脑水肿作用。有学者认为,在静脉注射抗菌药物之前先快速输入甘露醇,可促使血脑屏障开放,有助于提高脑脊液中抗菌药物浓度。用药期间应注意尽量避免使用肾上腺皮质激素,以免削弱机体免疫力,使感染不易控制或扩散。

3.全身支持治疗

重视患者周身情况,注意补充营养,纠正水、电解质和酸碱平衡失调。重症患者可少量多次给予输新鲜全血或血浆,以增加机体抵抗力。

(二)手术治疗

1.反复穿刺抽脓术

简便易行,对脑组织损伤小,术后反应轻。部分患者经多次抽脓可以治愈。其适应证为:①定位诊断明确的单房性脑脓肿。②患有重要脏器疾病(如心脏病、严重高血压症及肝、肺、肾功能不全者);或婴幼儿及年老体弱者,不能耐受开颅手术。③脓肿位于脑重要功能区域。④即将发生或已经发生脑疝者。于脓肿的最近距离并避开脑重要结构,局麻下颅锥钻孔,行脓肿穿刺术。穿刺抽到的脓液标本应分别送需氧菌和厌氧菌培养,行抗生素敏感试验。这种手术的主要优点是快速地排出脓液,能尽早缓解病情,但不适用于多发或多房性脓肿,如病原菌具有耐药性者效果不理想。

2.脓肿切除术

适用于①脑脓肿包膜形成完好,位置较浅且在非重要功能区域者。②反复穿刺抽脓未能治愈的脑脓肿。③小脑脓肿。④多发或多房性脓肿。⑤外伤性脑脓肿内含异物或碎骨片者。脑脓肿切除术的操作方法与脑瘤常规开颅术基本相同,术中探查到脑脓肿病灶后应在脓肿包膜外仔细剥离,并注意用棉片保护周围脑组织,尽量争取完整摘除,避免脓肿壁破裂,以防感染扩散。若脓肿壁破裂污染术野,应以大量过氧化氢和甲硝唑液反复冲洗,清洁创面。切除后如发现脑组织水肿明显,可行去骨瓣减压术。

(三)早期治疗原发感染灶,防止颅内感染复发

如耳源性脑脓肿,可尽早行乳突根治术。随着 CT 的普及和新型高效杀菌抗生素的广泛使用,使脑脓肿的诊断更加及时,治疗更为有效。目前脑脓肿的治愈率已较 CT 前时代大为提高,平均手术病死率已由 20 世纪 60 年代的 23.6%锐减至目前的 5%左右。在各类脑脓肿中,血源性脑脓肿的预后较其他 类型脑脓肿要差,耐药菌株引起的脓肿预后亦较差。

参考文献

[1]王杉.外科与普通外科诊疗常规[M].北京:中国医药科技出版社,2020.

[2]郭娜.外科护理教程[M].北京:中华医学电子音像出版社,2019.

[3]王文鹏.临床外科疾病诊治[M].北京:科学技术文献出版社,2019.

[4]陈广栋.外科医师处方手册[M].郑州:河南科学技术出版社,2020.

[5]田凯华,沈毅,矫文捷.实用肺癌外科重点和难点[M].北京:科学技术文献出版社,2021.

[6]陈兵,刘霞,陈晓东,等.临床外科诊疗与护理[M].北京:科学技术文献出版社,2019.

[7]王锡唯,等.外科护理查房[M].杭州:浙江大学出版社,2020.

[8]付海柱.泌尿外科临床医学[M].昆明:云南科技出版社,2017.

[9]刘毅.外科护理技术指导[M].北京/西安:世界图书出版公司,2019.

[10]樊政炎.临床外科与骨科诊疗[M].长春:吉林科学技术出版社,2019.

[11]刘玉银,乔嘉斌,孙鲁伟,等.普外科与影像诊断[M].长春:吉林科学技术出版社,2019.

[12]王晓艳.临床外科护理技术[M].长春:吉林科学技术出版社,2019.

[13]杨凯.泌尿外科诊治与进展[M].长春:吉林科学技术出版社,2019.

[14]叶启彬.脊柱外科新进展[M].北京:中国协和医科大学出版社,2019.

[15]夏佃喜.临床神经外科诊疗[M].长春:吉林科学技术出版社,2019.